实用护理技能
SHIYONG HULI JINENG

编 委 会

主　编　　侯玉华

副主编　　马红蕊　申世玉

编　委　（以姓氏笔画为序）

丁　芳	王小霞	王玉珍	王晓英
王　震	刘连培	安　昕	孙永超
李文娟	李丽娟	李淑娥	杨雪莹
冷成香	张宏伟	张桃艳	张海琴
宛纪宝	侯明杰	徐　群	高　凤
崔郁玲	董嘉锋	嵇焕成	程　飞
鲁　红	潘　慧		

江苏大学出版社
JIANGSU UNIVERSITY PRESS

镇 江

图书在版编目(CIP)数据

实用护理技能/侯玉华主编. —镇江:江苏大学
出版社,2016.7(2021.1 重印)
　ISBN 978-7-5684-0214-9

　Ⅰ.①实… Ⅱ.①侯… Ⅲ.①护理学 Ⅳ.①R47

　中国版本图书馆 CIP 数据核字(2016)第 148651 号

实用护理技能

主　　编/侯玉华
责任编辑/李经晶
出版发行/江苏大学出版社
地　　址/江苏省镇江市梦溪园巷 30 号(邮编:212003)
电　　话/0511-84446464(传真)
网　　址/http:∥press.ujs.edu.cn
排　　版/镇江文苑制版印刷有限责任公司
印　　刷/镇江文苑制版印刷有限责任公司
开　　本/787 mm×1 092 mm　1/16
印　　张/14.5
字　　数/353 千字
版　　次/2016 年 7 月第 1 版　2021 年 1 月第 7 次印刷
书　　号/ISBN 978-7-5684-0214-9
定　　价/36.00 元

如有印装质量问题请与本社营销部联系(电话:0511-84440882)

目 录

第一章 基础护理学实训技能

第二章　内科护理学实训技能

第三章　外科护理学实训技能

第四章　妇产科护理学实训技能

第五章　助产实训技能

第六章　儿科护理学实训技能

第一章 基础护理学实训技能

实验1 备用床

【实验学时】 2学时

【目的要求】

1. 了解铺备用床的目的,掌握铺备用床的注意事项。

2. 正确熟练地完成备用床铺床。

3. 操作中,动作轻柔、规范,遵循省时节力原则。

【主要用物】

护理车上备:床褥、棉胎或毛毯、枕芯、大单、被套、枕套、床刷及床刷套、手消毒剂,必要时备消毒小毛巾。

【注意事项】

1. 大单、被套、枕套均应做到平、紧、舒、美、齐。

2. 铺床时,身体应靠近床边,上身保持直立,两腿前后分开稍屈膝,以扩大支持面,增加身体稳定性。

3. 先铺床头,后铺床尾,再铺中部,铺好一侧,再铺另一侧。

4. 避开患者治疗及就餐时间。

【操作流程】

备用床操作流程

项目内容		操作步骤
评估解释	评估	· 检查床、床垫及床旁设施,功能是否良好 · 准备铺床用物,规格与床单符合,并按使用顺序叠放好 · 环境整洁安静,舒适安全,病室内有无患者进行治疗或用餐
	解释	· 注意对同病室患者的解释工作
准备	护士准备	· 衣帽整洁,修剪指甲,洗手(七步洗手法),戴口罩
	用物准备	· 用物准备齐全,摆放合理
	环境准备	· 环境整洁安静,舒适安全,光线适合,无异味
操作过程	放置用物	· 携物至床旁,移开床旁桌离床约20 cm、移椅离床尾正中约15 cm处,用物放于椅上 · 翻转床垫 · 铺床褥(先床头后床尾),上缘齐床头

项目内容		操作步骤
操作过程	大单	· 取大单对齐床头中线放在床褥上,正面向上,横、纵中线与床的中线对齐,向床尾一次打开,再两侧打开 · 先铺床头,后铺床尾,床头、床尾包紧 · 右手将床头的床垫托起,左手伸过床头中线将大单塞于床垫下,在距床头30 cm处向上提起大单边缘,使其与床边垂直呈等腰直角三角形 · 以床沿为界,将三角形分为两半,上半覆盖于床上,下半平整塞在床垫下,再将上半三角形翻下,塞于床垫下 · 至床尾,拉紧大单,左手托起床垫,右手握大单,同法铺好床角 · 沿床边拉紧大单中部边缘,将大单塞于床垫下 · 转至对侧,同法铺大单
	被套	· 将被套齐床头放置,正面向外,对齐中线平铺于床上,床尾开口端上层被套向上打开约1/3;将"S"形折叠的棉胎放入开口处,拉棉胎放入开口处,拉棉胎上端至被套封口处对齐,再将竖折棉胎逐层打开,对好两上角 · 盖被上缘与床头齐,棉胎两侧与被套侧缘齐,至床尾逐层拉平,系带 · 铺成被筒,边缘向下和床沿齐,尾端向内反折平床尾 · 转至对侧,同法铺好另一侧盖被
	枕套	· 于床尾套好枕套,使四角充实,外观美,开口背门,放于床头
操作后	整理洗手	· 将床旁桌、椅放回原处,整理用物 · 洗手(七步洗手法)

【操作评分表】

备用床操作评分表

班级_____　　组别_____　　姓名_____　　学号_____

项目内容		操作步骤	分值	扣分标准	扣分原因	扣分
评估解释 (5分)	评估 (3分)	· 检查床、床垫及床旁设施 · 检查床单、被褥 · 环境整洁安静,舒适安全,无患者进行治疗或用餐	3	· 少检查一项扣1~2分 · 未评估环境扣1分		
	解释 (2分)	· 注意对同病室患者的解释工作	2	· 未解释扣2分		
准备 (10分)	护士准备 (4分)	· 衣帽整洁,修剪指甲,洗手(七步洗手法),戴口罩	4	· 未洗手或洗手不规范扣1~2分 · 未戴口罩或戴口罩不规范扣1~2分		
	用物准备 (6分)	· 用物准备齐全,摆放合理	6	· 每缺少一项扣1分 · 物品放置不合理扣2分		

续表

项目内容		操作步骤	分值	扣分标准	扣分原因	扣分
操作过程（75分）	放置用物（5分）	· 携物至床旁,移开床旁桌离床约20 cm、移椅至床尾正中离床约15 cm,用物放于椅上 · 翻转床垫 · 铺床褥(先床头后床尾),上缘齐床头	5	· 未移开或移开位置错误扣2分 · 床垫未翻转扣2分 · 铺褥子错误扣1分		
	大单（30分）	· 取大单对齐中线放在床褥上,正面向上,向床尾一次打开,再两侧打开 · 先铺床头,后铺床尾,床头、床尾包紧 · 铺近侧床头角 · 至床尾,拉紧大单,左手托起床垫,右手握大单,同法铺好床尾角 · 沿床边拉紧大单中部边缘,然后将大单塞于床垫下 · 转至对侧,同法铺对侧大单	30	· 正反错误、中线偏斜>2 cm,各扣5分 · 顺序颠倒每次扣5分 · 床头、床尾角铺法错误各扣3分 · 大单不紧扣3~6分 · 床面不平紧扣3分		
	被套（30分）	· 将被套正面向外,开口端上层被套向上拉约1/3;将"S"形折叠的棉胎放入,前端齐被套封口处 · 盖被上缘与床头齐,至床尾逐层拉平,系带 · 铺成被筒,两侧边缘和床沿齐,尾端向内反折平床尾 · 转至对侧,同法铺好另一侧盖被	30	· 中线偏斜扣3分 · 棉胎叠放错误扣4分 · 棉胎未对齐封口端扣4分 · 未与床头齐、未系带、边缘未与床齐各扣5分 · 被套上下不平整各扣2分		
	枕套（5分）	· 于床尾套好枕套,使四角充实,外观美,开口背门,放于床头	5	· 枕套开口错误扣2分 · 不充实、不平整各扣1~2分		
	整理洗手（5分）	· 将床旁桌、椅放回原处,整理用物 · 洗手(七步洗手法)	5	· 少做一项扣1分 · 拖拉、声音大各扣1分		
综合评价（10分）	操作方法（4分）	· 程序正确,操作规范、熟练 · 动作轻巧、准确、无污染	4	· 程序错误、操作不规范扣1~4分		
	操作效果（4分）	· 操作时间<7 min	4	· 操作时间超时扣1~4分		
	操作态度（2分）	· 态度严谨、认真	2	· 态度不严谨扣1~2分		
总分			100	得分		

实验2　麻醉床

【实验学时】 2 学时

【目的要求】

1. 能够掌握相关理论知识,包括铺麻醉床的目的及注意事项。

2. 能够结合理论知识,正确熟练地完成麻醉床铺床。

3. 操作中,动作轻柔、规范,遵循省时节力原则。

【主要用物】

护理车上备:床褥、棉胎或毛毯、枕芯、大单、被套、枕套、橡胶单、中单、床刷及床刷套、手消毒剂,必要时备消毒小毛巾。

麻醉护理盘内备:治疗巾、内置开口器、压舌板、舌钳、牙垫、治疗碗、镊子、输氧导管或鼻塞管、吸痰管、纱布数块;治疗巾外置血压计、听诊器、护理记录单和笔、弯盘、棉签、胶布、手电筒、别针等。

备用物品:输液架、吸痰器、氧气筒、胃肠减压器,按需备热水袋、毛毯。

【注意事项】

1. 铺麻醉床时,应更换清洁被单。大单、被套、枕套均应做到平、紧、舒、美、齐。

2. 铺床时,身体应靠近床边,上身保持直立,两腿前后分开稍屈膝,以扩大支持面,增加身体稳定性。

3. 先铺床头,后铺床尾,再铺中部,铺好一侧,再铺另一侧。

4. 橡胶单、中单放置位置应符合病情需要,中单应全部遮住橡胶单,以保证患者舒适。

【操作流程】

麻醉床操作流程

项目内容		操作步骤
评估解释	评估	· 评估患者手术部位和麻醉方式 · 检查床及床旁设施 · 检查床单、被褥 · 准备麻醉护理盘及铺床用物,并按使用顺序叠好 · 环境整洁安静,舒适安全,光线适合,无病人治疗或进餐
	解释	· 注意对同病室患者的解释工作
准备	护士准备	· 衣帽整洁,修剪指甲,洗手(七步洗手法),戴口罩
	用物准备	· 用物准备齐全,摆放合理
	环境准备	· 整洁安静,舒适安全,光线适合,无异味
操作过程	放置用物	· 携物至床旁,移开床旁桌离床约20 cm、移椅至床尾正中约15 cm处,用物放于椅上 · 翻转床垫 · 铺床褥,上缘齐床头

续表

项目内容		操作步骤
操作过程	铺近侧大单	· 取大单放在床褥上,正面向上,中缝与床的中线对齐,向床尾一次打开,再两侧散开 · 先铺床头,后铺床尾,床头、床尾包紧 · 右手将床头的床垫托起,左手伸过床头中线将大单塞于床垫下,在距床头30 cm处向上提起大单边缘,使其同床边垂直呈等腰直角三角形 · 以床沿为界,将三角形分为两半,上半三角形覆盖于床褥上,下半三角形平整塞在床垫下,再将上半三角形翻下,塞于床垫下 · 至床尾,拉紧大单,左手托起床垫,右手握大单,同法铺好床角 · 沿床边拉紧大单中部边缘,将大单塞于床垫下
	铺橡胶单和中单	· 根据患者的麻醉方式和手术部位铺橡胶单和中单。铺在床中部的橡胶单和中单的前端应距床头45~55 cm。注意:中单要遮盖橡胶单,避免橡胶单与患者皮肤直接接触,而引起患者的不适 · 将橡胶单和中单分别对好中线,铺床中部,边缘平整地塞入床垫下 · 根据病情可将另一橡胶单和中单铺在床头或床尾,铺在床头时,上端齐床头,下端压在中部的橡胶单和中单上,边缘平整地塞入床垫下;铺在床尾时,则下端齐床尾,其余同上
	铺远侧各单	· 转至对侧用同样的方法从下往上铺好大单、橡胶单和中单
	被套	· 将被套正面向外,对齐中线铺平于床上,开口端上层被套向上拉约1/3;将"S"形折叠的棉胎放入开口处,拉棉胎上端至被套封口处对齐,再将竖折棉胎逐层打开,对好两上角 · 盖被上缘与床头齐,至床尾逐层拉平,系带 · 铺成被筒,两侧边缘向下和床沿齐,尾端向内反折与床尾齐 · 转至对侧,同法铺好另一侧盖被;将盖被三折叠于一侧床边,开口朝向门
	枕套	· 于床尾套好枕套,使四角充实,外观美,开口背门,横立于床头
操作后	整理洗手	· 移回床旁桌,床旁椅移至盖被折叠侧,整理用物 · 洗手(七步洗手法)

【操作评分表】

麻醉床操作评分表

项目内容		操作步骤	分值	扣分标准	扣分原因	扣分
评估解释 (5分)	评估 (4分)	· 评估患者手术部位和麻醉方式 · 检查床及床旁设施 · 准备麻醉护理盘及铺床用物,并按顺序叠好 · 环境整洁安静,舒适安全,光线适合,无异味	4	· 少评估一项扣1分 · 未做不得分		
	解释 (1分)	· 注意对同病室患者的解释工作	1	· 解释不当扣1分		
准备 (10分)	护士准备 (5分)	· 衣帽整洁,修剪指甲,洗手(七步洗手法),戴口罩	5	· 未洗手或洗手不规范扣1~3分 · 未戴口罩或戴口罩不规范扣1~2分		

续表

项目内容		操作步骤	分值	扣分标准	扣分原因	扣分
准备 (10分)	用物准备 (4分)	· 用物准备齐全,摆放合理,并按使用顺序叠好	4	· 每缺少一项扣1分 · 物品放置不合理扣1分		
	环境准备 (1分)	· 整洁安静,舒适安全,光线适合,无异味	1	· 未做不得分 · 不符合要求扣1分		
操作 过程 (65分)	放置用物 (5分)	· 携物至床旁,移开床旁桌20 cm,移椅至床尾正中约15 cm处,用物放于椅上 · 翻转床垫 · 上缘齐床头,铺床褥	5	· 移桌椅不正确各扣1分 · 响声大扣1分 · 用物放置不当、落地各扣1分 · 床垫未翻转、床褥不整齐各扣1分		
	铺近侧 大单 (15分)	· 取大单对齐中线放在床褥上,正面向上,向床尾一次打开,再两侧打开 · 先铺床头,后铺床尾,床头、床尾包紧 · 在距床头30 cm处向上提起大单边缘,使其同床边垂直呈等腰直角三角形,包好床头角 · 至床尾,拉紧大单,左手托起床垫,右手握大单,同法铺好床尾 · 沿床边拉紧大单中部边缘,将大单塞于床垫下	15	· 打错、折叠错或正反错,各扣1分 · 中线偏斜>2 cm,扣2分 · 折角手法不正确扣2分 · 床头、床尾角铺法错误各扣2分 · 大单塞不紧扣3~5分		
	铺橡胶 单、中单 (15分)	· 根据患者的麻醉方式和手术部位铺橡胶单和中单 · 铺在床中部的橡胶单和中单的前端应距床头45~55 cm,中线与床中线对齐,两单下垂部分平整地塞入床垫下 · 根据病情将另一橡胶单和中单铺在床头或床尾	15	· 大单、中单、橡胶单不平整、不紧各扣2分 · 中单未完全覆盖橡胶单扣2分 · 中部中单、橡胶单距床头距离不对各扣2分 · 床头、床尾橡胶单未齐床头或床尾各扣1分 · 中线不正扣2分		
	铺远侧 各单 (10分)	· 转至对侧用同样的方法铺好大单、橡胶单和中单	10	· 大单、中单、橡胶单不平整、不紧各扣1分 · 中单未完全覆盖橡胶单扣1分 · 中部中单、橡胶单距床头距离不对各扣1~2分 · 床头、床尾橡胶单未齐床头或床尾各扣1分 · 中线不正扣1分		

续表

项目内容		操作步骤	分值	扣分标准	扣分原因	扣分
操作过程 (65分)	被套 (15分)	• 将被套正面向外,对齐中线铺平于床上,封口端平床头,开口端向床尾,开口端上层向上拉约1/3;将"S"形折叠的棉胎拉至被套封口处对齐,逐层打开,对好两上角 • 盖被上缘与床头齐,至床尾逐层拉平,系带 • 铺成被筒,两边缘向下和床沿齐,尾端向内反折齐床尾 • 转至对侧,同法铺好另一侧盖被;将盖被三折叠于一侧床边,开口朝向门	15	• 步骤错扣2分 • 中线不正扣2分 • 被头空虚扣2分 • 棉胎不平扣2分 • 未系被套系带扣2分 • 盖被上端不与床头齐扣1分 • 两侧未与床沿齐扣2分 • 床尾未折整齐扣2分		
	枕套 (5分)	• 于床尾套好枕套,使四角充实,外观美,开口背门,横立于床头	5	• 开口错误扣3分 • 方法不当或角线不吻合各扣1分		
操作后 (10分)	整理洗手 (10分)	• 移回床旁桌,床旁椅放在接收患者对侧床尾,整理用物 • 将麻醉护理盘放到床旁桌上,其他物品按需放置 • 洗手(七步洗手法)	10	• 放置不妥扣1~3分 • 动作重、响声大扣2分 • 未置麻醉护理盘扣3~5分 • 物品放置不当扣1~2分		
综合评价 (10分)	操作方法 (4分)	• 程序正确,操作规范、熟练 • 动作轻巧、准确、无污染	4	• 程序错误不得分,操作不规范扣1~4分		
	操作效果 (4分)	• 操作时间<10 min	4	• 操作超时扣1~4分		
	操作态度 (2分)	• 态度严谨、认真	2	• 态度不严谨扣1~2分		
总分			100	得分		

实验3　卧有患者床更换床单法

【实验学时】　2学时

【目的要求】

1. 掌握卧有患者床更换床单法的目的及注意事项。

2. 能够熟练完成卧有患者床更换床单法。

3. 能够正确评估患者的病情、自理程度,选择适宜的换单方法。

4. 操作中动作轻柔,能与患者进行及时有效的沟通,遵循省时节力的原则。

【主要用物】

护理车上备:清洁的大单、中单、被套、枕套、床刷及床刷套、手消毒剂,需要时备清洁衣裤、污物袋及便器等。

【注意事项】

1. 操作时正确运用人体力学原理。

2. 不宜过多翻动和暴露患者,防止翻身时患者坠床和受凉。

3. 操作中密切观察病情变化,如有异常及时处理。

4. 操作应在治疗的间歇及患者情绪稳定时进行。

【操作流程】

卧有患者床更换床单法操作流程

项目内容		操作步骤
评估解释	评估	· 年龄、病情、意识状态、有无引流管、皮肤受压情况、活动能力、配合程度等 · 环境整洁安静,舒适安全,光线适合,温度适宜 · 评估环境中是否有无菌操作,是否有患者进餐或休息
	核对解释	· 核对患者信息,向患者解释操作的目的,以取得合作
准备	护士准备	· 衣帽整洁,洗手(七步洗手法),戴口罩
	患者准备	· 了解整理或更换床单的目的和意义,使患者能够主动配合
	用物准备	· 用物准备齐全,摆放合理
	环境准备	· 关闭门窗,挂帘或置屏风遮挡患者
操作过程	核对解释	· 携用物至床旁,核对患者信息,向患者解释操作的目的
	安置卧位	· 移开床旁桌,将床旁椅移至床尾正中,将清洁物品按顺序放在床尾椅上,拉起对侧床档 · 松开床尾盖被,将枕头移至对侧 · 协助患者翻身侧卧(背向护士)
	松单扫床	· 松开近侧各层床单,将污中单向上卷塞于患者身下 · 扫净橡胶单并搭于患者身上,将污大单向上卷塞于患者身下 · 扫净床褥
	铺近侧单	· 将清洁大单中线与床中线对齐展开,将对侧半幅大单向下卷并塞于患者身下,将近侧半幅大单平整铺于近侧床面 · 近侧半幅大单按床头、床尾、中部的顺序先后拉紧铺好,塞于床垫下,大单包斜角 · 放平橡胶单,取清洁中单对齐床中线铺在橡胶单上,将对侧半幅中单向下卷塞于患者身下,近侧半幅中单与橡胶单一并拉紧塞于床垫下
	改变卧位	· 协助患者平卧,移枕至近侧,协助患者翻身侧卧于铺好的一侧,拉起近侧床档,放下对侧床档
	铺对侧单	· 松开对侧各层床单,将污中单取出放污物袋内,扫净橡胶单搭于患者身上;将污大单从床头卷至床尾取下,放污物袋内 · 扫净床褥 · 自患者身下将清洁大单展开铺好,大单包斜角 · 铺好橡胶单,与中单分别拉紧塞于床垫下
	患者仰卧	· 移枕于床正中,协助患者平卧

续表

项目内容		操作步骤
操作过程	更换被套	· 松开被筒,解开被套尾端系带,从开口处将棉胎取出,平铺于患者身上 · 取清洁被套,将清洁被套正面向内平铺在棉胎上,将手伸入清洁被套内抓住对侧棉胎上角后翻转,同法翻转近侧上角;向下拉平棉胎和被套,撤污被套,放入污物袋内,系好被套系带 · 两侧盖被向内折叠与床沿齐,床尾盖被向内折叠齐床尾,被套中线对齐床中线
	更换枕套	· 一手托住患者头部,一手将枕头撤出,取下污枕套,置于污物袋内 · 套好新枕套,四角充实,枕套开口背门,放于患者头下
	整理记录	· 整理床单位,恢复患者舒适体位,询问患者需要 · 移回床旁桌椅,用物处理符合要求 · 洗手,记录

【操作评分表】

卧有患者床更换床单法操作评分表

班级_____ 组别_____ 姓名_____ 学号_____

项目内容		操作步骤	分值	扣分标准	扣分原因	扣分
评估解释 (6分)	核对解释 (2分)	· 核对患者信息并向患者解释	2	· 未核对患者信息不得分,核对不规范扣1~2分		
	评估要点 (4分)	· 评估患者、环境	4	· 未评估不得分,评估不全缺少一项扣1分		
准备 (9分)	护士准备 (4分)	· 衣帽整洁,洗手,戴口罩	4	· 未洗手或洗手不规范扣1~2分 · 未戴口罩或戴口罩不规范扣1~2分		
	用物准备 (5分)	· 用物准备齐全,放置合理	5	· 每缺少一项扣1分 · 物品放置不合理扣1分		
操作过程 (65分)	核对解释 (2分)	· 核对解释,取得患者配合	2	· 未核对患者扣1分 · 未向患者解释扣1分		
	安置卧位 (5分)	· 移床旁桌、床旁椅,将清洁物品按顺序放在床尾椅上,拉起对侧床档 · 松开床尾盖被,将枕头移至对侧 · 协助患者翻身侧卧(背向护士)	5	· 未移桌椅扣1分 · 未将物品放在床尾椅上扣1分 · 未拉床档扣1分 · 未移枕头扣1分 · 安置卧位不恰当扣1分		
	清扫床褥 (6分)	· 松开近侧各层床单,将污中单向上卷塞于患者身下 · 扫净橡胶单并搭于患者身上,将污大单向上卷塞于患者身下 · 扫净床褥上渣屑	6	· 卷污中单方法不当扣2分 · 未扫橡胶单扣1分 · 卷污大单方法不当扣2分 · 未扫床褥扣1分		

续表

项目内容		操作步骤	分值	扣分标准	扣分原因	扣分
操作 过程 (65分)	铺近侧单 (11分)	· 展开清洁大单 · 将对侧半幅大单向下卷 塞于患者身下 · 将近侧半幅大单按顺序 铺好,塞于床垫下 · 放平橡胶单,取清洁中单 对齐床中线 · 近侧半幅中单铺在橡胶 单上,对侧半幅塞于患者 身下 · 将橡胶单和中单一并塞 于床垫下	11	· 大单未对齐中线扣1分 · 卷对侧半幅大单方法不 当扣1分 · 铺近侧半幅大单方法不 当扣1~2分 · 未按顺序铺橡胶单扣 1分 · 中单未对齐中线扣1分 · 中单与橡胶单铺法不当 扣1~2分 · 大单、中单、橡胶单未铺 平整扣1~3分		
	改变卧位 (4分)	· 协助患者平卧,移枕至 近侧 · 协助患者翻身侧卧于清 洁一侧 · 拉近侧床档,放对侧床档	4	· 未协助患者更换卧位扣 1分 · 未移枕扣1分 · 未拉床档扣2分		
	铺对侧单 (11分)	· 松对侧床单 · 取下污中单放入污物 袋内 · 扫净橡胶单搭于患者 身上 · 取下污大单放污物袋内 · 扫净床褥上渣屑 · 将清洁大单展开铺好 · 铺好橡胶单与中单分别 拉紧塞于床垫下	11	· 未按顺序铺对侧单扣 3分 · 大单未铺整齐扣2分 · 未将污中单或大单放入 污物袋各扣1分 · 未按顺序铺橡胶单扣 1分 · 未扫床褥扣1分 · 中单与橡胶单未铺整齐 扣2分		
	患者平卧 (2分)	· 移枕于床正中 · 协助患者平卧	2	· 未移枕扣1分 · 未协助患者平卧扣1分		
	更换被套 (16分)	· 松开被筒,解开被套尾端 系带 · 从开口处将棉胎取出,平 铺于患者身上 · 取清洁被套,将清洁被套 正面向内平铺在棉胎上 · 将手伸入清洁被套内抓 住对侧棉胎上角后翻转 同法翻转近侧上角 · 向下拉平棉胎和被套,撤 污被套,放入污物袋内 · 系好被套系带 · 两侧盖被向内折叠与床 沿齐 · 床尾盖被向内折叠,齐 床尾 · 被套中线对齐床中线,内 外无皱褶	16	· 取棉胎方法不当扣1~ 2分 · 清洁被套正反面错误扣 2分 · 套被套方法不当扣1~ 4分 · 被套不平整扣1~2分 · 被套未对齐中线扣2分 · 未系被套系带扣1分 · 盖被向内折叠方法不当 扣1~3分		

续表

项目内容		操作步骤	分值	扣分标准	扣分原因	扣分
操作过程（65分）	更换枕套（4分）	· 一手托患者头部,一手将枕头撤出 · 取下污枕套,置于污物袋内 · 套好新枕套,四角充实 · 枕套开口背门,放于患者头下	4	· 撤枕头方法不当扣1分 · 污枕套未置于污物袋内扣1分 · 枕套未套平整扣1分 · 枕套开口未背门扣1分		
	整理记录（4分）	· 整理床单位,恢复患者舒适体位,询问患者需要 · 移回床旁桌椅,用物处理符合要求 · 洗手、记录	4	· 未询问患者需要扣1分 · 未移回床旁桌椅扣1分 · 用物处理不符合要求扣1分 · 未洗手、记录扣1分		
综合评价（20分）	操作方法（4分）	· 程序正确,操作规范、熟练,运用节力原则	4	· 程序错误不得分,操作不规范扣1~4分		
	操作效果（4分）	· 操作手法轻稳,床单位舒适美观 · 操作时间 < 12 min	4	· 未保持床单位舒适美观扣1~2分 · 操作超时扣1~2分		
	操作态度（2分）	· 态度严谨、认真	2	· 态度不严谨扣1~2分		
	指导患者（10分）	· 护患沟通良好,能对患者进行正确指导	10	· 语言沟通不良扣2~4分 · 健康指导语言不恰当、有遗漏各扣1~4分 · 无爱伤观念,不注意保暖扣2分		
总分			100	得分		

实验4　轮椅运送法

【实验学时】　1 学时

【目的要求】

1. 掌握轮椅运送法的目的及注意事项。

2. 能正确评估患者病情,熟练使用轮椅安全运送患者。

3. 能运用沟通技巧与患者进行有效沟通,操作中尊重、关心、体贴患者。

【主要用物】

轮椅、毛毯、别针、软枕、手消毒剂等。

【注意事项】

1. 使用前仔细检查轮椅性能,保持其完好,以确保患者安全。

2. 患者坐入轮椅后应嘱患者手握扶手,身体尽量向后靠,身体勿向前倾或自行下车,以保证安全。

3. 护送过程中随时观察患者的反应,有无头痛、眩晕等不适,并及时处理。

4. 推轮椅速度适宜,下坡时减速,避免产生不适;过门槛时翘起前轮,减少震动。

5. 天冷时注意保暖。

6. 患者上下轮椅时,固定好车闸。

7. 患者如有下肢水肿、溃疡或关节疼痛,可在脚踏板上垫一软枕,抬高双脚,确保患者舒适。

【操作流程】

轮椅运送法操作流程

项目内容		操作步骤
评估解释	评估	· 患者病情:意识状态、皮肤情况、自理能力、活动耐力及各种管路情况等 · 患者损伤部位及理解合作程度 · 轮椅性能:保证轮椅性能良好 · 环境:地面整洁干燥、环境宽敞,便于轮椅通行
	核对解释	· 向患者解释轮椅运送的目的、方法、注意事项、配合方法,取得合作
准备	护士准备	· 衣帽整洁,修剪指甲,洗手(七步洗手法),戴口罩
	患者准备	· 理解轮椅运送的目的和意义,主动配合
	用物准备	· 用物准备齐全,性能良好,摆放合理
	环境准备	· 整洁安静,舒适安全,清除障碍物
操作过程	核对解释	· 核对床号、姓名,问候患者,说明操作的目的和配合方法,鼓励患者参与
	管路处理	· 夹毕引流管路,妥善放置
	铺毛毯	· 天冷时将毛毯平铺在轮椅上,上端高过患者颈部15 cm左右
	上轮椅	· 将轮椅推至患者床旁,使椅背与床尾平齐,面向床头,将车闸制动,翻起脚踏板 · 协助患者坐于床边,并协助其穿衣及鞋袜 · 身体虚弱者应适应片刻,无特殊情况方可下地;注意观察患者有无眩晕和不适等反应 · 嘱患者双手置于护士肩上,护士双手环抱患者腰部,协助患者下床站立、移向轮椅,嘱患者扶住轮椅把手,转身坐入轮椅,翻下脚踏板,协助患者将脚置于脚踏板上 · 天冷外出时将毛毯上端边缘向外翻折约10 cm围在患者的颈部,以别针固定,用毛毯围两臂做成两个袖筒,并在腕部固定,再毛毯围好上身,并将双下肢及双脚包裹好 · 推动时请患者手扶轮椅把手,尽量靠后坐,系好安全带 · 观察患者,确定无不适后,整理床单位,铺暂空床 · 松车闸,推患者至目的地 · 坐轮椅时提醒患者身体不可前倾、站起或下轮椅,以免摔倒,对身体不能保持平衡者,系安全带,避免发生意外 · 下坡时,倒转轮椅,使轮椅缓慢下行,患者头及背部应向后靠 · 在推送过程中注意观察患者情况,并嘱患者抓紧扶手;过门槛时,翘起前轮,避免过大的震动,保证患者安全
	下轮椅	· 推轮椅至病床尾,将轮椅背与床尾平齐,患者面向床头,固定好车闸 · 翻起脚踏板,松解患者身上固定的毛毯、别针及安全带 · 护士站于患者前,协助患者站立、转身、坐于床沿 · 帮助患者脱去鞋和外衣,取舒适卧位,盖好被子 · 整理床单位,轮椅推回原处,必要时记录

【操作评分表】

轮椅运送法操作评分表

班级_____ 组别_____ 姓名_____ 学号_____

项目内容		操作步骤	分值	扣分标准	扣分原因	扣分
评估解释 (6分)	评估 (4分)	· 患者病情：意识状态、皮肤情况、自理能力、活动耐力及各种管路情况等 · 患者损伤部位及理解合作程度 · 轮椅性能良好 · 环境：地面整洁干燥、环境宽敞,便于轮椅通行	4	· 未评估患者不得分 · 评估不全缺少一项扣1分		
	核对解释 (2分)	· 核对患者并解释轮椅运送的目的、方法、注意事项	2	· 未核对不得分 · 核对不规范扣1~2分		
准备 (10分)	护士准备 (4分)	· 衣帽整洁,修剪指甲,洗手(七步洗手法),戴口罩	4	· 未洗手或洗手不规范扣1~2分 · 未戴口罩或戴口罩不规范扣1~2分		
	患者准备 (2分)	· 理解轮椅运送的目的和意义,主动配合	2	· 未核对患者信息扣1分 · 未解释扣1分		
	用物准备 (2分)	· 用物准备齐全,确认其性能良好、摆放合理	2	· 每缺少一项扣1分 · 物品放置不合理扣1分		
	环境准备 (2分)	· 地面整洁干燥、环境宽敞,清除障碍物	2	· 未做不得分 · 不符合要求扣2分		
操作过程 (64分)	核对解释 (2分)	· 核对床号、姓名,问候患者,说明操作的目的和配合方法,鼓励患者参与	2	· 未核对患者扣1分 · 未解释扣1分		
	管路处理 (2分)	· 检查并妥善放置	2	· 未检查或放置不合理各扣2分		
	铺毛毯 (2分)	· 天冷时将毛毯平铺在轮椅上,上端高过患者颈部15 cm左右	2	· 不符合要求扣2分		
	上轮椅 (38分)	· 将轮椅推至患者床旁,使椅背与床尾平齐,面向床头	4	· 不符合要求各扣1~2分		
		· 将车闸制动,翻起脚踏板,防止轮椅滑动	4	· 固定不符合要求扣2分 · 未固定扣2分		
		· 协助患者坐于床边,协助其穿衣及鞋袜,下地	2	· 少一项扣0.5分		
		· 身体虚弱者应适应片刻,无特殊情况方可下地;注意观察患者有无眩晕和不适等反应	1	· 未适时观察患者扣1分		

续表

项目内容		操作步骤	分值	扣分标准	扣分原因	扣分
操作过程 (64分)	上轮椅 (38分)	· 嘱患者双手置于护士肩上,护士双手环抱患者腰部,协助患者下床站立、移向轮椅,嘱患者扶住轮椅把手,转身坐入轮椅,翻下脚踏板,协助患者双脚置于脚踏板上	6	· 一项不符合要求扣1分		
		· 天冷外出时将毛毯翻折约10 cm围在患者颈部,以别针固定,用毛毯围两臂做成两个袖筒,并在腕部固定,再用毛毯围好上身,并将双下肢及双脚包裹好	6	· 一项不符合要求扣1分 · 未做好保暖扣2分		
		· 推动时请患者手扶轮椅把手,尽量靠后坐,系好安全带,松车闸	5	· 未嘱咐患者手扶轮椅把手,靠后坐扣2分 · 未系好安全带扣2分 · 未松车闸扣1分		
		· 观察患者,确定无不适 · 整理床单位,铺暂空床 · 松车闸,推患者至目的地	5	· 未整理床单位扣1分 · 未铺成暂空床扣1分 · 未观察患者有无不适扣1分 · 未松车闸扣1分 · 未送患者到目的地扣1分		
		· 坐轮椅时患者身体不可前倾以免摔倒,对身体不能保持平衡者,系安全带,避免发生意外 · 下坡时,倒转轮椅,使轮椅缓慢下行 · 嘱患者头及背部应向后靠 · 在推送过程中注意观察患者情况,并嘱患者抓紧扶手 · 过门槛时,翘起前轮,避免过大的震动,保证患者安全(口述)	5	· 未能保证患者安全的扣1分 · 未倒转轮椅,缓慢下坡的扣1分 · 未嘱咐患者头或背部向后靠扣1分 · 未观察患者情况,嘱咐患者抓扶手扣1分 · 未口述扣1分		

项目内容		操作步骤	分值	扣分标准	扣分原因	扣分
操作过程 (64分)	下轮椅 (20分)	· 推轮椅至病床尾,将轮椅背与床尾平齐,患者面向床头,固定好车闸 · 翻起脚踏板 · 松解患者身上固定的毛毯、别针及安全带 · 护士站于患者前,协助患者站立、转身、坐于床沿 · 帮助患者脱去鞋和外衣,取舒适卧位,盖好被子 · 整理床单位 · 轮椅推回原处,必要时记录	20	· 未把轮椅放置在床尾扣2分 · 未把轮椅背与床尾平齐扣2分 · 患者未面向床头扣2分 · 未固定车闸扣2分 · 未翻起脚踏板扣2分 · 未松解毛毯、别针、安全带扣2分 · 未协助患者扣2分 · 未帮助患者取舒适卧位,脱去衣物,做好保暖扣2分 · 未整理床单位扣2分 · 未整理用物、记录扣2分		
综合评价 (20分)	操作方法 (4分)	· 程序正确,操作规范、熟练 · 动作轻巧、准确	4	· 程序错误不得分,操作不规范扣1~4分		
	操作效果 (6分)	· 操作时间 <10 min · 安全、顺利、舒适 · 管道无脱出、受压	6	· 操作超时扣1~2分 · 不舒适,有安全隐患扣2分 · 有管道脱出、受压扣2分		
	操作态度 (2分)	· 态度严谨、认真	2	· 态度不严谨扣1~2分		
	指导患者 (8分)	· 护患沟通良好,能对患者进行正确指导	8	· 语言沟通不良扣2~4分 · 健康指导语言不恰当、有遗漏扣1~4分		
总分			100	得分		

实验5　无菌技术

【实验学时】　2学时

【目的要求】

1. 了解无菌技术的基本概念,熟练掌握无菌操作的原则及操作的注意事项。

2. 能正确熟练地实施各项无菌技术的基本操作。

3. 能严格遵守无菌操作原则,树立严格的无菌观念,养成严谨、慎独的操作态度。

【主要用物】

治疗盘内备:无菌持物钳及容器、无菌治疗巾包、无菌贮槽(无菌治疗碗2个)、无菌敷料缸(无菌纱布)、无菌敷料缸(无菌干棉球)、无菌敷料缸(碘伏棉球)、无菌器械盒(无菌导尿管2根、无菌止血钳、无菌镊子、无菌小药杯)、无菌石蜡油、无菌洞巾包、无菌手套、弯盘、手消毒剂、清洁纱布1~2块等。

【注意事项】

1. 使用无菌持物钳时,前端向下,取用不可触及容器口的边缘和内壁,取用远处物品时,应携容器一同移至操作处,以免污染。

2. 不可跨越打开无菌包的上方。

3. 手不可触及容器及盖的边缘和内壁,不可跨越容器上方。

4. 手指不可触及瓶口及瓶塞内面,倒溶液时,瓶口不能接触无菌容器,倒出的无菌溶液不可再倒回瓶内。

5. 手及其他非无菌物品不可触及无菌面,不可跨越无菌区。

6. 戴手套时,手套的外面不可触及非无菌物品,未戴手套的手不可触及手套的外面,已戴手套的手不可触及手套的内面。

【操作流程】

无菌技术操作流程

项目内容		操作步骤
准备	环境准备	· 环境:操作区整洁宽敞,操作前 30 min 停止清扫活动,减少人员走动 · 操作台面:清洁、干燥、平坦
	护士准备	· 衣帽整洁,修剪指甲,洗手(七步洗手法),戴口罩
	用物准备	· 无菌用物:无菌包无潮湿、无破损,其他用物准备齐全,均在有效期内,摆放合理
操作过程	擦治疗盘	· 擦治疗盘:用清洁纱布擦拭治疗盘底部("Z"字形)及四边
	取治疗巾	· 检查:无菌治疗巾包在有效期内,灭菌合格,包布无潮湿、无破损 · 松解包扎:将无菌包平放于清洁、干燥、平坦的操作台上,解开系带放于包布下 · 打开包布:手指捏住包布角外面,依次打开包布的对角、左右角,最后打开内角 · 取无菌治疗巾:用无菌持物钳夹取无菌治疗巾,放于治疗盘内 · 重新包盖:如包内物品未用完,按原折痕包好,系"一"字结 · 注明开包日期及时间,24 h 内有效
	铺无菌盘	· 双手捏住无菌巾外面两角,打开无菌巾,双折铺于治疗盘上 · 双手捏住无菌巾上层外面两角,打开并呈扇形折叠,边缘向外,无菌巾内面构成无菌区
	取放无菌物品	· 使用无菌持物钳依次从无菌容器内取出治疗碗、无菌纱布 2 块、导尿管 2 根、止血钳、镊子、小药杯、干棉球 2 个、碘伏棉球 4 个放于无菌盘适当位置 · 检查无菌石蜡油(名称、有效期、瓶口无松动、瓶身瓶底无裂痕、对光检查液体澄清无变色),握持瓶身,瓶签朝向掌心 · 打开瓶盖放于操作台上,倒出少许石蜡油冲洗瓶口 · 倒适量石蜡油于干棉球上,盖瓶盖

续表

项目内容		操作步骤
操作过程	抛洞巾	· 检查：无菌洞巾包在有效期内，灭菌合格，包布无潮湿、无破损 · 将包托在手上打开，用另一手将包布四角抓住，将洞巾抛进无菌盘内
	整理无菌盘	· 用无菌持物钳整理无菌盘内物品，摆放合理 · 将上层无菌巾拉平盖于物品上，使上下两层边缘对齐，将开口边向上反折两次，两侧边沿各向下反折一次 · 注明无菌盘名称、铺盘时间、操作者姓名，4 h内有效
	戴脱无菌手套	· 检查无菌手套号码、灭菌标示、有效期，外包装无潮湿、无破损 · 打开无菌手套包，双手涂抹滑石粉 · 捏住手套反折部分，将两只手套对合，一手捏住，取出无菌手套 · 一手捏住两手套翻面，另一手深入手套内戴好 · 已戴手套的手指伸入另一手套翻折内面（即手套外面），同法戴好另一手 · 双手调整手套位置，将手套翻折部分翻转 · 脱下手套：一手捏住另一手套腕部外面翻转脱下，再将脱下手套的手指插入另一手套内，将其翻转脱下
	整理用物	· 按要求整理用物并处理 · 洗手，脱口罩

【操作评分表】

无菌技术操作评分表

班级＿＿＿＿＿＿＿ 组别＿＿＿＿＿＿＿ 姓名＿＿＿＿＿＿＿ 学号＿＿＿＿＿＿＿

项目内容		操作步骤	分值	扣分标准	扣分原因	扣分
准备 （15分）	环境准备 （5分）	· 环境评估 · 操作台面评估	5	· 未评估环境扣1~3分 · 未评估操作台面扣1~2分		
	护士准备 （4分）	· 衣帽整洁，修剪指甲，洗手，戴口罩	4	· 未洗手或洗手不规范扣1~2分 · 未戴口罩或戴口罩不规范扣1~2分		
	用物准备 （6分）	· 用物准备齐全，放置合理	6	· 每缺少一项扣1分 · 物品放置不合理扣1分		
操作过程 （75分）	擦治疗盘 （3分）	· 擦治疗盘：用清洁纱布擦拭治疗盘底部（"Z"字形）及四边	3	· 方法不正确、擦洗不彻底扣3分		

项目内容		操作步骤	分值	扣分标准	扣分原因	扣分
操作过程 (75分)	取无菌治疗巾 (18分)	· 检查无菌包	2	· 未检查或检查不充分扣1~2分		
		· 松解包扎	2	· 松解方法不正确扣2分		
		· 打开包布	6	· 打开方法不正确扣3分 · 打开有污染扣3分		
		· 取无菌治疗巾	4	· 方法不正确或有污染各扣2分		
		· 重新包盖	4	· 方法不正确扣2分 · 无菌物品污染扣2分		
	铺无菌盘 (8分)	· 打开无菌治疗巾	4	· 方法不正确扣4分		
		· 构成无菌区	4	· 方法不正确扣2分 · 无菌物品或区域污染扣2分		
	取用无菌物品 (20分)	· 使用无菌持物钳依次从无菌容器内取出无菌物品	14	· 污染一处扣2分		
		· 检查无菌石蜡油	2	· 未检查扣2分		
		· 冲洗瓶口	2	· 未冲洗扣2分		
		· 倒适量石蜡油	2	· 方法不正确或污染扣2分		
	抛无菌洞巾 (5分)	· 检查	1	· 未检查扣1分		
		· 打开包布并将洞巾抛进无菌盘	4	· 方法不正确或污染扣4分		
	整理无菌盘 (5分)	· 整理无菌盘内物品	1	· 未整理扣1分		
		· 盖好无菌盘	2	· 方法不正确扣2分		
		· 做好标签	2	· 未做标签扣2分		
	戴脱无菌手套 (12分)	· 检查无菌手套	2	· 未检查扣2分		
		· 戴无菌手套	6	· 方法不正确扣3分 · 污染扣3分		
		· 脱无菌手套	4	· 方法不正确扣4分		
	整理用物 (4分)	· 按要求整理用物	2	· 未整理扣2分		
		· 洗手,脱口罩	2	· 未洗手扣1分 · 未脱口罩扣1分		
综合评价 (10分)	操作方法 (4分)	· 程序正确,操作规范、熟练	4	· 程序错误不得分,操作不规范扣2~4分		
	操作效果 (4分)	· 无菌观念强,查对认真 · 操作时间 <10 min	4	· 操作过程有污染扣2分 · 操作超时扣1~2分		
	操作态度 (2分)	· 态度严谨、认真	2	· 态度不严谨扣1~2分		
总分			100	得分		

实验6 无菌技术(换药盘)

【实验学时】 2 学时

【目的要求】

保持无菌物品及无菌区域不被污染,防止病原微生物侵入或传播给他人。

【主要用物】

治疗盘内备:无菌持物钳及容器、无菌治疗巾包、无菌贮槽(无菌纱布、无菌止血钳、无菌镊子、无菌治疗碗、无菌弯盘)、无菌敷料缸(无菌纱布)、无菌敷料缸(无菌干棉球)、无菌敷料缸(消毒液棉球)、无菌治疗碗包、无菌溶液、安尔碘、无菌棉签、无菌手套、弯盘、手消毒剂、清洁纱布1~2块等。

【注意事项】

1. 使用无菌持物钳时,前端向下,取用时不可触及容器口的边缘和内壁,取用远处物品时,应携容器一同至操作处,以免污染。

2. 不可跨越打开无菌包的上方。

3. 手不可触及容器及盖的边缘和内壁,不可跨越容器上方。

4. 手指不可触及瓶口及瓶塞内面,倒溶液时,瓶口不能接触无菌容器,倒出的溶液不可再倒回瓶内。

5. 手及其他非无菌物品不可触及无菌面,不可跨越无菌区。

6. 戴手套时,手套的外面不可触及非无菌物品,未戴手套的手不可触及手套的外面,已戴手套的手不可触及手套的内面。

【操作流程】

无菌技术(换药盘)操作流程

项目内容		操作步骤
评估	评估	· 环境:操作区整洁宽敞,操作前30 min停止清扫活动,减少人员走动 · 操作台面:清洁、干燥、平坦 · 无菌用物:无菌包无潮湿、无破损,其他用物准备齐全,均在有效期内
准备	护士准备	· 衣帽整洁,修剪指甲,洗手(七步洗手法),戴口罩
	用物准备	· 用物准备齐全,均在有效期内,摆放合理
操作过程	擦治疗盘	· 擦治疗盘:用清洁纱布擦拭治疗盘底部("之"字形)及四边
	取无菌治疗巾	· 检查无菌治疗巾包(名称、有效期、灭菌标示、包布有无潮湿或破损) · 松解包扎:将包平放于清洁、干燥、平坦的操作台上,解开系带放于包布下 · 打开包布:手指捏住包布角外面,依次打开包布的对角、左右角,最后打开内角 · 取无菌治疗巾:用无菌持物钳夹取无菌治疗巾,放于治疗盘内 · 重新包盖:如包内物品未用完,按原折痕依次包盖,系带"一"字形缠绕扎好 · 注明开包日期、时间并签名,24 h内有效

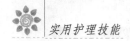

项目内容		操作步骤
操作过程	铺无菌盘	· 打开无菌治疗巾,双折铺于治疗盘上 · 双手捏住无菌治疗巾上层外面两角,打开并呈扇形折叠,边缘向外,无菌治疗巾内面构成无菌区
	取放无菌物品	· 用无菌持物钳依次从无菌容器内取出无菌纱布 2 块、止血钳、镊子、治疗碗、弯盘、无菌干棉球、消毒液棉球,放于无菌区适当位置 · 将上层无菌治疗巾拉平盖于物品上,使上下两层边缘对齐,将开口边向上反折两次,两侧边各向下反折一次 · 注明无菌盘名称、铺盘时间、操作者姓名,4 h 内有效
	取无菌治疗碗	· 检查无菌治疗碗包(名称、有效期、灭菌标示、包布有无潮湿或破损) · 将碗包托在手上打开,用另一手将包布四角抓住,将治疗碗轻轻放于操作台上
	倒无菌溶液	· 检查无菌溶液(名称、剂量、浓度、有效期、瓶口有无松动、瓶身瓶底有无裂痕、对光检查液体是否澄清透明),握持瓶身,瓶签朝向掌心 · 打开瓶盖,倒出少许无菌溶液于弯盘内冲洗瓶口 · 倒适量无菌溶液于无菌治疗碗内,盖瓶盖 · 注明开瓶日期和时间、操作者姓名,24 h 内有效
	戴脱无菌手套	· 检查无菌手套(型号、有效期、灭菌标示、包装有无潮湿或破损) · 打开无菌手套包,双手涂抹滑石粉 · 捏住手套翻折部分,将两只手套对合,一手捏住,取出无菌手套 · 一手捏住两手套翻折处,另一手伸入相应手套内戴好 · 已戴手套的手指伸入另一手套翻折的内面,同法戴好另一手 · 双手调整手套位置,将手套翻折部分翻转 · 脱手套:一手捏住另一手套腕部外面翻转脱下,再将脱下手套的手指插入另一手套内,将其翻转脱下
	整理记录	· 整理,合理处理用物

【操作评分表】

无菌技术(换药盘)操作评分表

班级_____ 组别_____ 姓名_____ 学号_____

项目内容		操作步骤	分值	扣分标准	扣分原因	扣分
评估 (6分)	评估 (6分)	· 环境 · 操作台面	6	· 未评估环境扣1~3分 · 未评估操作台面扣1~3分		
准备 (9分)	护士准备 (4分)	· 衣帽整洁,修剪指甲,洗手,戴口罩	4	· 未洗手或者洗手不规范扣1~2分 · 未戴口罩或戴口罩不规范扣1~2分		
	用物准备 (5分)	· 用物准备齐全,放置合理	5	· 每缺少一项扣1分 · 物品放置不合理扣1分		

续表

项目内容		操作步骤	分值	扣分标准	扣分原因	扣分
操作过程（75分）	擦治疗盘（3分）	· 擦治疗盘	3	· 方法不正确、擦洗不彻底扣3分		
	取无菌治疗巾（18分）	· 检查无菌治疗巾包	2	· 未检查扣2分,检查不充分扣1分		
		· 松解包扎	2	· 松解方法不正确扣2分		
		· 打开包布	6	· 打开方法不正确扣3分 · 打开有污染扣3分		
		· 取无菌治疗巾	4	· 方法错误或污染各扣2分		
		· 重新包盖	4	· 方法错误或污染各扣2分		
	铺无菌盘（6分）	· 打开无菌治疗巾	4	· 方法不正确扣4分		
		· 铺于治疗盘上构成无菌区	2	· 方法不正确或污染扣2分		
	取放无菌物品（22分）	· 用无菌持物钳依次从无菌容器内取出无菌物品,放于无菌区适当位置	18	· 污染一处扣2分		
		· 盖好无菌盘	2	· 方法不正确扣2分		
		· 做好标签	2	· 未做标签扣2分		
	取无菌治疗碗（4分）	· 检查无菌治疗碗包	2	· 未检查扣2分,检查不充分扣1分		
		· 在手上打开包布,放治疗碗于操作台上	2	· 方法不正确或污染扣2分		
	倒无菌溶液（10分）	· 检查无菌溶液	4	· 未检查扣4分,检查不充分扣1~3分		
		· 冲洗瓶口	2	· 未冲洗扣2分		
		· 倒适量无菌溶液	2	· 方法不正确或污染扣2分		
		· 注明开瓶时间并签名	2	· 未注明扣2分		
	戴脱无菌手套（12分）	· 检查无菌手套	2	· 未检查扣2分		
		· 戴无菌手套	6	· 方法错误或污染各扣3分		
		· 脱无菌手套	4	· 方法不正确扣4分		
综合评价（10分）	操作方法（4分）	· 程序正确,操作规范、熟练	4	· 程序错误不得分,操作不规范扣2~4分		
	操作效果（4分）	· 无菌观念强,无污染 · 操作时间<10 min	4	· 操作过程有污染扣2分 · 操作超时扣1~2分		
	操作态度（2分）	· 态度严谨、认真	2	· 态度不严谨扣1~2分		
总分			100	得分		

实验7　穿脱隔离衣

【实验学时】　2学时

【目的要求】

1. 能正确实施穿、脱隔离衣及消毒洗手的操作。
2. 能严格遵守隔离操作原则,树立隔离观念,养成严谨的工作态度。

【主要用物】

隔离衣、挂衣架、手消毒剂、手刷、洗手设备、清洁毛巾、污物袋等。

【注意事项】

1. 穿脱隔离衣过程中始终保持隔离衣内面及衣领清洁。
2. 衣袖勿触及操作者的面部、衣领和帽子。
3. 手被污染后不可触及隔离衣的衣领和内面。
4. 刷手后不可触及隔离衣的外面。

【操作流程】

穿脱隔离衣操作流程

项目内容		操作步骤
操作准备	护士准备	· 衣帽整洁,修剪指甲,洗手(七步洗手法),戴口罩
	用物准备	· 备齐用物,放置合理,取下手表、卷袖过肘
	评估	· 隔离衣无潮湿、无破损,大小合适
操作过程	穿隔离衣	· 手持衣领取下隔离衣,两手分别捏住衣领两端打开隔离衣,使内面(即清洁面)向着操作者 · 右手提衣领,左手伸入袖内,右手将衣领向上拉,使左手露出,用左手持衣领,同法穿右手衣袖,双手抖袖露出手腕 · 两手持衣领,由衣领中央沿着领边向后系好领扣 · 分别系好左、右袖扣 · 将隔离衣的一边(腰带下5 cm处)渐向前拉,至触到边缘后用手捏住,同法捏住另一侧边缘,两手在背后将两侧边缘对齐,向一侧折叠,以一手按住,另一手解开腰带活结,将腰带拉至背后压住折叠处,将腰带在背后交叉,再回到前面打一活结 · 双手置胸前
	脱隔离衣	· 解开腰带,在身前打一活结 · 解开两袖扣,在肘部将部分衣袖塞入工作服衣袖下,使两前臂露出 · 刷手并冲洗擦干,口述刷手顺序:前臂、腕部、手背、手掌、手指、指缝、指甲 · 解开领扣 · 左手伸入右手衣袖内拉下衣袖过手,再用衣袖遮住右手在衣袖外面拉下左手衣袖过手,双手交替拉下衣袖,手臂逐渐退出 · 对齐肩缝折好,持衣领,悬挂备用

【操作评分表】

穿脱隔离衣操作评分表

班级_____ 组别_____ 姓名_____ 学号_____

项目内容		操作步骤	分值	扣分标准	扣分原因	扣分
操作前准备（10分）	护士准备（4分）	• 护士服装、鞋帽整洁,符合要求 • 洗手、戴口罩	4	• 未洗手或洗手不规范扣1~2分 • 未戴口罩或戴口罩不规范扣1分		
	用物准备（3分）	• 备齐用物,放置合理 • 取下手表、卷袖过肘	3	• 每缺少一项扣1分,放置不合理扣1分 • 未卷袖或卷袖不规范扣1~2分		
	评估要点（3分）	• 评估:隔离衣无潮湿、无破损,大小合适	3	• 未评估不得分 • 评估时缺少一项扣1分		
操作过程（80分）	穿隔离衣（40分）	• 取下隔离衣,两手捏衣领两端展开隔离衣	5	• 污染工作服扣5分 • 一处不符合要求扣2分		
		• 穿好左、右两袖 • 双手抖袖露出双手	10	• 污染一处扣3分 • 一处不符合要求扣2分		
		• 系好领扣	4	• 污染一处扣2分		
		• 扣左、右袖扣	4	• 漏扣一侧扣2分		
		• 捏住两侧衣边在身后对齐并向一侧折叠 • 解开腰带活结,将腰带在背后交叉,再回到身前打一活结	15	• 污染一处扣3分 • 一处不符合要求扣2分		
		• 双手置胸前	2	• 双手未置胸前扣2分		
	脱隔离衣（40分）	• 解腰带,在身前打一活结	2	• 未打活结或活结被污染扣2分		
		• 解开两袖扣,在肘部将衣袖塞入工作服衣袖内,使两前臂露出	10	• 一处不符合要求扣2分		
		• 刷手并冲洗擦干(口述刷手的顺序:前臂、腕部、手掌、手背、手指、指缝、指甲)	10	• 污染一处扣3分 • 一处不符合要求扣1分		
		• 解领扣	3	• 不解衣领扣3分		
		• 左右交替拉下双侧手袖,退出手臂	10	• 污染一处扣3分 • 一处不符合要求扣2分		
		• 对齐肩缝折好,持衣领,悬挂备用	5	• 污染一处扣1分 • 一处不符合要求扣2分		

续表

项目内容		操作步骤	分值	扣分标准	扣分原因	扣分
综合评价（10分）	操作方法（3分）	· 程序正确,操作规范、熟练 · 动作准确、无污染	3	· 程序错误不得分,操作不规范扣 1~3 分		
	操作效果（4分）	· 能严格执行隔离消毒原则 · 操作时间 <5 min	4	· 未严格执行隔离消毒原则扣 1~2 分 · 操作超时扣 1~2 分		
	操作态度（3分）	· 态度严谨、认真	3	· 态度不严谨扣 1~3 分		
总分			100	得分		

实验 8　口腔护理

【实验学时】　2 学时

【目的要求】

1. 能正确评估患者的身体状况,并能针对患者的口腔状况提供相应的口腔护理。

2. 能够正确熟练地完成口腔护理操作。

3. 操作过程中动作轻柔、规范,态度和蔼,能与患者进行及时有效的沟通。

【主要用物】

治疗盘内备:口腔护理包(治疗碗 1 个、棉球数个、弯止血钳 1 把、直镊 1 把、弯盘 1 个、纱布 2 块、压舌板 1 个)、治疗巾、手电筒、棉签、液状石蜡、温开水及吸水管(昏迷患者不备)、开口器、手消毒剂等。

口腔外用药:冰硼散、锡类散、西瓜霜、新霉素、金霉素甘油、制霉菌素甘油等,根据患者的病情准备常用漱口溶液。

【注意事项】

1. 擦洗时动作要轻,以免损伤患者口腔黏膜。

2. 昏迷病人禁忌漱口,擦洗时棉球不宜过湿,棉球应完全包裹止血钳的前端,每次夹取一个棉球,防止遗留在口腔。

3. 长期应用抗生素者,应观察口腔黏膜有无真菌感染。

4. 传染病病人用物必须按消毒隔离原则处理。

【操作流程】

口腔护理操作流程

项目内容		操作步骤
评估解释	评估	· 年龄、病情、意识状态、活动能力等 · 心理状态及配合程度 · 口腔黏膜是否完整,有无出血、溃疡等现象 · 环境整洁安静,舒适安全,光线适合
	解释	· 核对患者信息,向患者或家属(昏迷患者)解释口腔护理的目的、方法、注意事项

续表

项目内容		操作步骤
准备	护士准备	· 衣帽整洁,洗手(七步洗手法),戴口罩
	患者准备	· 理解口腔护理的目的和意义,主动配合
	用物准备	· 用物准备齐全,均在有效期内,摆放合理
	环境准备	· 整洁安静,舒适安全,光线适合
操作过程	核对解释	· 携用物至床旁,核对患者
	协助卧位	· 协助患者采取仰卧位或侧卧位,头偏向护士一侧,铺治疗巾于患者颌下及胸前,置弯盘于患者口角旁
	湿润口唇	· 用棉签蘸温开水擦拭患者口唇
	观察口腔	· 嘱患者张口,用压舌板撑开颊部(昏迷、牙关紧闭者用张口器张口),用手电筒观察口腔情况
	摘取义齿	· 对有活动义齿者,护士协助取下 · 用牙刷刷净义齿各面,用冷开水冲洗干净,待口腔护理后戴上或浸入冷开水中备用
	擦洗口腔	· 协助清醒患者漱口,清点棉球个数 · 牙外侧面:嘱患者咬合上下齿,取压舌板轻轻撑开左侧颊部,用弯止血钳夹取含漱口液的棉球纵向擦拭牙齿的左外侧面,由磨牙擦至门齿;同法擦洗右外侧面 · 牙内侧面及颊部:嘱患者张口,依次擦洗牙齿的左上内侧面、左上咬合面、左下内侧面、左下咬合面,然后弧形擦洗左侧颊部 · 同法擦洗右侧 · 硬腭部:从软腭与硬腭交界处开始,由内向外擦洗硬腭部 · 舌及舌下:由舌根向舌尖呈"Z"字形擦洗舌面,嘱患者将舌尖抬起,擦洗舌下 · 再次清点棉球个数
	漱口涂药	· 意识清醒者,再次漱口,用纱布擦去口角处水渍 · 检查口腔是否擦洗干净,根据不同情况进行处理(如有溃疡、真菌感染,酌情涂药于患处,口唇干裂者涂液状石蜡油)
	整理记录	· 协助患者取舒适卧位,询问并满足患者需求,整理床单位 · 整理用物,洗手,记录

【操作评分表】

口腔护理操作评分表

班级_____ 组别_____ 姓名_____ 学号_____

项目内容		操作步骤	分值	扣分标准	扣分原因	扣分
评估解释 (6分)	核对解释 (2分)	· 核对患者信息并解释	2	· 未核对患者信息不得分,核对不规范扣1~2分		
	评估要点 (4分)	· 评估患者和环境	4	· 未评估不得分,评估不全缺少一项扣1分		

续表

项目内容		操作步骤	分值	扣分标准	扣分原因	扣分
准备 (9分)	护士准备 (4分)	· 衣帽整洁,修剪指甲,洗手,戴口罩	4	· 未洗手或洗手不规范扣1~2分 · 未戴口罩或戴口罩不规范扣1~2分		
	用物准备 (5分)	· 用物准备齐全,放置合理	5	· 每缺少一项扣1分 · 物品放置不合理各扣1分		
操作过程 (65分)	核对解释 (2分)	· 再次核对解释取得患者配合	2	· 未核对患者信息扣1分 · 未解释扣1分		
	协助卧位 (6分)	· 协助患者头偏向一侧,铺治疗巾于患者颌下,置弯盘于口角	6	· 未协助患者取舒适体位或体位不当扣2分 · 颌下未铺治疗巾或未置弯盘各扣2分		
	观察口腔 (6分)	· 湿润口唇,观察口腔,协助清醒患者漱口,拭去患者口角水渍	6	· 未湿润口唇或观察口腔各扣1分 · 未协助漱口扣3分 · 未拭去口角水渍扣1分		
	擦洗口腔 (29分)	· 清点棉球个数 · 擦拭牙齿各面及颊部 · 擦拭硬腭、舌面及舌下 · 再次清点棉球个数	29	· 未清点棉球每次扣3分 · 持镊子、压舌板、止血钳手法不正确各扣2分 · 拧棉球动作不规范扣3分 · 擦洗棉球过干或过湿扣2分 · 擦洗面积不足扣3分 · 擦洗顺序不正确或遗漏步骤酌情扣2~10分		
	漱口涂药 (14分)	· 协助漱口,拭去口角水渍 · 再次观察口腔,涂石蜡油 · 撤去弯盘、治疗巾	14	· 未协助漱口扣3分 · 未拭去口角水渍扣2分 · 未观察口腔或未涂石蜡油各扣3分 · 未撤弯盘及治疗巾扣3分		
	整理记录 (8分)	· 整理床单位,协助恢复患者舒适体位,询问患者感受 · 处理用物 · 洗手,记录	8	· 未整理床单位扣1分 · 未协助患者恢复舒适体位或未询问患者各扣1分 · 未正确处理用物扣3分 · 未洗手、记录扣2分		

续表

项目内容		操作步骤	分值	扣分标准	扣分原因	扣分
综合评价（20分）	操作方法（4分）	·程序正确，操作规范、熟练 ·动作轻巧、准确、无污染	4	·程序错误不得分，操作不规范扣1~4分		
	操作效果（4分）	·操作时间 <10 min	4	·操作超时扣1~4分		
	操作态度（2分）	·态度严谨、认真	2	·态度不严谨扣1~2分		
	指导患者（10分）	·护患沟通良好，能对患者进行正确指导	10	·语言沟通不良扣2~5分 ·健康指导语言不恰当、有遗漏扣1~5分		
总分			100	得分		

附：一次性口腔护理包操作流程

【主要用物】

口腔护理包（干棉球19个、弯止血钳1把、直镊1把、弯盘2个、纱布2块、压舌板1个、一次性治疗巾1张、一次性手套1双、石蜡油棉球1包）、手电筒、棉签、温开水及吸水管（昏迷患者不备）、开口器等。

口腔外用药：冰硼散、锡类散、西瓜霜、新霉素、金霉素甘油、制霉菌素甘油等，根据患者的病情准备常用漱口溶液。

口腔护理操作流程（一次性口腔护理包）

项目内容		操作步骤
评估解释	评估	·年龄、病情、意识状态、活动能力等 ·心理状态及配合程度 ·口腔黏膜是否完整，有无出血、溃疡等现象 ·环境整洁安静，舒适安全，光线适合
	解释	·核对患者，向患者或家属（昏迷患者）解释口腔护理的目的、方法、注意事项
准备	护士准备	·衣帽整洁，洗手（七步洗手法），戴口罩
	患者准备	·理解口腔护理的目的和意义，主动配合
	用物准备	·用物准备齐全，均在有效期内，摆放合理
	环境准备	·整洁安静，舒适安全，光线适合
操作过程	核对解释	·携用物至床旁，核对患者信息
	协助卧位	·协助患者取仰卧位或侧卧位，头偏向护士一侧，铺治疗巾于颌下及胸前，置弯盘于患者口角旁
	湿润口唇	·用棉签蘸温开水擦拭口唇
	观察口腔	·嘱患者张口，用压舌板撑开颊部（昏迷、牙关紧闭者用张口器张口），用手电筒观察口腔情况

项目内容		操作步骤
操作过程	摘取义齿	· 对有活动义齿者,护士协助取下 · 取下的义齿,用牙刷冲刷干净,待口腔护理后戴上或浸入冷开水中
	擦洗口腔	· 协助患者漱口,清点棉球个数 · 牙外侧面:嘱患者咬合上下齿,取压舌板轻轻撑开左侧颊部,用弯止血钳夹取含漱口液的棉球纵向擦拭牙齿的左外侧面,由磨牙擦至门齿;同法擦洗右外侧面
		· 牙内侧面及颊部:嘱患者张口,一次擦洗牙齿的左上内侧面、左上咬合面、左下内侧面、左下咬合面,然后弧形擦洗左侧颊部;同法擦洗右侧
		· 硬腭部:从软腭与硬腭交界处开始,由内向外擦洗硬腭部
		· 舌及舌下:由舌根部向舌尖呈"Z"字形擦洗舌面,嘱患者将舌尖抬起,擦洗舌下 · 再次清点棉球个数
	漱口涂药	· 意识清醒者,再次漱口,用纱布擦去口角处水渍 · 检查口腔是否擦洗干净,根据不同情况处理(如有溃疡、真菌感染,酌情涂药于患处,口唇干裂者用石蜡油棉球涂抹)
	整理记录	· 协助患者取舒适卧位,询问并满足患者需求,整理床单位 · 整理用物,洗手,记录

实验9　床上洗发

【实验学时】　2学时

【目的要求】

1. 掌握床上洗发的目的和注意事项。

2. 能够正确完成床上洗发的操作。

3. 能够正确评估患者的病情、自理程度,选择合适的洗发方法。

4. 操作中动作轻柔,能与患者进行及时有效的沟通,避免牵拉头发及造成头皮损伤。

【主要用物】

治疗车上准备:一次性中单2条、毛巾、冲洗壶或量杯、水壶(内盛40~45 ℃热水)、污水桶,必要时备电吹风、屏风、手消毒剂。

治疗盘内置:眼罩或纱布、夹子、干棉球2个(以不吸水棉球为宜)、纸袋、洗发液或肥皂、梳子、镜子、护肤霜。

根据洗发方式不同另备:

(1)马蹄形垫法——马蹄形垫。

(2)扣杯法——面盆、搪瓷杯、毛巾2条、塑料袋、橡胶管。

(3)洗头车法——洗头车。

【注意事项】

1. 洗发时注意调节适宜的室温和水温,防止患者受凉。

2. 随时观察患者的病情变化,如有异常及时处理。

3. 防止水流入患者的眼及耳内。

【操作流程】

床上洗发操作流程

项目内容		操作步骤
评估解释	评估	・年龄、病情、意识状态、治疗情况等 ・心理状态及配合程度 ・患者的自理能力和头发情况 ・环境整洁安静,舒适安全,光线适合
	解释	・核对患者信息,向患者解释床上洗发的目的、方法、注意事项,以取得合作
准备	护士准备	・衣帽整洁,指甲短,洗手(七步洗手法),戴口罩
	患者准备	・理解床上洗发的目的和意义,主动配合
	用物准备	・用物准备齐全,摆放合理
	环境准备	・环境整洁安静,舒适安全,光线适合,温度适宜
操作过程	核对解释	・携用物至床旁,核对患者的姓名、床号、腕带
	环境温度	・冬季关门窗,调节室温至22～26℃;必要时使用屏风,按需给予便盆 ・摇平床头,移开床旁桌椅
	垫巾	・垫一次性中单于枕上,松开患者衣领向内反折,将毛巾围于颈部,用夹子固定
	协助患者取舒适卧位	・马蹄形垫洗发法:协助患者斜角仰卧,移枕于肩下,马蹄形垫放置于患者头下,马蹄形垫开口处下方接污水桶;患者屈膝,可垫枕于两膝下
		・扣杯式洗发法:移枕于肩下,铺一次性中单于患者头部床单上,取一脸盆,盆底放毛巾一块,其上倒扣搪瓷杯,上垫四折的毛巾,外裹隔水薄膜;将患者头部枕于毛巾上;脸盆内置一橡胶管,下接污水桶
		・洗头车洗发法:将洗头车推至床旁,患者斜角仰卧,双腿屈膝,头部枕于洗头车的头托上或将接水盘置于患者头下
	洗发	・用棉球塞两耳,戴眼罩或纱布
		・试水温,患者确定水温合适后,充分湿润头发,均匀涂抹洗发液,用指腹由发际向头顶部轻揉头发和按摩头皮;将脱落的头发缠绕成团置于纸袋中,热水冲净头发
		・除去耳内棉花及眼罩,用毛巾擦干患者脸部,酌情使用护肤霜
		・协助患者卧于床中央,将枕头、一次性中单一并从肩下移至头部,围颈毛巾揉搓头发、擦干,或用电吹风吹干,梳成发型
	整理记录	・撤去用物,协助患者取舒适体位,整理床单位 ・清理用物,洗手,记录

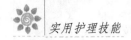

【操作评分表】

床上洗发操作评分表

班级＿＿＿＿＿＿　　组别＿＿＿＿＿＿　　姓名＿＿＿＿＿＿　　学号＿＿＿＿＿＿

项目内容		操作步骤	分值	扣分标准	扣分原因	扣分
评估解释（6分）	核对解释（6分）	· 核对患者信息并解释	3	· 未核对不得分 · 核对不规范扣1~3分		
		· 评估患者、环境	3	· 未评估不得分 · 缺少一项扣1分		
准备（9分）	护士准备（4分）	· 衣帽整洁，指甲短，洗手，戴口罩	4	· 一项不合格扣1分		
	用物准备（5分）	· 用物准备齐全，摆放合理	5	· 每缺少一项扣1分 · 摆放不合理扣2分		
操作过程（65分）	核对解释（3分）	· 再次核对并解释	3	· 未核对解释扣1~3分		
	环境温度（6分）	· 冬季关门窗，调节室温至22~26 ℃。必要时使用屏风，按需给予便盆 · 摇平床头，移开床旁桌椅	6	· 冬季未关闭门窗扣2分 · 室温不符合要求扣2分 · 未摇平床头及移开床旁桌椅各扣1分		
	垫巾（4分）	· 垫一次性中单于枕上，松开患者衣领向内反折，将毛巾围于颈部，用夹子固定	4	· 未垫一次性中单及大毛巾扣1分 · 未将患者衣领向内反折扣1分 · 未使用毛巾及用夹子固定各扣1分		
	协助患者取舒适卧位（8分）	· 马蹄形垫洗发法：协助患者斜角仰卧，移枕于肩下，马蹄形垫放置于患者头下，马蹄形垫开口处下方接污水桶；患者屈膝，可垫枕于两膝下	8	· 卧位不正确扣4分 · 洗头容器放置不正确扣4分		
		· 扣杯式洗发法：移枕于肩下，铺一次性中单于患者头部床单上，取一脸盆，盆底放毛巾一块，其上倒扣搪瓷杯，上垫四折的毛巾，外裹隔水薄膜；将患者头部枕于毛巾上；脸盆内置一橡胶管，下接污水桶				
		· 洗头车洗发法：将洗头车推至床旁，患者斜角仰卧，双腿屈膝，头部枕于洗头车的头托上或将接水盘置于患者头下				

续表

项目内容		操作步骤	分值	扣分标准	扣分原因	扣分
操作过程（65分）	洗发（34分）	· 用棉球塞两耳戴眼罩或纱布	4	· 未用棉球塞两耳扣2分 · 未戴眼罩或纱布扣2分		
		· 试水温,患者确定水温合适后,充分湿润头发,均匀涂抹洗发液,用指腹由发际向头顶部轻揉头发和按摩头皮,热水冲净头发	15	· 水温不符合要求扣3分 · 未充分湿润头发扣3分 · 未均匀涂抹洗发液扣3分 · 手法不正确扣3分 · 未冲净头发扣3分		
		· 除去耳内棉球及眼罩,用毛巾擦干患者脸部,酌情使用护肤霜	6	· 未除去耳内棉球眼罩各扣2分 · 未擦干脸部扣2分		
		· 协助患者卧于床中央,将枕头、一次性中单一并从肩下移至头部,围颈毛巾揉搓头发、擦干,或用电吹风吹干,梳成发型	9	· 卧位不正确扣2分 · 枕头等未移至肩下扣2分 · 未擦干或吹干头发扣3分 · 未梳理头发扣2分		
	整理记录（10分）	· 撤去用物,协助患者取舒适体位,整理床单位 · 清理用物,洗手,记录	10	· 未协助患者取舒适体位扣3分 · 未整理床单位扣3分 · 未洗手、记录各扣2分		
综合评价（20分）	操作方法（4分）	· 程序正确,操作规范、熟练 · 动作轻稳	4	· 程序错误不得分,操作不规范扣1～4分		
	操作效果（4分）	· 患者舒适 · 操作时间＜20 min	4	· 患者不舒适扣2分 · 操作超时扣1～4分		
	操作态度（2分）	· 态度严谨、认真	2	· 态度不严谨扣1～2分		
	护患沟通（10分）	· 护患沟通良好,能对患者进行正确指导,注意观察患者反应及病情变化	10	· 语言沟通不良扣6～8分 · 未注意观察患者反应扣2分		
总分			100	得分		

实验 10 床上擦浴

【实验学时】 2 学时

【目的要求】

1. 掌握相关理论知识,包括床上擦浴的目的及注意事项。

2. 能够正确评估患者的病情、自理程度及皮肤状况,正确完成床上擦浴。

3. 操作中动作轻柔,能与患者进行及时有效的沟通,遵循省时节力原则。

【主要用物】

治疗车上备:盆2个、水桶2只(一只桶盛50～52 ℃热水,另一只桶用于盛污水)、小方毛巾 2 条、大浴巾、一次性中单、手消毒剂。

治疗盘内备：水温计、浴皂、梳子、指甲剪、清洁衣裤、被套及大单。

其他：便盆及便盆巾、屏风等。

【注意事项】

1. 操作时正确运用人体力学原理。

2. 操作中多与患者沟通，密切观察病情变化，如有异常及时处理。

3. 动作要敏捷、轻柔，注意保护患者的自尊和隐私。

4. 休克、心力衰竭、心肌梗死、脑出血、脑外伤、大出血等患者禁忌擦浴。

【操作流程】

床上擦浴操作流程

项目内容		操作步骤
评估解释	评估	· 年龄、病情、意识状态、治疗情况等 · 患者的皮肤情况和自理能力，心理状态及配合程度 · 环境整洁安静，舒适安全，光线适合，屏风或围帘完好
	解释	· 核对患者信息，向患者解释操作的目的、方法及注意事项
准备	护士准备	· 衣帽整洁，修剪指甲，洗手（七步洗手法）、戴口罩
	患者准备	· 理解床上擦浴的目的、意义、过程及注意事项，主动配合
	用物准备	· 用物准备齐全，摆放合理
操作过程	核对解释	· 携用物至床旁，再次核对患者
	环境温度	· 酌情关门、窗，调节室温至 24～25 ℃；用屏风或围帘遮挡患者，请无关人员暂时回避，按需给予便盆
	倒水测温	· 将脸盆放于床旁椅上，倒热水入盆至 2/3，测试水温
	擦洗方法	· 先用涂浴皂的小毛巾擦洗各部位 · 再用湿毛巾擦去皂液 · 清洗毛巾后再次擦洗 · 用浴巾擦干
	擦洗顺序	· 头、颈部擦洗： 将微湿小毛巾包在一手上，另一手扶托患者头部，为患者洗脸及颈部，先擦两侧眼部（内眦—外眦），然后擦洗单侧额部、颊部、鼻翼、人中、下颌、耳后、颈部，同法擦洗另一侧 · 上肢擦洗： 协助患者脱上衣，在擦洗部位下铺大浴巾，按顺序擦洗两上肢：侧颈—肩—上臂外侧—前臂外侧—手背；侧胸—腋窝—上臂内侧—肘窝—前臂内侧—手心 胸腹部擦洗： 将大浴巾盖于胸腹部，一手略掀起大浴巾，另一手擦洗，先擦胸部再擦腹部，腹部以肚脐为中心，顺结肠走向擦洗 · 背部擦洗： 协助患者侧卧，背向护士，依次擦洗后颈部、背部、臀部，擦洗后为患者换上清洁上衣

续表

项目内容		操作步骤
操作过程	擦洗顺序	· 下肢擦洗: 协助患者平卧并脱裤,擦洗下肢:髋部—下肢外侧—足背;腹股沟—下肢内侧—内踝;臀下沟—下肢后侧—腘窝—足跟 · 浸泡双足: 将盆移于足下,盆下垫一次性中单,洗净双足并擦干 · 擦洗会阴: 换水、盆和小毛巾,协助患者擦洗会阴部 · 换上清洁裤子
	擦洗完毕	· 擦洗完毕,根据需要修剪指(趾)甲,为患者梳发
	整理记录	· 撤去用物,协助患者取舒适体位,按需更换床单、被套,检查和妥善固定各种管路,整理床单位 · 清理用物,洗手,记录皮肤情况、擦浴时间及日期

【操作评分表】

床上擦浴操作评分表

班级_____ 组别_____ 姓名_____ 学号_____

项目内容		操作步骤	分值	扣分标准	扣分原因	扣分
评估解释 (6分)	核对解释 (3分)	· 核对患者信息并解释	3	· 未核对不得分 · 核对不规范扣1~2分		
	评估要点 (3分)	· 评估患者、环境	3	· 未评估不得分 · 缺少一项扣1分		
准备 (9分)	护士准备 (4分)	· 衣帽整洁,修剪指甲,洗手,戴口罩	4	· 未洗手扣2分 · 未戴口罩扣2分		
	用物准备 (5分)	· 用物准备齐全,摆放合理	5	· 每缺少一项扣1分 · 摆放不合理扣2分		
操作过程 (65分)	核对解释 (2分)	· 再次核对并解释	2	· 未核对解释扣1~2分		
	环境温度 (4分)	· 酌情关门窗,调节室温至24~26 ℃,用屏风或围帘遮挡患者,按需给予便盆	4	· 未关闭门窗扣1分 · 未使用屏风扣2分 · 未使用便盆扣1分		
	倒水测温 (3分)	· 将脸盆放于床旁椅上,倒热水入盆至2/3 · 测试水温	3	· 盆内水不足2/3或过多扣2分 · 未测水温或水温不合要求扣1分		
	擦洗方法 (6分)	· 先用涂浴皂的小毛巾擦洗各部位 · 再用湿毛巾擦去皂液 · 清洗毛巾后再次擦洗 · 用浴巾擦干	6	· 擦洗方法不正确扣2~6分		

项目内容		操作步骤	分值	扣分标准	扣分原因	扣分
操作过程(65分)	擦洗顺序(38分)	· 头、颈部擦洗:将微湿小毛巾包在一手上,另一手扶托患者头部,为患者洗脸及颈部擦洗双眼(内眦—外眦),一侧额部、颊部、鼻翼、人中、下颌、耳后、颈部;同法擦洗另一侧	6	· 擦洗顺序不正确扣2~4分 · 手法不正确扣2分		
		· 上肢、躯干擦洗:协助患者脱上衣,在擦洗部位下铺大浴巾,按顺序擦洗两上肢、胸腹部	8	· 擦洗顺序不正确扣2~4分 · 手法不正确扣2分 · 未铺大毛巾扣2分		
		· 背部擦洗:协助患者侧卧,背向护士,依次擦洗后颈部、背部、臀部,擦洗后为患者换上清洁上衣	8	· 擦洗顺序不正确扣2~4分 · 手法不正确扣2分 · 擦洗不彻底扣2分		
		· 下肢擦洗:协助患者平卧并脱裤,擦洗下肢 · 浸泡双足:将盆移于患者足下,盆下垫一次性中单,洗净双足并擦干 · 会阴擦洗:换水、盆和小毛巾,协助患者擦洗会阴部 · 协助患者穿上清洁裤子	16	· 未协助患者脱裤扣2分 · 擦洗顺序或手法不正确扣2~4分 · 未擦洗会阴扣4分 · 未浸泡双足扣4分 · 未协助患者穿裤子扣2分		
	擦洗完毕(2分)	· 擦洗完毕,根据需要修剪指(趾)甲,为患者梳发	2	· 未修剪指(趾)甲扣1分 · 未为患者梳发扣1分		
	整理记录(10分)	· 撤去用物,协助患者取舒适体位,检查和妥善固定各种管路,整理床单位 · 清理用物,洗手,记录皮肤情况、擦浴时间及日期	10	· 未协助患者取舒适体位扣2分 · 未检查和妥善固定各种管路扣4分 · 未整理床单位扣2分 · 未洗手、记录各扣2分		
综合评价(20分)	操作方法(4分)	· 程序正确,操作规范、熟练 · 动作轻稳、准确、无污染	4	· 程序错误不得分,操作不规范扣1~4分		
	操作效果(6分)	· 患者舒适 · 操作时间 < 10 min	6	· 患者不舒适扣2分 · 操作超时扣1~4分		
	操作态度(2分)	· 态度严谨、认真	2	· 态度不严谨扣1~2分		
	指导患者(8分)	· 护患沟通良好,能对患者进行正确指导	8	· 护患语言沟通不良扣2~4分 · 健康指导不恰当、有遗漏扣1~4分		
总分			100	得分		

实验 11 压疮的预防和护理

【实验学时】 2 学时

【目的要求】

1. 掌握相关理论知识,包括压疮的临床表现、预防及护理措施。

2. 能够正确评估患者的病情、自理程度及皮肤状况,正确完成背部按摩。

3. 操作中动作轻柔,能与患者进行及时有效的沟通,遵循省时节力的原则。

【主要用物】

治疗车上备:大浴巾、小毛巾、脸盆(内盛 50～52 ℃热水)、治疗碗(内盛 50% 乙醇 200～300 mL)、清洁衣裤、手消毒剂等。

其他:便器及便器巾、屏风等。

【注意事项】

1. 操作中维护患者隐私,遮挡患者,注意保暖,避免受凉。

2. 压疮早期局部不宜按摩。

3. 按摩时力度适中,以防损伤皮肤组织。

4. 按摩背部时遵循节力原则,根据按摩部位的变化,调整身体姿势。

【操作流程】

压疮的预防和护理操作流程

项目内容		操作步骤
评估解释	评估	· 年龄、病情、意识状态、营养状况、四肢活动能力、排泄情况等压疮危险因素 · 心理状态及配合程度 · 发生压疮的危险程度、压疮易发部位皮肤情况 · 环境整洁安静,舒适安全,光线适合,温度适宜
	解释	· 核对患者信息 · 解释并告知患者及家属压疮的预防、护理目的及配合要求
准备	护士准备	· 衣帽整洁,洗手(七步洗手法),戴口罩
	患者准备	· 理解压疮预防及护理的目的和意义,主动配合
	用物准备	· 用物准备齐全,均在有效期内,摆放合理
	环境准备	· 关闭门窗,屏风或围帘遮挡,调节室温至 24～26 ℃
操作过程	核对解释	· 携用物至床旁,核对患者
	调节室温	· 关闭门窗,以屏风或挂帘遮挡患者,调节室温至 24～26 ℃
	调节水温	· 调节水温至 50～52 ℃
	协助卧位	· 拉好对侧护栏,松开床尾盖被,协助患者翻身,取舒适体位,将衣服卷至肩上 · 检查受压部位皮肤的状况并记录
	擦洗	· 温水浸湿小毛巾,包裹于手上呈手套状,依次擦患者颈部、肩部、背部、臀部(注意保暖,保护患者隐私)

项目内容		操作步骤
操作过程	按摩	· 局部按摩：沾少许 50% 乙醇或润滑剂，以手掌大小鱼际部紧贴皮肤，做向心方向按摩，由轻至重，由重至轻，每次按摩 3 ~ 5 min。已发红的皮肤软组织和骨骼隆起处禁忌按摩 · 全背按摩：站在患者右侧，双手掌沾 50% 乙醇或润滑剂，用双手掌大小鱼际部从骶尾部开始以环形动作沿脊椎两侧边缘向上按摩（力量要足够刺激肌肉组织），至肩部后（手法稍轻）向下至腰部，按摩后，手再轻轻滑至臀部及尾骨处。如此反复、有节奏地按摩数次，再用拇指腹从骶尾部按摩至第七颈椎处
	按摩完毕	· 用大毛巾擦干，撤去大浴巾，整理好患者衣服
	整理记录	· 协助患者取舒适体位，询问并满足患者的需要，整理床单位 · 整理用物，洗手，记录

【操作评分表】

压疮的预防和护理操作评分表

班级_____ 组别_____ 姓名_____ 学号_____

项目内容		操作步骤	分值	扣分标准	扣分原因	扣分
评估解释 （6分）	评估 （4分）	· 压疮危险因素 · 心理状态及配合程度 · 患者压疮易发部位皮肤情况 · 环境整洁安静，舒适安全	4	· 未评估不得分，评估不全缺少一项扣 1 分		
	解释 （2分）	· 核对患者 · 解释并告知患者及家属压疮的预防、护理目的及配合要求，告知患者及家属导致压疮的危险因素	2	· 未核对患者不得分 · 核对不规范、解释不全面扣 2 分		
准备 （9分）	护士准备 （2分）	· 衣帽整洁，洗手（七步洗手法），戴口罩	2	· 未洗手或洗手不规范扣 1 分 · 未戴口罩或戴口罩不规范扣 1 分		
	患者准备 （2分）	· 理解压疮预防及护理的目的和意义，主动配合	2	· 未做扣 2 分		
	用物准备 （3分）	· 用物准备齐全，均在有效期内，摆放合理	3	· 每缺少一项扣 1 分 · 物品放置不合理扣 1 分		
	环境准备 （2分）	· 关闭门窗，以屏风或挂帘遮挡患者，调节室温至 24 ~ 26 ℃	2	· 少做一项扣 1 分，总扣分不超过 2 分		
操作过程 （65分）	核对解释 （2分）	· 携用物至床旁，核对患者信息	2	· 未核对患者信息扣 1 分 · 未解释扣 1 分		
	调节室温 （2分）	· 关闭门窗，以屏风或挂帘遮挡患者，调节室温至 24 ~ 26 ℃	2	· 少做一项扣 1 分		
	调节水温 （2分）	· 水温在 50 ~ 52 ℃	2	· 水温不合适扣 2 分		

续表

项目内容		操作步骤	分值	扣分标准	扣分原因	扣分
操作过程（65分）	协助卧位（4分）	· 拉好对侧护栏，松开床尾盖被，协助患者翻身，取俯卧或侧卧位，露出背部 · 检查受压部位皮肤状况并记录	4	· 未拉护栏扣1分， · 未松开盖被扣1分 · 未协助患者取正确体位或体位不当扣1分 · 未检查记录皮肤情况扣1分		
	擦洗（20分）	· 温水浸湿小毛巾，包裹于手上呈手套状，依次擦洗患者颈部、肩部、背部、臀部（注意保暖，保护患者隐私）	20	· 大浴巾位置不对扣2分 · 小毛巾使用不当扣2分 · 擦洗顺序不对扣2分 · 擦洗部位少1个扣2分 · 未保暖或未保护隐私各扣1分		
	按摩（25分）	· 局部按摩：沾少许50%乙醇或润滑剂，以手掌大小鱼际部紧贴皮肤，做向心方向按摩，由轻至重，由重至轻，每次按摩3~5 min。已发红的皮肤软组织和骨骼隆起处禁忌按摩 · 全背按摩：站在患者右侧，双手掌沾50%乙醇或润滑剂，用双手掌大小鱼际部从骶尾部开始以环形动作沿脊椎两侧边缘向上按摩（力量要足够刺激肌肉组织），至肩部后（手法稍轻）向下至腰部，按摩后，手再轻轻滑至臀部及尾骨处。如此反复、有节奏地按摩数次，再用拇指腹从骶尾部按摩至第七颈椎处 · 用大毛巾擦干，撤去大浴巾，整理好患者衣服	25	· 未沾乙醇或润滑剂扣2分 · 按摩顺序不对每次扣2分 · 按摩力度、手法错误扣2分 · 按摩部位少1个扣3分 · 未反复按摩扣3分 · 未撤去大浴巾3分 · 未整理衣服扣3分		
	整理记录（10分）	· 协助患者取舒适体位，询问并满足患者的需要，整理床单位 · 整理用物，洗手，记录	10	· 未整理床单位扣2分 · 体位不舒适扣1分 · 未正确处理用物扣3分 · 未洗手、记录各扣2分		
综合评价（20分）	操作方法（4分）	· 程序正确，操作规范，熟练 · 动作轻巧、准确、无污染	4	· 程序错误不得分，操作不规范扣1~4分		
	操作效果（4分）	· 操作时间<10 min	4	· 操作超时扣1~4分		
	操作态度（2分）	· 态度严谨，认真	2	· 态度不严谨扣1~2分		
	指导患者（10分）	· 护患沟通良好，能对病人进行正确指导	10	· 语言沟通不良扣2~5分 · 健康指导语言不恰当、有遗漏扣1~5分		
总分			100	得分		

实验 12　生命体征的测量

【实验学时】 2 学时

【目的要求】

1. 熟练掌握相关理论知识,包括发热程度的判断,发热过程及表现、体温过低程度的判断;测量生命体征的注意事项。

2. 能够正确、熟练地测量体温、脉搏、呼吸和血压。

3. 能够根据患者情况,选择适宜的测量方法。

4. 操作过程中动作轻柔、规范,能与患者进行良好的沟通,体现人文关怀。

【主要用物】

治疗盘内备:血压计、听诊器、体温计(置于清洁容器内)、治疗碗、纱布、弯盘、盛有消毒液的容器、护士表、签字笔、记录单、手消毒剂。

【注意事项】

1. 测量生命体征前要评估患者,去除影响因素,使得测量结果准确。

2. 操作过程中注意和患者沟通,体现人文关怀。

【操作流程】

生命体征的测量操作流程

项目内容		操作步骤
评估解释	评估	· 年龄、病情、意识状态、活动能力等 · 心理状态及配合程度 · 患者 30 min 内有无运动、进食、冷热饮、冷热敷等活动,腋窝是否有汗液,肢体活动是否良好 · 环境整洁安静,舒适安全,光线适合
	解释	· 核对患者信息,向患者或家属(昏迷患者)解释测量生命体征的目的、方法、注意事项,教会配合方法,以取得合作
准备	护士准备	· 衣帽整洁,修剪指甲,洗手(七步洗手法),戴口罩
	患者准备	· 理解生命体征测量的目的和意义,主动配合
	用物准备	· 用物准备齐全,摆放合理,体温计读数在 35 ℃以下,血压计水银平零点
	环境准备	· 整洁安静,舒适安全,光线适合
操作过程	核对解释	· 携用物至床旁,核对患者
	测量体温	▲ 口温 · 检查体温计 · 水银端斜放于舌下热窝处:嘱患者紧闭口唇,用鼻呼吸,勿咬体温计,测量 3 min ▲ 肛温 · 协助卧位——侧卧位、俯卧或屈膝仰卧位,显露测温部位 · 检查体温计,润滑水银端,插入肛门 3～4 cm,测量 3 min ▲ 腋温 · 擦拭腋窝汗液,检查体温计 · 体温计水银端放于腋窝深处 · 体温计紧贴皮肤,嘱患者曲臂过胸,测量 10 min
	测量脉搏	· 协助患者取舒适卧位(卧位或坐位),手臂放于舒适位置,腕部伸展 · 示指、中指、无名指指腹触及桡动脉 · 按压力量适中,以清楚测得波动为宜 · 计数:正常脉搏测量 30 s,异常脉搏测 1 min;脉搏短绌时由两名护士同时测量,一人听心率、另一人测脉率,听心率者发出"起"或"停"的口令

项目内容		操作步骤
操作过程	测量呼吸	· 护士保持诊脉状 · 观察患者胸腹部起伏 · 计数:正常呼吸者测量 30 s,异常呼吸者或婴幼儿测量 1 min;呼吸微弱或危重者,可用少许棉花置于鼻孔前,观察棉花起伏的次数
	测量血压	· 检查血压计及听诊器 · 安置体位(坐位或仰卧位) · 卷袖,露臂,肘部伸直,手掌向上外展45° · 放平血压计,使被测肱动脉与血压计汞柱零点及心脏在同一水平,打开水银槽开关,驱尽袖带内空气,缠袖带于上臂,袖带下缘距肘窝 2~3 cm,松紧度可容一指 · 戴好听诊器,听诊器胸件放于肱动脉搏动最明显处(勿塞入袖带下),一手固定胸件,另一手握橡皮球,关闭气门,均匀充气,至肱动脉搏动音消失再升高20~30 mmHg · 水银柱以 4 mmHg/s 的速度下降,缓慢均匀放气,测量者视线保持与血压计刻度平行,同时听肱动脉搏动 · 读取收缩压和舒张压 · 驱尽余气,解袖带,右倾45°关闭水银槽开关,袖带及输气球放入血压计盒并关闭 · 协助患者取舒适卧位
	读数告知	· 取出体温计读数,置于盛有消毒液的容器内
	整理记录	· 整理床单位,告知患者所测体温、脉搏、呼吸、血压值 · 整理用物 · 洗手,记录体温、脉搏、呼吸、血压值及测量时间,签名

【操作评分表】

生命体征的测量操作评分表(腋温为例)

班级_____ 组别_____ 姓名_____ 学号_____

项目内容		操作步骤	分值	扣分标准	扣分原因	扣分
评估解释 (6分)	核对解释 (2分)	· 核对患者信息并解释	2	· 未核对患者不得分,核对不规范扣1~2分		
	评估要点 (4分)	· 评估患者、环境	4	· 未评估不得分,评估不全,缺少一项扣1分		
准备 (9分)	护士准备 (4分)	· 衣帽整洁,修剪指甲,洗手,戴口罩	4	· 未洗手或洗手不规范扣1~2分 · 未戴口罩或戴口罩不规范扣1~2分		
	用物准备 (5分)	· 用物准备齐全,放置合理	5	· 每缺少一项扣1分 · 物品放置不合理扣1分		
操作步骤 (65分)	核对解释 (2分)	· 核对解释取得患者合作	2	· 未核对患者扣1分 · 未解释扣1分		

项目内容		操作步骤	分值	扣分标准	扣分原因	扣分
操作步骤（65分）	测量体温（12分）	· 擦腋窝汗液,检查体温计 · 体温计水银端放于腋窝中点处 · 曲臂过胸,测量10 min	12	· 未擦腋窝、未检查体温计、水银端位置放置不正确各扣2分 · 未指导患者曲臂过胸扣1分 · 未计时扣2分 · 隔衣服测量体温扣3分		
	测量脉搏（12分）	· 示指、中指、无名指指腹触及桡动脉 · 计时测量	12	· 测量方法、时间、部位不正确各扣2分 · 测量数值不准确扣6分		
	测量呼吸（12分）	· 保持诊脉状 · 观察患者胸腹部起伏 · 计时测量	12	· 未保持诊脉姿势扣2分 · 未观察患者胸腹部起伏扣2分 · 计数方法、时间不正确各扣2分 · 测量数值不准确扣5分		
	测量血压（20分）	· 检查血压计及听诊器 · 安置体位 · 放平血压计,缠袖带下缘距肘窝2~3 cm,松紧度以伸入一指为宜 · 打开水银槽开关,戴好听诊器,放置听诊器胸件于肱动脉搏动明显处(勿塞入袖带下),关闭输气球气门 · 均匀充气至肱动脉搏动音消失再升高20~30 mmHg,缓慢放气,测量者视线保持与血压计刻度平行,听肱动脉搏动 · 读取收缩压和舒张压 · 整理血压计,右倾45°,关闭水银槽开关 · 协助患者取舒适卧位	20	· 患者体位不当,或肢体位置不当扣2分 · 袖带缠放位置不当扣1分 · 松紧不适宜扣1分 · 听诊器胸件放置位置不当扣2分 · 未打开水银槽开关扣2分 · 充气不当扣1分 · 放气速度过快或过慢扣2分 · 视线未水平扣2分 · 未正确读取收缩压或舒张压扣4分 · 血压计整理不当扣1分 · 未协助患者取舒适卧位扣1分		
	读数告知（3分）	· 取出体温计,读数	3	· 读数不正确扣3分		
	整理记录（4分）	· 清理用物 · 洗手,记录,告知患者测量结果	4	· 用物未分类处理扣1~2分 · 未记录或记录方法不正确各扣2分 · 未告知患者测量结果扣1~2分		

续表

项目内容		操作步骤	分值	扣分标准	扣分原因	扣分
综合评价（20分）	操作方法（5分）	· 程序正确,操作规范、熟练	5	· 程序错误不得分,操作不规范扣2~3分		
	操作效果（5分）	· 根据患者情况,选择合适的测量方法 · 操作时间<12 min	5	· 未按病情选择测量方法扣2分 · 操作超时扣1~4分		
	操作态度（10分）	· 动作、姿态轻柔,重视人文关怀,与患者沟通良好	10	· 无爱伤观念扣2分 · 语言沟通无效扣8分		
总分			100	得分		

实验 13　鼻饲法

【实验学时】　2学时

【目的要求】

1. 正确完成鼻饲,操作过程中动作轻稳、准确。

2. 正确判断胃管是否插入胃内。

3. 具备一定饮食和营养方面的知识,满足患者对饮食、营养的需要,说出长期鼻饲患者的护理要点。

4. 能与患者进行良好的沟通。

【主要用物】

治疗盘内备：一次性鼻饲包（治疗碗、一次性胃管、镊子、压舌板、纱布、治疗巾）、50 mL注食器、鼻饲液200 mL（38~40 ℃）、适量温开水、石蜡油、棉签、胶布、夹子或橡胶圈、弯盘、听诊器、水温计、手套、手消毒剂。

拔管盘备：治疗碗、纱布、弯盘、手套、松节油、棉签等。

【注意事项】

1. 插管动作轻柔,避免损伤食管黏膜。

2. 注意观察病情,确保胃管在胃内后方可注入流质饮食。

【操作流程】

鼻饲法操作流程

项目内容		操作步骤
评估解释	评估	· 年龄、病情、意识状态、活动能力等 · 心理状态及配合程度 · 鼻腔是否通畅,鼻腔黏膜有无肿胀、炎症,鼻中隔有无偏曲、息肉等,既往有无鼻部疾患等 · 环境整洁安静,舒适安全,光线适合,无异味
	解释	· 核对患者信息,向患者或家属（昏迷患者）解释鼻饲的目的、方法、注意事项,教会配合方法,以取得合作

项目内容		操作步骤
准备	护士准备	· 衣帽整洁,修剪指甲,洗手(七步洗手法),戴口罩
	患者准备	· 理解鼻饲的目的和意义,主动配合
	用物准备	· 用物准备齐全,均在有效期内,摆放合理
	环境准备	· 整洁安静,舒适安全,光线适合,无异味
插管法	核对解释	· 携用物至床旁,核对患者信息,有活动义齿者应取下
	协助卧位	· 根据病情取半卧位或坐位,无法坐起的患者取右侧卧位,昏迷患者取去枕平卧位,头向后仰 · 准备胶布
	清洁鼻腔	· 铺治疗巾于患者颌下,置弯盘于患者口角旁,双手戴手套 · 用湿棉签清洁患者鼻腔
	测长标记	· 检查通畅:取出胃管,注入少量空气 · 测量长度:测量胃管插入长度(① 患者前额发际到剑突;② 自鼻尖至耳垂再至剑突),做好标记或参照胃管上刻度
	润管插入	· 润滑胃管:润滑胃管前端 10 ~ 20 cm · 插胃管:左手用纱布托住胃管,右手用镊子夹管前端沿鼻腔、下鼻道插入,至 14 ~ 16 cm 时,嘱患者做吞咽动作,至所需长度,成人一般为 45 ~ 55 cm;若为带导丝胃管,插管完毕需要抽出导丝 · 如为昏迷患者:在插管前应将患者头向后仰,当插至 15 cm(会厌部)时,以左手将患者头托起,使下颌靠近胸骨柄,以增大咽喉部通道的弧度,以便胃管进入食管
		· 正确处理以下问题:① 恶心、呕吐:应暂停片刻,嘱其深呼吸或做吞咽动作;② 呛咳、呼吸困难、发绀:表示误入气管应立即拔出,休息片刻后重插;③ 插入不畅:将胃管抽出少许,再小心向前推进或检查患者咽部,了解胃管是否盘曲在口咽部
		· 将胃管用胶布固定在鼻翼部
	验证固定	· 验证胃管在胃内:① 一抽:接注射器抽取胃液,有胃液抽出 ② 二听:听诊器放于胃部,从胃管注入 10 mL 空气,能听到气过水声 ③ 三看:把胃管末端放入水中,无气泡逸出表示在胃内 · 再次固定:证实胃管在胃内后,脱手套,用胶布固定在面颊部
	灌注食物	· 先注入少量温开水(不少于 10 mL),再注入饮食或药液,每次鼻饲量不超过 200 mL,间隔时间不少于 2 h · 注完鼻饲液后再注入少量温开水 · 每次推注鼻饲液后应反折胃管末端,避免灌入空气引起腹胀
	反折固定	· 将胃管末端反折,用纱布包好,再用橡皮圈或夹子夹紧,夹子固定胃管于妥善处
	整理记录	· 协助患者清洁口、鼻、面部,整理床单位,嘱患者维持原卧位 20 ~ 30 min · 整理用物 · 贴导管标识;床头插导管防脱标识 · 洗手,记录

续表

项目内容		操作步骤
拔管法	核对解释	· 携用物至床旁,核对患者信息,评估患者的情况适合拔管,向患者解释拔管的目的、注意事项
	拔管	· 铺治疗巾,置弯盘于患者口角旁,戴手套 · 取下夹子和胶布,夹紧胃管末端,让患者做深呼吸,在患者呼气时,边拔边用纱布擦胃管。至咽喉部时应快速拔出,以免液体流入气管 · 如有胶布痕迹应擦去,清洁患者口鼻、面部;清醒患者应协助漱口
	整理记录	· 解释并整理床单位,合理处理用物 · 洗手,记录

【操作评分表】

鼻饲法操作评分表

班级_____　　组别_____　　姓名_____　　学号_____

项目内容		操作要求	分值	扣分标准	扣分原因	扣分
评估解释 (6分)	核对解释 (2分)	· 核对患者信息并解释	2	· 未核对患者不得分,核对不规范扣1~2分		
	评估要点 (4分)	· 评估患者、环境	4	· 未评估不得分,评估不全缺少一项扣1分		
准备 (9分)	护士准备 (4分)	· 衣帽整洁,修剪指甲,洗手,戴口罩	4	· 未洗手或洗手不规范扣1~2分 · 未戴口罩或戴口罩不规范扣1~2分		
	用物准备 (5分)	· 用物准备齐全,放置合理	5	· 每缺少一项扣1分 · 物品放置不合理扣1分		
操作过程 (65分)	插管法 (58分)	· 核对解释	2	· 未核对患者扣2分		
		· 协助卧位:半坐卧位、坐卧位或去枕平卧位,准备胶布	4	· 未协助患者取舒适体位或体位不当扣2分 · 未备胶布扣2分		
		· 清洁鼻腔:铺巾置盘,戴手套,观察并清洁鼻腔	6	· 颌下未垫单或未放弯盘各扣1分 · 未戴手套扣2分 · 未清洁鼻腔扣2分		
		· 测长标记:检查通畅;测量长度(口述长度及测量方法)	6	· 未检查通畅扣1分 · 未测量长度或方法不对扣3分 · 未口述或口述不全扣2分		

续表

项目内容		操作要求	分值	扣分标准	扣分原因	扣分
操作过程（65分）	插管法（58分）	· 润管插入：润滑胃管前端10～20 cm；插胃管（正确处理插管中出现的情况）；胃管固定于鼻翼部	17	· 未润滑胃管扣2分 · 插管方法不对扣2分 · 插管方法不对或长度不合适扣5分 · 未口述插管过程中问题及处理方法或不全扣2～6分 · 胶布未固定胃管扣2分		
		· 验证固定：验证胃管在胃内（口述并完成3种方法）；再次固定胃管于面颊部	10	· 确定胃管在胃内方法不全或不对各扣3分 · 不再次固定胃管扣1分		
		· 灌注食物：灌注饮食，量、温度适宜（口述）	6	· 前后未灌注温开水扣2～3分 · 未灌注鼻饲液或方法不对扣3分		
		· 反折固定 · 贴导管标识和床头插导管防脱标识	4	· 未反折扣2分 · 未再次固定胃管于面颊部扣1分 · 未贴导管标识和导管防脱标识扣1～2分		
		· 整理记录	3	· 用物未分类处理扣1分 · 未记录扣2分		
	拔管法（7分）	· 准备用物，核对解释，戴手套，正确拔管（口述在呼气时拔管） · 整理床单位和用物 · 洗手，记录	7	· 未核对解释扣1分 · 未铺巾置盘扣1分 · 未戴手套扣1分 · 拔管方法不正确扣3分 · 未洗手、记录各扣1分		
综合评价（20分）	操作方法（4分）	· 程序正确，操作规范、熟练 · 动作轻巧、准确、无污染	4	· 程序错误不得分，操作不规范扣1～4分		
	操作效果（4分）	· 一次插管成功 · 操作时间＜10 min	4	· 一次插管不成功扣3分 · 操作超时扣1～2分		
	操作态度（2分）	· 态度严谨、认真	2	· 态度不严谨扣1～2分		
	护患沟通（10分）	· 护患沟通良好，能对患者进行正确指导	10	· 语言沟通不良扣2～5分 · 健康指导语言不恰当、有遗漏扣1～5分		
总分			100	得分		

实验14　女患者留置导尿

【实验学时】　2学时

【目的要求】

1. 掌握相关理论知识,包括排尿活动及尿液性状的评估,留置导尿的目的、注意事项等。

2. 能够正确完成女患者留置导尿操作。

3. 能够严格遵守无菌操作,注意保护患者隐私,体贴爱护患者,能与患者进行良好的沟通。

【主要用物】

治疗盘内备:一次性留置导尿包、大浴巾、一次性治疗巾、弯盘、手消毒剂等。

【注意事项】

1. 操作中注意保护患者隐私。

2. 严格遵守无菌操作原则,预防泌尿系统感染。如误入阴道再次插管时应更换导尿管。

3. 动作要轻柔,避免损伤尿道黏膜。

4. 首次放尿不应超过1 000 mL。

5. 妥善安置引流管,保持尿液引流的通畅。

【操作流程】

女患者留置导尿操作流程

项目内容		操作步骤
评估解释	评估	· 病情、意识状态、临床诊断、留置导尿的目的 · 卧位、膀胱充盈度及会阴部皮肤黏膜情况 · 合作程度、心理状况、自理能力 · 环境整洁安静,舒适安全,光线适合
	解释	· 核对患者信息,向患者解释留置导尿的目的、方法及注意事项 · 教会患者配合方法,以取得合作
准备	护士准备	· 衣帽整洁,洗手(七步洗手法),戴口罩
	患者准备	· 理解留置导尿的目的、过程及注意事项,主动配合
	用物准备	· 用物准备齐全,均在有效期内,摆放合理
	环境准备	· 屏风或围帘完好可用
操作过程	核对解释	· 携用物至床旁,再次核对并解释操作的目的和过程
	准备环境	· 关闭门窗,以屏风或围帘遮挡患者
	协助卧位	· 脱去患者对侧裤腿,盖于近侧腿上,并用浴巾遮盖 · 患者两腿屈曲外展,垫治疗巾于患者臀下,检查导尿包包装及有效时间,打开导尿包,置弯盘于近会阴处
	初步消毒	· 左手戴手套,打开无菌碘伏棉球,右手用镊子或止血钳夹棉球消毒外阴 · 消毒顺序:阴阜—对侧大阴唇—近侧大阴唇—对侧小阴唇—近侧小阴唇—尿道口—尿道口至肛门 · 消毒毕,脱手套,撤去弯盘

项目内容		操作步骤
操作过程	开包整理	· 在患者两腿之间打开二次消毒的用物,戴无菌手套,铺洞巾,使洞巾与内层包布形成一无菌区 · 整理用物,用注射器测试气囊部是否漏气,将尿管与集尿袋连接 · 用石蜡油棉球润滑导尿管前端
	再次消毒	· 左手分开大阴唇,右手用镊子或止血钳夹棉球二次消毒 · 消毒顺序:尿道口—对侧小阴唇—近侧小阴唇—尿道口 · 左手继续固定大阴唇,右手将污弯盘移至床尾妥善处
	插管导尿	· 将有导尿管的无菌弯盘移近会阴处 · 用止血钳夹导尿管轻轻插入尿道4~6 cm,见尿液流出后再插入5~7 cm
	连接固定	· 用无菌注射器向气囊内注入10~15 mL生理盐水 · 轻拉导尿管有阻力感 · 撤去用物,将引流管固定于妥善处 · 脱手套
	整理记录	· 协助患者穿裤,整理床单位 · 询问患者感受,交代注意事项,贴导管标识,床头插导管防脱标识 · 洗手,记录

【操作评分表】

女患者留置导尿操作评分表

班级_____ 组别_____ 姓名_____ 学号_____

项目内容		操作步骤	分值	扣分标准	扣分原因	扣分
评估解释 (6分)	核对解释 (2分)	· 核对患者信息并解释	2	· 未核对不得分,核对不规范扣1~2分		
	评估要点 (4分)	· 评估患者、环境	4	· 未评估不得分,评估不全缺少一项扣1~2分		
准备 (9分)	护士准备 (4分)	· 衣帽整洁,指甲短,洗手,戴口罩	4	· 未洗手扣2分 · 未戴口罩扣2分		
	用物准备 (5分)	· 用物准备齐全,摆放合理	5	· 每缺少一项扣1分 · 摆放不合理扣2分		
操作过程 (65分)	核对解释 (3分)	· 再次核对并解释	3	· 未核对扣1~3分		
	准备环境 (6分)	· 关闭门窗,以屏风或围帘遮挡患者	6	· 每缺少一项扣2分		
	协助卧位 (4分)	· 协助患者脱裤,取屈膝仰卧位	4	· 不注意保暖扣2分 · 卧位不合适扣1~2分		

续表

项目内容		操作步骤	分值	扣分标准	扣分原因	扣分
操作过程（65分）	初步消毒（8分）	· 铺治疗巾,检查导尿包并打开,置弯盘于近会阴处 · 左手戴手套,右手夹碘伏棉球消毒外阴,顺序:阴阜—对侧大阴唇—近侧大阴唇—对侧小阴唇—近侧小阴唇—尿道口—尿道口至肛门 · 脱手套,撤去弯盘及治疗碗	8	· 治疗巾、弯盘和治疗碗放置不合理各扣2分 · 未戴手套扣2分 · 消毒顺序错误一处扣1分 · 用物处理不合理扣1～3分		
	开包整理（12分）	· 在患者两腿之前打开二次消毒的用物,戴无菌手套,铺洞巾 · 整理用物,用注射器测试导尿管气囊部是否漏气,连接集尿袋 · 用石蜡油棉球润滑导尿管前端	12	· 开包、戴手套或铺洞巾方法错误各扣2分 · 未试通畅或漏气各扣2分 · 未连接集尿袋扣2分 · 未润滑扣2分		
	再次消毒（6分）	· 用镊子或止血钳夹棉球再次消毒,顺序:尿道口—对侧小阴唇—近侧小阴唇—尿道口 · 左手继续固定大阴唇,右手将污弯盘移至床尾妥善处	6	· 消毒顺序或手法错误扣1～4分 · 用物处理不当扣2分		
	插管导尿（6分）	· 将有导尿管的无菌弯盘移近会阴处 · 夹导尿管轻轻插入尿道4～6 cm,见尿液流出后再插入5～7 cm	6	· 用物位置不合理扣2分 · 插管方法错误扣4分		
	连接固定（10分）	· 用无菌注射器向气囊注入10～15 mL生理盐水 · 轻拉导尿管有阻力感 · 脱手套,撤去用物,用别针固定引流管	10	· 注气囊方法不当扣2～4分 · 连接固定方法不当扣2～4分 · 用物整理不当扣1～2分		
	整理记录（10分）	· 贴导管标识和床头插导管防脱标识 · 整理床单位 · 交代注意事项 · 洗手,记录	10	· 未贴导管标识和导管防脱标识各扣2分 · 未整理床单位扣1分 · 未交代注意事项扣1分 · 未洗手、记录各扣2分		

续表

项目内容		操作步骤	分值	扣分标准	扣分原因	扣分
综合评价（20分）	操作方法（5分）	· 程序正确,操作规范、熟练 · 动作轻稳、准确、无污染	5	· 程序错误不得分,操作不规范扣1～5分		
	操作效果（5分）	· 一次插管成功 · 操作时间＜10 min	5	· 一次插管不成功扣3分 · 操作超时扣1～2分		
	操作态度（10分）	· 态度严谨、认真,与患者沟通良好,操作中注意观察患者的反应及病情变化	10	· 态度不严谨扣1～2分 · 沟通不良扣2～6分 · 未观察患者的反应扣2分		
总分			100	得分		

实验15　大量不保留灌肠

【实验学时】　2学时
【目的要求】
1. 掌握相关理论知识,包括排便活动及粪便性状的评估、大量不保留灌肠的目的及注意事项。
2. 能正确完成大量不保留灌肠的操作。
3. 能为排便异常的患者选择适宜的护理措施。
4. 操作过程中保护患者隐私,体贴爱护患者。
【主要用物】
治疗盘内备:灌肠筒一套(橡胶管和玻璃接头全长120 cm)或采用一次性灌肠袋或新型灌肠器,肛管(18～22号)、弯盘、止血钳、液状石蜡、棉签、纸巾、水温计、橡胶单和治疗巾、搅棒、一次性手套、记录单、笔、手消毒剂、0.9%氯化钠溶液或0.1%～0.2%肥皂水(成人每次用量为500～1 000 mL,老人用量为500～800 mL,小儿用量为200～500 mL;一般患者灌肠溶液的温度为39～41 ℃,降温时温度为28～32 ℃,中暑患者可用4 ℃的0.9%氯化钠溶液)。
其他:输液架、毛毯、屏风、便器、便器巾。
【注意事项】
1. 操作中注意保护患者隐私,选择合适的体位。
2. 根据医嘱正确选用灌肠液,观察灌肠液的温度、浓度、流速和压力。
3. 密切观察患者的反应,如有异常及时处理。
4. 妊娠、急腹症、消化道出血和严重心血管疾病的患者禁忌灌肠。
【操作流程】

大量不保留灌肠操作流程

项目内容		操作步骤
评估解释	评估	· 年龄、病情、意识状态、活动能力等 · 心理状态及配合程度 · 是否需要协助排尿 · 环境整洁安静,舒适安全,光线适合
	解释	· 核对患者信息,向患者或家属(昏迷患者)解释大量不保留灌肠的目的、方法、注意事项,教会配合方法,以取得合作

项目内容		操作步骤
准备	护士准备	· 衣帽整洁,洗手(七步洗手法),戴口罩
	患者准备	· 理解大量不保留灌肠的目的和意义,主动配合
	用物准备	· 用物准备齐全,摆放合理,准备灌肠液,测温度
	环境准备	· 整洁安静,舒适安全,光线适合
插管法	核对解释	· 携用物至床旁,核对姓名、床号 · 关闭门窗,遮挡屏风 · 嘱患者排尿
	协助卧位	· 协助患者取左侧卧位,退裤至膝部,双腿屈曲,臀部移至床缘 · 垫治疗巾于臀下,置弯盘于臀边
	挂灌肠筒	· 检查灌肠筒(一次性灌肠袋)是否完好(一次性灌肠袋是否在有效期内),关闭调节夹,倒入灌肠液 · 灌肠筒(一次性灌肠袋)挂于输液架上,灌肠筒液面距离肛门40～60 cm
	润管排气	· 戴手套,连接肛管 · 用棉签蘸取石蜡油,润滑肛管前段,排尽肛管内气体,待液体流出后,用血管钳夹紧橡胶管(一次性灌肠袋关上调节器)
	插管灌液	· 用左手拿卫生纸分开臀部,显露肛门口,嘱患者深呼吸,右手将肛管轻轻插入直肠7～10 cm(小儿4～7 cm) · 固定肛管,开放止血钳(一次性灌肠袋打开调节器),使液体缓缓流入
	观察处理	· 观察灌肠筒内液面下降情况,并根据患者反应控制灌肠液流速 · 如溶液流入受阻,可轻轻旋转移动或挤捏肛管 · 如患者感到腹胀或有便意,嘱患者张口深呼吸,放松腹肌并适当降低灌肠筒高度,减慢流速 · 如患者出现脉速,面色苍白,出冷汗,剧烈腹痛,心慌气促,应立即停止灌肠,与医生联系,给予及时处理
	拔出肛管	· 待灌肠液将要流尽时,夹住橡胶管(一次性灌肠袋关上调节器),左手拿卫生纸抵住肛门,右手轻轻拔出肛管,分离肛管放入弯盘,用卫生纸擦净肛门
	安置患者	· 协助患者取舒适卧位,嘱其尽可能平卧,保留5～10 min后再排便
	排便观察	· 不能下床的患者,10 min后给予便盆,协助排便 · 能下床自行排便的患者,协助其自行排便 · 观察粪便的性状,必要时留取标本送检
	整理记录	· 排便后及时取出便盆,清洁肛门,撤去治疗巾,协助患者穿好裤子,取平卧位,将床头呼叫器放于患者易取之处,整理床单位,开窗通风 · 清理用物 · 洗手,记录

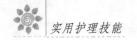

【操作评分表】

大量不保留灌肠操作评分表

班级_____ 组别_____ 姓名_____ 学号_____

项目内容		操作步骤	分值	扣分标准	扣分原因	扣分
评估解释(6分)	核对解释(2分)	· 核对患者信息并解释	2	· 未核对患者信息不得分 · 核对不规范扣1~2分		
	评估要点(4分)	· 评估患者、环境	4	· 未评估不得分 · 评估不全缺少一项扣1分		
准备(9分)	护士准备(4分)	· 衣帽整洁,指甲短,洗手,戴口罩	4	· 未洗手或洗手不规范扣1~2分 · 未戴口罩或戴口罩不规范扣1~2分		
	用物准备(5分)	· 用物准备齐全,放置合理,准备灌肠液,测温	5	· 每缺少一项扣1分 · 物品放置不合理扣1分		
操作步骤(65分)	再次核对(5分)	· 携用物至床旁,核对患者姓名、床号 · 关闭门窗,遮挡屏风 · 嘱患者排尿	5	· 未核对患者扣1分 · 未关闭门窗扣1分 · 未遮挡屏风扣2分 · 未嘱患者排尿扣1分		
	协助卧位(10分)	· 协助患者取左侧卧位,退裤,双腿屈曲,臀部移至床缘 · 铺巾,置弯盘	10	· 协助患者侧卧手法不正确或方法错误扣2分 · 未协助患者脱裤至膝部或手法不规范扣1~2分 · 未将患者臀部移至床边扣2分 · 未垫治疗巾扣1~2分 · 未放弯盘或位置错误扣1~2分		
	挂灌肠筒(5分)	· 检查灌肠筒(一次性灌肠袋)是否完好,倒灌肠液 · 灌肠筒(一次性灌肠袋)挂于输液架上,高度合适	5	· 未检查灌肠筒(一次性灌肠袋)扣2分 · 未夹紧肛管扣1分 · 灌肠液溅到灌肠筒(一次性灌肠袋)外扣1~2分		
	润管排气(7分)	· 戴手套,连接肛管 · 润滑肛管前段,排气,待液体流出后,用血管钳夹紧橡胶管(一次性灌肠袋关上调节器)	7	· 未戴手套扣2~3分 · 未润滑肛管前端或手法不规范扣1~2分 · 未排尽管内空气扣1分 · 未夹紧肛管扣1分		
	插管灌液(8分)	· 用左手拿卫生纸分开臀部,嘱患者深呼吸,右手将肛管轻轻插入直肠 · 固定肛管,灌入液体	8	· 未嘱患者深呼吸扣2分 · 动作不轻柔扣2分 · 插管长度错误扣2分 · 未固定肛管扣2分		

续表

项目内容		操作步骤	分值	扣分标准	扣分原因	扣分
操作 步骤 (65分)	观察处理 (10分)	· 观察灌肠筒内液面下降 情况及患者反应 · 口述以下3种情况的处 理方法:溶液流入受阻; 患者感到腹胀或有便意; 患者出现脉速,面色苍 白,出冷汗,剧烈腹痛,心 慌气促	10	· 未观察筒内液面情况扣 1分 · 未口述及操作"溶液流入 受阻"的解决办法扣 3分,口述或操作错误扣 1~2分 · 未口述及操作"患者有便 意"的解决办法扣3分, 口述或操作错误扣1~ 2分 · 未口述患者出现紧急情 况的解决方法扣3分,口 述错误扣1~2分		
	拔出肛管 (6分)	· 待灌肠液将要流尽时,夹 紧肛管(一次性灌肠袋关 上调节器),轻轻拔出并 分离肛管,擦净肛门	6	· 未夹紧肛管(一次性灌肠 袋关上调节器)扣2分 · 拔管手法不规范扣1~ 2分 · 未将肛管置入弯盘内扣 1分 · 未协助患者擦净肛门扣 1分		
	安置患者 (3分)	· 协助患者取舒适卧位,保 留5~10 min后再排便	3	· 未协助患者取舒适卧位 扣1分 · 未嘱患者保留5~10 min 后再排便扣1~2分		
	排便观察 (3分)	· 协助排便 · 观察粪便的性状,必要时 留取标本送检(口述)	3	· 未提供便器扣1分 · 未口述协助患者排便扣 1分 · 未口述或口述错误扣1分		
	整理记录 (8分)	· 整理床单位,开窗通风 · 清理用物 · 洗手,记录	8	· 未撤治疗巾扣2分 · 未协助患者穿好衣裤、整 理床单位扣2分 · 未开窗通风或撤取屏风 扣1分 · 未清理用物扣2分 · 未记录或记录灌肠结果 错误扣1~2分		
综合 评价 (20分)	操作方法 (5分)	· 程序正确,操作规范、熟练	5	· 程序错误不得分,操作不 规范扣2~3分		
	操作效果 (5分)	· 灌肠效果好,未污染衣服 和床单 · 操作时间<10 min	5	· 灌肠引起患者不适扣1分 · 污染衣服或床单扣1分 · 操作超时扣1~3分		
	操作态度 (10分)	· 态度严谨、认真,与患者 沟通良好,操作中注意观 察患者反应及病情变化	10	· 态度不严谨扣2~4分 · 语言沟通不良扣2~4分 · 未观察患者反应扣2分		
总分			100	得分		

实验16　肛管排气

【实验学时】　2学时

【目的要求】

1. 掌握相关理论知识,包括肛管排气的目的及注意事项。

2. 能正确熟练完成肛管排气的操作。

3. 能为排气异常的患者选择适宜的护理措施。

4. 在操作中,注意保护患者隐私,体贴爱护患者。

【主要用物】

治疗盘内备:肛管(根据患者选择适宜肛管)、玻璃接管、橡胶管、玻璃瓶(内盛3/4水)、瓶口系带、润滑油、棉签、弯盘、一次性手套、纸巾、胶布条(1 cm×15 cm)。

其他:手消毒剂、屏风,或使用一次性多用途灌肠包。

【注意事项】

1. 注意遮挡,保护患者隐私。

2. 保留肛管一般不超过20 min,防止肛门括约肌松弛。

【操作流程】

肛管排气操作流程

项目内容		操作步骤
评估解释	评估	· 患者的年龄、病情、意识状态、活动能力、心理状态及配合程度等 · 腹胀程度、肛周皮肤黏膜完整度等 · 环境整洁安静,舒适安全,光线适合,温度适宜
	解释	· 核对患者信息,向患者解释肛管排气的目的、方法及注意事项
准备	护士准备	· 衣帽整洁,修剪指甲,洗手(七步洗手法),戴口罩
	患者准备	· 理解肛管排气的目的、过程及注意事项,主动配合
	用物准备	· 用物准备齐全,均在有效期内,摆放合理
	环境准备	· 整洁安静,舒适安全,光线适合,温度适宜 · 屏风或围帘完好可用
操作过程	核对解释	· 携用物至床旁,再次核对患者信息
	准备环境	· 酌情关闭门窗,请无关人员离开,用屏风或围帘遮挡患者
	协助卧位	· 协助患者左侧卧位,脱裤至膝上,显露肛门
	连接肛管	· 撕胶布贴于治疗盘边,将玻璃瓶系于床边,橡胶管一端插入玻璃瓶液面下,另一端与肛管相连
	润滑插管	· 戴手套,用石蜡油棉签润滑肛管前端 · 嘱患者张口呼吸,将肛管轻轻插入直肠15～18 cm
	妥善固定	· 用胶布将肛管固定于臀部 · 橡胶管留出足够长度用别针固定在床单上
	观察记录	· 观察和记录排气情况,如排气不畅,帮助患者更换体位或按摩腹部 · 保留肛管不超过20 min(口述)

续表

项目内容		操作步骤
操作过程	拔管擦拭	· 排气毕,拔出肛管并与橡胶管分离,脱下手套 · 清洁肛门
	整理记录	· 协助患者穿好裤子并取舒适卧位,整理床单位 · 询问患者腹胀有无减轻 · 拉开屏风或床帘,整理用物,按医疗垃圾分类放置,洗手,记录

【操作评分表】

肛管排气操作评分表

班级_____ 组别_____ 姓名_____ 学号_____

项目内容		操作步骤	分值	扣分标准	扣分原因	扣分
评估解释 (6分)	核对解释 (2分)	· 核对患者信息并解释	2	· 未核对患者信息不得分,核对不规范扣 1~2 分		
	评估要点 (4分)	· 评估患者、环境、屏风或围帘	4	· 未评估不得分,评估不全缺少一项扣 1 分		
准备 (9分)	护士准备 (4分)	· 衣帽整洁,修剪指甲,洗手,戴口罩	4	· 未洗手或洗手不规范扣 1~2 分 · 未戴口罩或戴口罩不规范扣 1~2 分		
	用物准备 (3分)	· 用物准备齐全,放置合理	3	· 每缺少一项扣 1 分 · 物品放置不合理扣 1 分		
	环境准备 (2分)	· 酌情关门窗,用围帘或屏风遮挡患者	2	· 未准备环境扣 2 分 · 准备不充分扣 1 分		
操作过程 (65分)	核对解释 (2分)	· 核对解释,取得患者配合	2	· 未核对患者信息扣 1 分 · 未解释扣 1 分		
	协助卧位 (4分)	· 协助患者左侧卧位,脱裤至膝上,显露肛门	4	· 体位不当扣 2 分 · 显露不充分扣 2 分		
	连接肛管 (6分)	· 撕胶布贴于治疗盘边 · 将玻璃瓶系于床边 · 橡胶管一端插入玻璃瓶液面下,另一端与肛管相连	6	· 未撕胶布扣 2 分 · 玻璃瓶未系或系法不当扣 2 分 · 橡胶管连接不当扣 1~2 分		
	润滑插管 (12分)	· 戴一次性手套 · 用棉签蘸润滑油润滑肛管前端 · 嘱患者张口呼吸,将肛管轻轻插入直肠 15~18 cm	12	· 未戴手套扣 2 分 · 未润滑扣 2 分,润滑不规范扣 1~2 分 · 未指导患者张口呼吸扣 2 分 · 插管方法不恰当或者插管长度不正确酌情扣 2~4 分		

项目内容		操作步骤	分值	扣分标准	扣分原因	扣分
操作过程（65分）	妥善固定（8分）	· 用胶布将肛管固定于臀部 · 橡胶管留出足够长度用别针固定在床单上	8	· 未固定肛管扣4分,固定方法不恰当扣1~2分 · 橡胶管预留长度不恰当扣2分 · 未用别针固定扣2分		
	观察记录（9分）	· 观察和记录排气情况,如排气不畅,帮助患者更换体位或按摩腹部 · 保留肛管不超过20 min（口述）	9	· 未观察扣2分 · 未记录扣2分 · 未处理排气不畅3分 · 未口述保留肛管时间扣2分		
	拔管擦拭（8分）	· 排气毕,拔出肛管并分离 · 脱下手套 · 清洁肛门	8	· 拔管方法不恰当扣2~4分 · 未脱手套扣2分 · 未清理肛门扣2分		
	整理记录（16分）	· 协助患者穿好裤子并取舒适卧位,整理床单位 · 询问患者腹胀有无减轻 · 拉开屏风或床帘,整理用物,按医疗垃圾分类放置 · 洗手,记录	16	· 未整理床单位扣2分 · 未协助患者穿裤子扣2分 · 未恢复舒适体位或未询问患者各扣2分 · 未正确处理用物扣2分 · 未拉开围帘或屏风扣2分 · 未洗手、记录各扣2分		
综合评价（20分）	操作方法（4分）	· 程序正确,操作规范、熟练 · 动作轻巧、准确,无污染	4	· 程序错误不得分,操作不规范扣1~4分		
	操作效果（4分）	· 操作时间<10 min	4	· 操作超时扣1~4分		
	操作态度（4分）	· 态度严谨、认真	2	· 态度不严谨扣1~2分		
	指导患者（10分）	· 护患沟通良好,能对患者进行正确指导	10	· 语言沟通不良扣2~5分 · 健康指导语言不恰当、有遗漏各扣1~5分		
总分			100	得分		

实验17　口服给药法

【实验学时】　4学时

【目的要求】

1. 正确说出口服给药法的目的和注意事项。

2. 能够根据药液的性质,遵医嘱为患者准备药物。

3. 能与患者进行良好的沟通,并正确指导患者用药。

【主要用物】

治疗盘内备:治疗碗、纱布、固体药物、液体药物、量杯、滴管、药杯、药匙、小水壶（内盛温开水）、弯盘等,鼻饲患者备药钵、20 mL注射器。

其他:执行单、手消毒剂。

【注意事项】

1. 严格查对制度,不能同时取两名患者的药物,确保患者用药安全。

2. 发药时,患者提出疑问,护士应认真听取,重新核对,确认无误后耐心解释。

【操作流程】

口服给药法操作流程

项目内容		操作步骤
评估 解释	评估	· 患者的病情、治疗情况、服药自理能力等 · 患者的意识状态、对用药的认知及配合程度 · 患者用药史、过敏史、用药不良反应史;有无口腔疾病、食管疾病、吞咽困难等 · 环境整洁安静,舒适安全,光线适合
	解释	· 核对患者信息,向患者解释口服给药的目的、方法、注意事项,教会配合方法,以取得合作
准备	护士准备	· 衣帽整洁,修剪指甲,洗手(七步洗手法),戴口罩
	患者准备	· 理解口服给药的目的和意义,主动配合
	用物准备	· 用物准备齐全,摆放合理
	环境准备	· 整洁安静,舒适安全,光线适合
操作 方法	配药	· 根据服药本上的床号、姓名、住院号、药名、剂量、浓度、方法、服药时间进行配药,根据药物不同的剂型选择不同的取药方法,检查药物的有效期及质量 ▲ 固体药 · 用药匙取出所需药量,放入药杯 · 粉剂、含化片用纸包好 ▲ 液体药 · 摇匀药液,打开瓶盖 · 一手持量杯,拇指置于所需刻度处,刻度与视线平齐;另一手持药瓶,标签朝向手心,倒药液至所指刻度 · 药液不足 1 mL,先在药杯中加少量冷开水,需用滴管吸取(15 滴/mL)或用 1 mL 注射器抽取 · 由两人再次查对,整理用物
	发放药物	· 洗手,携带发药本、发药车、温开水,送药至患者床前 · 核对床号、姓名、住院号、药名、剂量、浓度、有效期、方法、时间 · 向患者做好解释,说明药物名称、剂量、片数、作用、服药时的注意事项及服药后可能出现的反应 · 指导、协助患者服药后方可离开 · 询问患者服药后感受,做好健康教育 · 不能自行服药的患者应喂药,如老年、体弱、小儿、危重者、鼻饲患者 · 因故未服药者取回药保存交班 ▲ 成人服药 · 协助患者服药到口,不能自行服药的危重患者,应喂服;鼻饲患者将药研碎,温水溶解后用注射器由胃管注入 · 发药后,检查患者服药情况,观察患者服药后的治疗效果、不良反应,有异常情况及时处理 ▲ 患儿服药 · 婴儿:用塑胶滴管或塑胶注射器给药,将药液滴在舌上 · 幼儿:从患儿嘴角顺口颊方向,用药杯或汤匙慢慢倒入

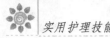
续表

项目内容		操作步骤
操作 方法	整理记录	· 患者取舒适卧位 · 整理床单位 · 整理用物,洗手

【操作评分表】

口服给药法操作评分表

班级_____ 组别_____ 姓名_____ 学号_____

项目内容		操作步骤	分值	扣分标准	扣分原因	扣分
评估 解释 (6分)	核对解释 (2分)	· 核对患者信息并解释	2	· 未核对患者信息不得分, 核对不规范扣1~2分		
	评估要点 (4分)	· 评估患者、环境	4	· 未评估不得分,评估不全 缺少一项扣1~2分		
准备 (9分)	护士准备 (4分)	· 衣帽整洁,修剪指甲,洗 手,戴口罩	4	· 未洗手或洗手不规范扣 1~2分 · 未戴口罩或戴口罩不规 范扣1~2分		
	用物准备 (5分)	· 用物准备齐全,放置合理	5	· 每缺少一项扣1分 · 物品放置不合理扣1分		
操作 过程 (65分)	摆放药物 (15分)	▲ 固体药 · 用药匙取出所需药量,放 入药杯 · 粉剂、含化片用纸包好 ▲ 液体药 · 摇匀药液,打开瓶盖 · 一手持量杯,拇指置于所 需刻度处,另一手持药瓶, 标签朝向手心,倒药液至 所指刻度 · 药液不足1 mL,先在药杯 中加少量冷开水,需用滴 管吸取(15滴/mL)或用 1 mL注射器抽取 · 由两人再次查对	15	· 取药方法不对扣5分 · 取药剂量不对扣5分 · 未查对扣5分		
	核对解释 (35分)	· 在规定时间内,携带服药 本、发药车、温开水,送至 患者床前 · 核对床号、姓名、住院号、 药名、剂量、浓度、有效 期、服药方法、服药时间, 向患者说明药物名称、剂 量、片数、作用、服药时的 注意事项及服药后可能 出现的反应	35	· 未核对患者信息扣15分, 少核对一项扣3分 · 未解释说明扣20分,缺 少一项扣3分		

续表

项目内容		操作步骤	分值	扣分标准	扣分原因	扣分
操作过程 (65分)	整理记录 (15分)	• 整理床单位,恢复患者舒适体位,询问患者感受 • 处理用物 • 洗手,记录	15	• 未整理床单位扣2分 • 未协助患者恢复舒适体位扣3分 • 未询问患者感受扣5分 • 未正确处理用物扣3分 • 未洗手、记录扣2分		
综合评价 (20分)	操作方法 (4分)	• 程序正确,操作规范、熟练 • 动作轻巧、准确、无污染	4	• 程序错误不得分,操作不规范扣1~4分		
	操作效果 (4分)	• 操作时间<10 min	4	• 操作超时扣1~4分		
	操作态度 (4分)	• 态度严谨,认真	2	• 态度不严谨扣1~2分		
	指导患者 (10分)	• 护患沟通良好,能对患者进行正确指导	10	• 语言沟通不良扣2~5分 • 健康指导语言不恰当、有遗漏扣1~5分		
总分			100	得分		

实验18　超声雾化吸入法

【实验学时】　1学时

【目的要求】

1. 掌握超声雾化吸入法的目的、注意事项,雾化吸入常用药物及其作用。

2. 能够根据医嘱正确实施雾化吸入操作。

3. 能与患者进行良好的沟通。

【主要用物】

治疗盘内备:0.9%氯化钠注射液、冷蒸馏水、水温计、医嘱药物、弯盘、注射器、治疗巾、超声雾化吸入器一套、记录单、手消毒剂。

【注意事项】

1. 使用过程中,水槽内要始终维持有足够量的蒸馏水,若水温超过50℃应关机更换。

2. 操作和清洗过程中注意保护雾化罐底部的透声膜。

【操作流程】

超声雾化吸入法操作流程

项目内容		操作步骤
评估解释	评估	• 患者的年龄、病情、意识状态、活动能力等 • 患者的心理状态及配合程度 • 患者的呼吸道通畅情况,有无感染、痉挛、痰液、黏膜水肿等 • 环境整洁安静,温、湿度适宜
	解释	• 核对患者信息,向患者解释超声雾化吸入的目的、方法、注意事项,教会配合方法,以取得合作

续表

项目内容		操作步骤
准备	护士准备	· 衣帽整洁,修剪指甲,洗手(七步洗手法),戴口罩
	患者准备	· 理解超声雾化吸入法的目的和意义,主动配合
	用物准备	· 用物准备齐全,均在有效期内,摆放合理
	环境准备	· 环境整洁安静,温、湿度适宜
操作过程	雾化吸入准备	· 检查:雾化吸入器主机及附件,保证性能良好
		· 加水:水槽内加冷蒸馏水 250 mL 左右,浸没雾化罐底部的透声膜
		· 加药:核对(床号、姓名、住院号、药名、浓度、剂量、用法、时间、有效期、过敏史);按医嘱将药物用 0.9% 氯化钠溶液稀释至 30 ~ 50 mL,加入雾化罐内,旋紧罐盖,放置水槽内,盖紧水槽盖
		· 连接:正确连接超声雾化器主机与各个附件
	雾化吸入过程	· 核对解释:核对患者信息,向患者解释超声雾化吸入法的目的、方法、注意事项,教会配合方法,以取得合作
		· 体位:患者取坐位或半坐卧位,颌下铺治疗巾或毛巾
		· 通电:接通电源,打开电源开关
		· 定时:调节定时开关至 15 ~ 20 min
		· 调节雾量:打开并根据患者情况调节雾量开关(大挡雾量 3 mL/min,中挡雾量 2 mL/min,小挡雾量 1 mL/min)
		· 吸入:查对后,指导患者用口含嘴或面罩吸入治疗,嘱患者紧闭口唇深呼吸
	结束雾化	· 取下口含嘴或面罩
		· 关闭雾化开关,再关闭电源开关
		· 整理:协助患者擦干面部,取舒适卧位
	整理记录	· 用物处理:清洁和消毒口含嘴或面罩、雾化罐 · 洗手,记录

【操作评分表】

超声雾化吸入法操作评分表

班级_____ 组别_____ 姓名_____ 学号_____

项目内容		操作步骤	分值	扣分标准	扣分原因	扣分
评估解释(6分)	核对解释(2分)	· 核对患者信息并解释	2	· 未核对患者信息不得分,核对不规范扣 1 ~ 2 分		
	评估要点(4分)	· 评估患者、环境	4	· 未评估不得分,评估不全,缺少一项扣 1 ~ 2 分		

续表

项目内容		操作步骤	分值	扣分标准	扣分原因	扣分
准备（9分）	护士准备（4分）	· 衣帽整洁,修剪指甲,洗手,戴口罩	4	· 未洗手或洗手不规范扣1~2分 · 衣帽不整,未修剪指甲、戴口罩扣1~2分		
	用物准备（5分）	· 用物准备齐全,放置合理	5	· 每缺少一项扣1分 · 物品放置不合理扣1分		
操作步骤（65分）	核对解释（2分）	· 核对解释,取得患者合作	2	· 未核对患者扣1分 · 未解释扣1分		
	雾化吸入准备（20分）	· 检查雾化吸入器主机及附件,保证性能良好 · 水槽内加冷蒸馏水250 mL左右,浸没雾化罐底部的透声膜 · 核对(床号、姓名、住院号、药名、浓度、剂量、用法、时间、有效期、过敏史) · 按医嘱将药物用0.9%氯化钠溶液稀释至30~50 mL,加入雾化罐内,旋紧罐盖,放置水槽内,盖紧水槽盖 · 正确连接超声雾化器主机与各个附件	20	· 未检查雾化器扣3分 · 水槽内加水不符合要求扣2~5分 · 核对不完全扣2~5分 · 加药物不准确扣2~5分 · 未正确连接扣3分		
	雾化吸入过程（25分）	· 核对患者信息,向患者解释超声雾化吸入法的目的、方法、注意事项,教会配合方法,以取得合作 · 患者取坐位或半坐卧位,颌下铺治疗巾或毛巾 · 接通电源,打开电源开关 · 调节定时开关至15~20 min · 打开并根据患者情况调节雾量开关(大挡雾量3 mL/min,中挡雾量2 mL/min,小挡雾量1 mL/min) · 查对后,指导患者用口含嘴或面罩吸入治疗,嘱患者紧闭口唇深呼吸	25	· 解释不全扣3~5分 · 接通电源和打开开关顺序错误扣5分 · 未定时或定时不准确扣2~5分 · 未调节雾量扣3~5分 · 未嘱患者紧闭口唇深呼吸扣3~5分		
	结束雾化（10分）	· 取下口含嘴或面罩 · 关闭雾化开关,再关闭电源开关 · 整理:协助患者擦干面部,取舒适卧位	10	· 未取下面罩扣3分 · 关雾化开关和电源开关顺序错误扣3分 · 未整理患者扣3~4分		
	整理记录（8分）	· 清洁和消毒口含嘴或面罩、雾化罐 · 洗手,记录雾化时间和雾化效果	8	· 未整理用物扣2分 · 未洗手扣2分 · 未记录时间和效果扣3~4分		

续表

项目内容		操作步骤	分值	扣分标准	扣分原因	扣分
综合评价(20分)	操作方法(5分)	· 程序正确,操作规范、熟练 · 严格遵守无菌技术原则和消毒隔离制度	5	· 程序错误不得分,操作不规范扣2~3分		
	操作效果(5分)	· 操作效果好 · 操作未超时	5	· 操作超时扣3~4分		
	操作态度(10分)	· 态度严谨认真,与患者沟通良好,操作中注意观察患者反应及病情变化	10	· 态度不严谨扣1~2分 · 沟通不良扣2~6分 · 未观察患者反应扣2分		
总分			100	得分		

实验19 皮内注射

【实验学时】 2学时

【目的要求】

1. 掌握皮内注射的相关知识:注射原则、皮内注射的目的及注意事项。

2. 正确选择注射部位,熟练完成皮内注射操作。

3. 能够严格遵守注射原则,无菌观念强。

4. 具有严谨、慎独的工作态度,能与患者进行良好的沟通。

【主要用物】

治疗盘内备:配制好的皮试液、无菌治疗巾、75%乙醇、安尔碘、无菌棉签、一次性2 mL注射器、0.1%盐酸肾上腺素、砂轮、弯盘等。

其他:执行单、手消毒剂、锐器盒、医疗垃圾桶、生活垃圾桶。

【注意事项】

1. 严格遵守无菌操作原则和查对制度。

2. 正确定位,禁忌用碘消毒剂,以免影响结果观察。

3. 正确把握进针角度(5°)和深度(针尖斜面)。

4. 嘱患者勿按揉局部,以免影响局部反应的观察。

【操作流程】

皮内注射(青霉素过敏试验)操作流程

项目内容		操作步骤
评估解释	评估	· 年龄、病情、意识状态、治疗情况等 · 心理状态及配合程度 · 询问患者用药史、过敏史、家族史("三史")、乙醇(酒精)过敏史 · 注射部位皮肤有无红肿、硬结、瘢痕 · 环境整洁安静,舒适安全,光线适合
	解释	· 核对患者信息,向患者或家属(昏迷患者)解释皮内注射的目的、方法、注意事项,教会配合方法,以取得合作

续表

项目内容		操作步骤
准备	护士准备	· 衣帽整洁,修剪指甲,洗手(七步洗手法),戴口罩
	患者准备	· 理解皮内注射的目的和意义,主动配合
	用物准备	· 用物准备齐全,应均在有效期内,摆放合理
	环境准备	· 整洁安静,舒适安全,光线适合
操作过程	核对解释	· 携用物至床旁,核对患者床号、姓名、住院号 · 再次询问"三史"(用药史、过敏史、家族史)、乙醇(酒精)过敏史
	选择部位	· 选择合适的注射部位:前臂掌侧下段内侧
	消毒皮肤	· 用棉签蘸取75%乙醇消毒皮肤,待干
	核对排气	· 再次核对皮试液的名称、有效期及质量 · 调整针头斜面与刻度在同一水平 · 排尽空气
	进针推药	· 再次核对患者床号、姓名、药物 · 左手绷紧皮肤,右手持针,针尖斜面向上,与皮肤呈5°进针 · 针尖斜面完全刺入皮内,左手固定针栓,右手推入药液0.1 mL · 局部隆起半球状皮丘,皮肤变白并显露毛孔
	拔针指导	· 注射完毕,快速拔针 · 再次核对患者床号、姓名及皮试液名称、有效期和质量 · 安置患者取舒适卧位 · 告知有关注意事项:嘱患者勿按揉局部,以免影响结果观察;20 min后看结果,20 min内在室内活动,如果有头晕、心慌等不适应立即通知
	整理记录	· 清理用物,按照医疗垃圾分类放置 · 洗手,记录

【操作评分表】

皮内注射操作评分表

班级_____ 组别_____ 姓名_____ 学号_____

项目内容		操作步骤	分值	扣分标准	扣分原因	扣分
评估解释(6分)	核对解释(2分)	· 核对患者信息并解释	2	· 未核对患者信息不得分,核对不规范扣1~2分		
	评估要点(4分)	· 评估患者、环境	4	· 未评估不得分,评估不全缺少一项扣1~2分		
准备(9分)	护士准备(4分)	· 衣帽整洁,修剪指甲,洗手,戴口罩	4	· 未洗手或洗手不规范扣1~2分 · 未戴口罩或戴口罩不规范扣1~2分		
	用物准备(5分)	· 用物准备齐全,应均在有效期内,放置合理	5	· 每缺少一项扣1分 · 无菌物品不符合要求扣1~2分 · 物品放置不合理扣1分		

续表

项目内容		操作步骤	分值	扣分标准	扣分原因	扣分
操作过程（65分）	再次核对（5分）	· 携用物至床旁，核对患者 · 再次询问"三史"、酒精过敏史	5	· 未核对患者信息扣1分 · 未询问"三史"、酒精过敏史，少一项扣1分		
	选择部位（5分）	· 选择合适的注射部位	5	· 部位选择不规范扣2~5分		
	消毒皮肤（5分）	· 75%乙醇消毒皮肤，待干	5	· 未消毒皮肤不得分，消毒不规范扣1~2分		
	核对排气（8分）	· 再次核对皮试液 · 调整针头斜面 · 排尽空气	8	· 未核对扣4分 · 未调整针头斜面扣2分 · 未排气扣2分，排气方法不正确扣1~2分		
	进针推药（25分）	· 再次核对患者 · 绷紧皮肤，针尖斜面向上，进针 · 针尖斜面完全刺入，固定，推入药液 · 局部皮丘隆起	25	· 未再次核对扣3分 · 手法不正确扣2~3分 · 进针角度不正确扣1~3分 · 进针方法不正确扣2~3分 · 未固定针栓或手法不正确扣2~5分 · 注药剂量不正确扣2~5分 · 皮丘不标准扣2~3分		
	拔针指导（12分）	· 注射完毕，快速拔针 · 再次核对患者及皮试液 · 整理床单位 · 告知注意事项	12	· 拔针手法不正确扣1~2分 · 未再次核对扣3分 · 未整理床单位扣1~3分 · 未告知注意事项或内容不全扣1~3分		
	整理记录（5分）	· 清理用物 · 洗手，记录皮试结果	5	· 未清理用物或处理不规范扣1~3分 · 未洗手扣1分 · 未记录或记录不正确扣1分		
综合评价（20分）	操作方法（4分）	· 程序正确，操作规范、熟练	4	· 程序错误不得分，操作不规范扣2~3分		
	操作效果（4分）	· 无菌观念强，严格查对 · 剂量准确，皮丘标准 · 操作时间<7 min	4	· 操作中污染扣3分 · 剂量不准确或皮丘不标准扣1~2分 · 操作超时扣1~2分		
	操作态度（2分）	· 态度严谨、认真	2	· 态度不严谨扣1~2分		
	指导患者（10分）	· 护患沟通良好，能对患者进行正确指导	10	· 语言沟通不良扣2~5分 · 健康指导语言不恰当、有遗漏扣1~5分		
总分			100	得分		

实验 20 皮下注射

【实验学时】 2 学时

【目的要求】

1. 掌握皮下注射的相关知识：注射原则、皮下注射的目的及注意事项。

2. 能够正确掌握药液抽吸方法，正确定位，熟练完成皮下注射操作。

3. 能够严格遵守注射原则，无菌观念强。

4. 具有严谨、慎独的工作态度，能与患者进行良好的沟通。

【主要用物】

治疗盘内备：2% 碘酊和 75% 乙醇或安尔碘、无菌棉签、启瓶器、砂轮、弯盘、一次性 2 mL 注射器或一次性 1 mL 注射器、药液（遵医嘱）、无菌治疗巾。

其他：执行单、手消毒剂、锐器盒、医疗垃圾桶、生活垃圾桶。

【注意事项】

1. 严格遵守无菌操作原则和查对制度。

2. 正确定位，进针角度不宜超过 45°，以免药液注入肌层。

3. 小于 1 mL 的药液，必须用 1 mL 的注射器，以保证注入药液的剂量准确。

【操作流程】

皮下注射操作流程

项目内容		操作步骤
评估解释	评估	· 年龄、病情、意识状态、活动能力、用药史、药物过敏史、治疗情况等 · 心理状态及配合程度 · 注射部位的皮肤及皮下组织状况，有无红肿、硬结、瘢痕、感染等 · 环境整洁安静，光线适合，符合无菌操作要求
	解释	· 核对患者信息，向患者或家属（昏迷患者）解释皮下注射的目的、方法、注意事项，教会配合方法，以取得合作
准备	护士准备	· 衣帽整洁，修剪指甲，洗手（七步洗手法），戴口罩
	患者准备	· 理解皮下注射的目的和意义，主动配合，取舒适体位
	用物准备	· 用物准备齐全，均在有效期内，摆放合理
	环境准备	· 环境整洁安静，光线适合，符合无菌操作要求
操作过程	药液准备 核对	· 核对注射单及医嘱，查对患者床号、姓名、药名、浓度、剂量、方法、时间、有效期、过敏史 · 检查质量：安瓿有无破损、药液有无变质、配伍禁忌
	折断安瓿	· 消毒安瓿瓶颈部，用消毒砂轮在安瓿颈部划一锯痕，消毒棉签消毒，折断安瓿
	准备注射器	· 检查注射器的名称、有效期、包装有无漏气 · 紧密衔接针头，打开注射器，抽动活塞试通畅，调整针头斜面角度
	抽吸药液	· 右手持注射器，左手持安瓿，抽吸药液，排尽空气，将安瓿套住针头，放于无菌治疗巾内
	核对解释	· 携用物至床旁，核对姓名、床号、住院号，向患者解释

项目内容		操作步骤
操作过程	安置体位	· 协助患者取舒适体位
	正确定位	· 正确选择注射部位:上臂三角肌下缘(或腹部、后背、大腿前侧及外侧)
	消毒	· 用安尔碘棉签以注射点为中心,由内向外呈螺旋式涂擦,直径5 cm以上,同法消毒2次,待干
	再次核对	· 再次核对患者姓名、床号、药液,排气
	进针注药	· 备无菌干棉签
		· 左手绷紧皮肤(过瘦者捏起皮肤)
		· 右手持注射器,示指固定针栓,针尖斜面向上,与皮肤呈30°～40°,快速刺入针梗的1/2或2/3
		· 抽动活塞,确认无回血后,缓慢推注药液
	拔针按压	· 注射完毕,快速拔针,用干棉签按压,针头弃于锐器盒 · 协助患者取舒适卧位
	核对告知	· 再次核对患者姓名、床号和药液,告知注意事项
	整理记录	· 整理床单位,合理处理用物 · 洗手,记录

【操作评分表】

皮下注射操作评分表

班级_____ 组别_____ 姓名_____ 学号_____

项目内容		操作步骤	分值	扣分标准	扣分原因	扣分
评估解释 (6分)	核对解释 (2分)	· 核对患者信息并解释	2	· 未核对患者信息不得分,核对不规范扣1～2分		
	评估要点 (4分)	· 评估患者、环境	4	· 未评估不得分,评估不全缺少一项扣1分		
准备 (9分)	护士准备 (4分)	· 衣帽整洁,修剪指甲,洗手,戴口罩	4	· 未洗手或洗手不规范扣1～2分 · 未戴口罩或戴口罩不规范扣1～2分		
	用物准备 (5分)	· 用物准备齐全,均在有效期内,放置合理	5	· 每缺少一项扣1分 · 物品放置不合理扣1分		
操作过程 (65分)	药液准备 (15分)	· 核对医嘱,检查药液质量	4	· 未核对医嘱扣2分 · 未检查药液质量扣1～2分		
		· 折断安瓿	3	· 消毒不合理扣1分 · 方法不正确扣1～2分		
		· 准备注射器	2	· 未检查扣2分		

续表

项目内容		操作步骤	分值	扣分标准	扣分原因	扣分
操作过程（65分）	药液准备（15分）	· 抽吸药液	6	· 方法不正确扣2~3分 · 剂量不准确或浪费药液扣1分 · 未套安瓿或未遵循无菌操作原则扣1~2分		
	注射过程（50分）	· 核对解释：携用物至床旁,再次核对患者	2	· 未再次核对扣2分		
		· 安置体位：协助患者取正确体位	3	· 未协助患者取合适体位或体位不对扣3分		
		· 正确定位	6	· 定位不对或不准确扣6分		
		· 皮肤消毒	5	· 未消毒或消毒不规范扣2~5分		
		· 再次核对患者或药液,排气	4	· 未核对患者或药液扣2分 · 未再次排气扣2分		
		· 进针注药：备干棉签、固定皮肤、注射、抽回血、推药液	17	· 未准备干棉签扣2分 · 手法不规范扣2~3分 · 进针角度不正确扣2~3分 · 进针深度不正确扣2~3分 · 未固定针栓扣2分 · 未抽吸回血扣2分 · 推药速度不规范扣2分		
		· 拔针按压	5	· 未按压扣2分 · 拔针不规范扣1分 · 未分离针头扣1分 · 未协助患者躺卧舒适,床单位不整齐扣1分		
		· 核对、告知	4	· 未再次核对扣2分 · 未告知注意事项扣1~2分		
		· 整理用物,洗手,记录	4	· 用物未分类处理扣2分 · 未洗手、记录扣2分		
综合评价（20分）	操作方法（4分）	· 程序正确,操作规范、熟练 · 无菌观念强,查对认真,剂量准确	4	· 程序错误不得分,操作不规范扣1~2分 · 操作过程有污染扣1~2分		
	操作效果（4分）	· 患者痛感较小,对操作满意 · 操作时间＜7 min	4	· 患者反应效果差扣1~2分 · 操作超时扣1~2分		
	操作态度（2分）	· 态度严谨、认真	2	· 态度不严谨扣1~2分		
	指导患者（10分）	· 护患沟通良好,能对患者进行正确指导	10	· 语言沟通不良扣2~5分 · 健康指导语言不恰当、有遗漏扣1~5分		
总分			100	得分		

附：胰岛素笔注射法操作流程

【主要用物】

治疗盘：基础注射盘(75%乙醇、无菌棉签、弯盘)、胰岛素笔、针头、笔芯。

胰岛素笔注射法操作流程

项目内容			操作步骤
评估解释	评估		· 年龄、病情、意识状态、活动能力、用药史、药物过敏史、治疗情况等 · 心理状态及配合程度 · 注射部位的皮肤及皮下组织状况,有无红肿、硬结、瘢痕、感染等 · 环境整洁安静,光线适合,符合无菌操作要求
	解释		· 核对患者信息,向患者或家属(昏迷患者)解释注射胰岛素的目的、方法、注意事项,教会配合方法,以取得合作
准备	护士准备		· 衣帽整洁,修剪指甲,洗手(七步洗手法),戴口罩
	患者准备		· 理解皮下注射的目的和意义,主动配合,取舒适体位
	用物准备		· 用物准备齐全,均在有效期内,摆放合理
	环境准备		· 环境整洁安静,光线适合,符合无菌操作要求
操作过程	装笔方法	取笔	· 按压笔帽的顶部,将笔从笔盒中取出,旋转并拔下笔
		装笔芯	· 拧开笔芯架,将笔芯装入笔芯架内,旋转笔芯架和机械装置,将两者紧密连接
		装针头	· 撕掉针头的保护片,将针头紧紧地拧在颜色代码帽上
		取针帽	· 取下外针帽和内针帽
	排气		· 剂量选择环处于零位,调取胰岛素 2 U,将笔针尖朝上,用指头轻弹笔芯架数次,使笔芯中气泡到达顶部,按下注射推键,可见胰岛素液滴出(如为预混胰岛素,需进行混匀)
	安置体位		· 协助患者取舒适体位
	正确定位		· 正确选择注射部位:上臂三角肌下缘(或腹部、臀部、大腿前侧及外侧)
	消毒		· 用 75%乙醇棉签以注射点为中心,由内向外呈螺旋式涂擦,直径 5 cm 以上,同法消毒 2 次,待干
	再次核对		· 再次核对患者、药液;剂量显示窗为 0,调整剂量选择环,在剂量显示窗中可看到所选剂量,如:调取胰岛素 28 U
	进针注药		· 备无菌干棉签 · 左手绷紧皮肤(过瘦者拇指、示指捏起皮肤) · 右手持注射笔,与皮肤呈 45°~90°,快速按下注射推键,针尖在皮下停留 10 s,并紧按注射推键
	拔针按压		· 注射完毕,用干棉签按压,快速拔针,按压 · 协助患者取舒适卧位
	核对告知		· 再次核对患者和药液,告知注意事项
	整理记录		· 整理床单位 · 用物处理:旋下针头弃于锐器盒内,盖上笔帽,将笔归位 · 洗手,记录

实验 21　肌内注射

【实验学时】　2 学时

【目的要求】

1. 掌握肌内注射的相关知识：注射原则、肌内注射的目的及注意事项。
2. 能够正确掌握药液抽吸方法，正确定位，熟练完成肌内注射操作。
3. 能够严格遵守注射原则，形成严格的无菌观念，规范遵医嘱行为。
4. 具有严谨、慎独的工作态度，能与患者进行良好的沟通。

【主要用物】

治疗盘内备：2% 碘酊和 75% 乙醇或安尔碘、无菌棉签、启瓶器、砂轮、弯盘、一次性 5 mL 注射器、药液（遵医嘱）、无菌治疗巾。

其他：执行单、手消毒剂、锐器盒、医疗垃圾桶、生活垃圾桶。

【注意事项】

1. 严格遵守无菌操作原则和查对制度。
2. 正确定位，以免损伤坐骨神经。
3. 正确把握进针角度（90°）和深度（针梗的 2/3）。
4. 掌握无痛注射技术，减轻患者痛苦。

【操作流程】

肌内注射操作流程

项目内容			操作步骤
评估解释	评估		· 年龄、病情、意识状态、活动能力、用药史、药物过敏史、治疗情况等 · 心理状态及配合程度 · 注射部位的皮肤及肌肉组织状况，有无红肿、硬结、瘢痕、感染等 · 环境整洁安静，光线适合，符合无菌操作要求
	解释		· 核对患者信息，向患者或家属（昏迷患者）解释肌内注射的目的、方法、注意事项、教会配合方法，以取得合作
准备	护士准备		· 衣帽整洁，修剪指甲，洗手（七步洗手法），戴口罩
	患者准备		· 理解肌内注射的目的和意义，主动配合，取舒适体位
	用物准备		· 用物准备齐全，均在有效期内，摆放合理
	环境准备		· 环境整洁安静，光线适合，符合无菌操作要求
操作过程	药液准备	核对	· 核对注射单及医嘱，查对患者床号、姓名、住院号、药名、浓度、剂量、方法、时间、有效期、过敏史 · 检查质量：安瓿有无破损、药液有无变质、配伍禁忌
		折断安瓿	· 消毒安瓿瓶颈部，用消毒砂轮在安瓿颈部划一锯痕，消毒棉签消毒，折断安瓿
		准备注射器	· 检查注射器的名称、有效期、包装有无漏气 · 紧密衔接针头，打开注射器，抽动活塞试通畅否，调整针头斜面角度
		抽吸药液	· 右手持注射器，左手持安瓿，抽吸药液，排尽空气，将安瓿套住针头，放于无菌治疗巾内

续表

项目内容		操作步骤
操作过程	核对解释	· 携用物至床旁,核对姓名、床号、住院号,向患者解释
	安置卧位	· 协助患者取正确体位,上腿伸直,下腿屈曲
	正确定位	· 正确选择注射部位,可选择臀大肌、臀中肌、臀小肌、上臂三角肌、股外侧肌(其中臀大肌定位方法有:① 十字法:从臀裂顶点向左或右做一水平线,以髂嵴最高点做一垂直线,将一侧臀部划分为 4 个象限,外上象限为注射部位,避开内角;② 连线法:髂前上棘与尾骨连线的外上 1/3 处为注射部位
	消毒	· 用安尔碘棉签以注射点为中心,由内向外呈螺旋式涂擦,直径 5 cm 以上,同法消毒 2 次,待干
	再次核对	· 再次核对患者姓名、床号、药液,排气
	进针注药	· 备无菌干棉签
		· 左手拇指和示指分开并固定注射部位皮肤 · 右手以握笔姿势持注射器,中指固定针栓,针头与皮肤呈 90°,快速刺入针梗的 2/3
		· 抽动活塞,确认无回血后,缓慢推注药液
	拔针按压	· 注射完毕,快速拔针,用干棉签按压,针头弃于锐器盒 · 协助患者取舒适卧位
	核对告知	· 再次核对患者和药液,告知注意事项
	整理记录	· 整理床单位,整理床单位,合理处理用物 · 洗手,记录

【操作评分表】

肌内注射操作评分表

班级_____ 组别_____ 姓名_____ 学号_____

项目内容		操作步骤	分值	扣分标准	扣分原因	扣分
评估解释 (6 分)	核对解释 (2 分)	· 核对患者并解释	2	· 未核对患者不得分,核对不规范扣 1~2 分		
	评估要点 (4 分)	· 评估患者、环境	4	· 未评估不得分,评估不全缺少一项扣 1~2 分		
评估解释准备 (9 分)	护士准备 (4 分)	· 衣帽整洁,修剪指甲,洗手,戴口罩	4	· 未洗手或洗手不规范扣 1~2 分 · 未戴口罩或戴口罩不规范扣 1~2 分		
	用物准备 (5 分)	· 用物准备齐全,放置合理	5	· 每缺少一项扣 1 分 · 物品放置不合理扣 1 分		

续表

项目内容		操作步骤	分值	扣分标准	扣分原因	扣分
操作过程（65分）	药液准备（15分）	· 核对,检查药液质量	4	· 未核对医嘱扣2分 · 未检查药液质量扣1~2分		
		· 折断安瓿	3	· 消毒不合理扣1分 · 方法不正确扣1~2分		
		· 准备注射器	2	· 未检查扣2分		
		· 抽吸药液	6	· 方法不正确扣2~3分 · 剂量不准确或浪费药液扣1分 · 未套安瓿或未遵循无菌操作原则扣1~2分		
	注射过程（50分）	· 核对解释:携用物至床旁,再次核对患者	2	· 未再次核对扣2分		
		· 安置卧位:协助患者取正确体位	3	· 未协助患者取合适体位或体位不对扣3分		
		· 正确定位	6	· 定位不对或不准确扣6分		
		· 皮肤消毒	5	· 未消毒或消毒不规范扣2~5分		
		· 再次核对,排气	4	· 未核对患者或药液扣2分 · 未再次排气扣2分		
		· 进针注药:备干棉签、固定皮肤、注射、抽回血、推药液	17	· 未准备干棉签扣2分 · 手法不规范扣2~3分 · 进针角度不正确扣2~3分 · 进针深度不正确扣2~3分 · 未固定针栓扣2分 · 未抽吸回血扣2分 · 推药速度不规范扣2分		
		· 拔针、按压	5	· 未按压扣2分 · 拔针不规范扣1分 · 未分离针头扣1分 · 未协助患者躺卧舒适,床单位不整齐扣1分		
		· 核对告知	4	· 未再次核对扣2分 · 未告知注意事项扣1~2分		
		· 整理用物,洗手、记录	4	· 用物未分类处理扣2分 · 未洗手、记录扣2分		

项目内容		操作步骤	分值	扣分标准	扣分原因	扣分
综合评价（20分）	操作方法（4分）	· 程序正确,操作规范、熟练 · 无菌观念强,查对认真,剂量准确	4	· 程序错误不得分,操作不规范扣1~2分 · 操作过程有污染扣1~2分		
	操作效果（4分）	· 患者痛感较小,对操作满意 · 操作时间<7 min	4	· 患者反应效果差扣1~2分 · 操作超时扣1~2分		
	操作态度（2分）	· 态度严谨、认真	2	· 态度不严谨扣1~2分		
	指导患者（10分）	· 护患沟通良好,能对患者进行正确指导	10	· 语言沟通不良扣2~5分 · 健康指导语言不恰当、有遗漏扣1~5分		
总分			100	得分		

实验22 青霉素过敏试验液的配制

【实验学时】 2学时

【目的要求】

1. 熟练掌握相关理论知识,包括青霉素过敏性休克的临床表现和抢救措施,过敏反应的预防措施,过敏试验液配制的注意事项。

2. 能够正确完成青霉素过敏试验液的配制。

3. 能够严格遵守注射原则,无菌观念强。

4. 具有严谨、慎独的工作态度,能与患者进行良好的沟通。

【主要用物】

治疗盘内备:安尔碘、无菌棉签、启瓶器、砂轮、弯盘、一次性1 mL注射器、一次性5 mL注射器、80万单位青霉素、0.9%氯化钠溶液、胶布、无菌治疗巾。

其他:手消毒剂、锐器盒、执行单、医疗垃圾桶、生活垃圾桶。

【注意事项】

1. 严格遵守无菌操作原则。

2. 稀释过程中应充分混匀,并保证皮试液剂量的准确。

【操作流程】

青霉素过敏试验液的配制操作流程

项目内容		操作步骤
评估解释	评估	· 年龄、病情、意识状态、用药史、药物过敏史、家族过敏史、乙醇(酒精)过敏史等 · 心理状态及配合程度 · 注射部位的皮肤状况,有无红肿、硬结、瘢痕、感染等 · 环境整洁安静,光线适合,符合无菌操作要求
	解释	· 核对患者床号、姓名、住院号,向患者或家属(昏迷患者)解释青霉素皮试的目的、方法、注意事项,教会患者配合方法,以取得合作

项目内容		操作步骤
准备	护士准备	· 衣帽整洁,修剪指甲,洗手(七步洗手法),戴口罩
	患者准备	· 理解青霉素皮试的目的和意义,主动配合,取舒适体位
	用物准备	· 用物准备齐全,均在有效期内,摆放合理
	环境准备	· 环境整洁安静,光线适合,符合无菌操作要求
操作过程	检查核对	· 核对医嘱
		· 检查核对青霉素(名称、剂量、有效期、质量),开启瓶盖,消毒备用
		· 检查核对0.9%氯化钠溶液(名称、浓度、剂量、有效期、质量),开启后消毒备用(根据需要注明开启日期时间及"冲青霉素用"字样)
	溶解药液	· 准备注射器:检查5 mL注射器的有效期、包装有无破损,紧密衔接针头,打开包装,抽动活塞试通畅否
		· 抽出0.9%氯化钠溶液4 mL,注入青霉素瓶中,抽出4 mL空气平衡压力后,混匀,充分溶解药液
	稀释药液	· 再次消毒青霉素瓶塞
		· 准备注射器:检查1 mL注射器的有效期、包装有无破损,紧密衔接针头,打开包装,抽动活塞试通畅否
		· 第一次稀释:用1 mL注射器准确抽取青霉素溶液0.1 mL,抽吸0.9%氯化钠溶液稀释至1 mL;回抽活塞,使注射器针筒内进入部分空气,倒置注射器,使气泡在针筒内来回移动,混匀药液
		· 第二次稀释:将第一次稀释后的青霉素溶液排出0.9 mL,保留0.1 mL于注射器内,再次抽吸0.9%氯化钠溶液稀释至1 mL;回抽活塞,使注射器针筒内进入部分空气,倒置注射器,使气泡在针筒内来回移动,混匀药液
		· 第三次稀释:将第二次稀释后的青霉素溶液排出0.75 mL,保留0.25 mL于注射器内,再次抽吸0.9%氯化钠溶液稀释至1 mL;回抽活塞,使注射器针筒内进入部分空气,倒置注射器,使气泡在针筒内来回移动,混匀药液
		· 排出注射器内空气,将注射器内青霉素溶液排至一整刻度,套上针帽备用
		· 在胶布上标记名称、青霉素批号、配制日期、时间,贴于注射器上,勿遮盖刻度,放于无菌治疗巾内备用或置于冰箱内备用
	核对	· 再次核对药液
	整理记录	· 整理用物,合理处理用物 · 洗手,记录

【操作评分表】

青霉素过敏试验液的配制操作评分表

班级_____　　组别_____　　姓名_____　　学号_____

项目内容		操作步骤	分值	扣分标准	扣分原因	扣分
评估解释(6分)	核对解释(2分)	· 核对患者信息并解释	2	· 未核对患者信息不得分,核对不规范扣1~2分		
	评估要点(4分)	· 评估患者"三史"、乙醇(酒精)过敏史、局部皮肤、环境等	4	· 未评估不得分,评估不全缺少一项扣1分		

续表

项目内容		操作步骤	分值	扣分标准	扣分原因	扣分
准备 (9分)	护士准备 (4分)	· 衣帽整洁,修剪指甲,洗手,戴口罩	4	· 未洗手或洗手不规范扣1~2分 · 未戴口罩或戴口罩不规范扣1~2分		
	用物准备 (5分)	· 用物准备齐全,放置合理	5	· 每缺少一项扣1分 · 物品放置不合理扣1分		
操作 过程 (75分)	检查核对 (15分)	· 核对医嘱	3	· 未核对医嘱扣3分		
		· 检查核对青霉素,开启瓶盖,消毒备用	6	· 未检查青霉素或检查不完全扣2~3分 · 未消毒或消毒不符合要求扣2~3分		
		· 检查核对0.9%氯化钠溶液,开启后,消毒备用	6	· 未检查氯化钠或检查不完全扣2~3分 · 未消毒或消毒不符合要求扣2~3分		
	溶解药液 (10分)	· 准备5 mL注射器	2	· 未检查注射器或检查不完全扣1~2分		
		· 溶解药液	8	· 抽吸4 mL 0.9%氯化钠剂量不准确扣5分 · 未平衡压力扣2分 · 未摇匀扣1分		
	稀释药液 (42分)	· 再次消毒青霉素瓶塞	2	· 未消毒或消毒不符合要求扣1~2分		
		· 准备1 mL注射器	2	· 未检查注射器或检查不完全扣1~2分		
		· 第一次稀释	12	· 0.1 mL药液不准确扣5分 · 抽吸0.9%氯化钠时有气泡扣5分 · 未混匀扣2分		
		· 第二次稀释	12	· 排至0.1 mL药液不准确扣5分 · 抽吸0.9%氯化钠时有气泡扣5分 · 未混匀扣2分		
		· 第三次稀释	12	· 排至0.25 mL药液不准确扣5分 · 抽吸0.9%氯化钠时有气泡扣5分 · 未混匀扣2分		
		· 排尽空气	2	· 未排尽空气扣1~2分		

续表

项目内容		操作步骤	分值	扣分标准	扣分原因	扣分
操作过程（75分）	标志备用（4分）	·胶布上标记,备用	4	·未标记扣2分 ·皮试液放置不符合要求扣2分		
	核对（2分）	·再次核对药液	2	·未核对扣2分		
	整理用物（2分）	·整理用物,合理处理用物	2	·用物未分类处理扣2分		
综合评价（10分）	操作方法（4分）	·程序正确,操作规范、熟练 ·无菌观念强,查对认真,剂量准确	4	·程序错误不得分,操作不规范扣1~2分 ·操作过程有污染扣1~2分		
	操作效果（4分）	·操作时间<5 min	4	·操作超时扣1~4分		
	操作态度（2分）	·态度严谨、认真	2	·态度不严谨扣1~2分		
总分			100	得分		

实验 23　密闭式静脉输液

【实验学时】　4 学时

【目的要求】

1. 熟练掌握相关的理论知识：密闭式静脉输液的目的、注意事项、输液速度的调节原则和计算方法、输液故障的处理、输液反应的观察及预防措施。

2. 能够正确熟练地完成密闭式静脉输液,并能正确处理输液过程中的常见故障。

3. 能够严格遵守无菌操作原则和查对制度。

4. 具有严谨、慎独的工作态度,能与患者进行良好的沟通。

【主要用物】

治疗盘内备：药液（遵医嘱）、输液器、止血带、小垫枕、治疗巾、无菌棉签、安尔碘、输液瓶贴、输液贴、弯盘。

其他：手消毒剂、执行单、输液卡、剪刀、输液架、锐器盒、医疗垃圾桶、生活垃圾桶。

【注意事项】

1. 严格遵守无菌操作原则和查对制度。

2. 长期输液者,注意保护静脉,有计划地从远心端小静脉开始穿刺,交替使用。

3. 根据病情、年龄、药物性质调节输液速度。

4. 输液过程中,严密观察患者反应,及时处理输液故障或输液反应。

【操作流程】

密闭式静脉输液操作流程

项目内容		操作步骤
评估解释	评估	· 年龄、病情、意识状态及心肺功能等 · 心理状态及配合程度 · 患者局部皮肤和静脉情况,有无红肿、硬结和瘢痕 · 患者排便需要 · 输液架高度合适,环境整洁安静,光线适合,符合无菌操作要求
	解释	· 核对患者信息,向患者或家属(昏迷患者)解释密闭式静脉输液的目的、方法、注意事项,教会配合方法,以取得合作
准备	护士准备	· 衣帽整洁,修剪指甲,洗手(七步洗手法),戴口罩
	患者准备	· 理解密闭式静脉输液的目的和意义,主动配合
	用物准备	· 用物准备齐全,药液、无菌物品符合要求,均在有效期内,放置合理
	环境准备	· 环境整洁安静,光线适合,符合无菌操作要求
操作过程	药液准备	· 核对输液执行单、输液卡和输液瓶贴 · 核对药液(药名、浓度、剂量、有效期) · 检查溶液瓶口有无松动、瓶身有无裂痕(溶液袋有无破损);对光检查药液是否澄清,有无絮状物、沉淀、结晶等 · 将输液瓶贴倒贴在输液瓶上(输液瓶贴勿将药液标签覆盖),根据需要套瓶套 · 开启瓶盖,无菌棉签蘸消毒液消毒瓶塞至瓶颈(2次消毒),待干 · 检查输液器的包装、有效期与质量,关闭调节器,旋紧头皮针连接处,将输液器粗针头插入瓶塞至针头根部
	再次核对	· 携用物至患者床旁,再次核对患者,解释静脉输液的目的
	挂瓶排气	· 将输液瓶挂于输液架上,排除输液管内空气;首次排气原则不滴出药液,检查有无气泡
	选择血管	· 协助患者取舒适卧位,在穿刺静脉肢体下垫治疗巾、小垫枕及止血带 · 选择穿刺静脉 · 准备输液贴
	扎带消毒	· 初次消毒,直径大于5 cm · 在穿刺点上6 cm处扎止血带 · 再次消毒,待干
	核对排气	· 再次核对患者信息及药物 · 打开调节器,再次排气至液体滴出,关闭调节器并检查针头与输液管内空气确实排尽,取下护针帽
	静脉穿刺	· 嘱患者握拳,左手拇指绷紧并固定静脉下端皮肤,右手持针柄,使针尖斜面向上并与皮肤呈15°~30°穿刺 · 见回血后再将针头沿血管方向潜行少许
	固定针头	· 确认针头完全刺入静脉后"三松":嘱患者松拳、松开止血带、松开调节器;观察确认液体输入通畅,穿刺部位无肿痛,患者无不适 · 用输液贴固定针头及导管

续表

项目内容		操作步骤
操作过程	调节滴速	· 根据病情、年龄及药物性质调节滴速(一般成人 40 ~ 60 滴/min,小儿 20 ~ 40 滴/min)
	安置患者	· 取出止血带和小垫枕,协助患者取舒适卧位 · 将床边呼叫器置于患者易取处
	核对签名	· 再次核对患者信息及药物,告知患者输液药品名称、作用(简要介绍)及输液中的注意事项 · 在输液卡上记录输液药物、滴速、时间、输液情况,签名后挂于输液架上 · 告知患者及家属调节滴速依据,不要自行调节
	更换液体	· 核对第二瓶液体,常规消毒瓶塞后(或撕去消毒瓶塞贴),从第一瓶中拔出输液器粗针头插入第二瓶,观察输液通畅情况,确保滴管液面至针头无空气 · 告知输液药物名称、作用及不良反应,洗手,记录
	加强巡视	· 密切观察,有故障及时处理,保证输液通畅
	拔针处理	· 尽量使输液瓶内液体流尽,减少药液浪费 · 轻揭输液贴,关闭调节器,迅速拔针后按压片刻至无出血,协助患者取舒适卧位
	整理记录	· 整理床单位,清理用物 · 洗手,记录

【操作评分表】

密闭式静脉输液操作评分表

班级＿＿＿＿＿＿ 组别＿＿＿＿＿＿ 姓名＿＿＿＿＿＿ 学号＿＿＿＿＿＿

项目内容		操作步骤	分值	扣分标准	扣分原因	扣分
评估解释 (6分)	核对解释 (2分)	· 核对患者信息并解释	2	· 未核对患者信息不得分,核对不规范扣 1 ~ 2 分		
	评估要点 (4分)	· 评估患者、环境	4	· 未评估不得分,评估不全缺少一项扣 1 ~ 2 分		
准备 (9分)	护士准备 (4分)	· 衣帽整洁,修剪指甲,洗手,戴口罩	4	· 未洗手或洗手不规范扣 1 ~ 2 分 · 未戴口罩或戴口罩不规范扣 1 ~ 2 分		
	用物准备 (5分)	· 用物准备齐全,放置合理 · 药液、无菌物品符合要求	5	· 每缺少一项扣 1 分 · 物品放置不合理扣 1 分 · 药液、无菌物品不符合要求扣 1 ~ 2 分		
操作过程 (65分)	药液准备 (15分)	· 核对输液执行单、输液卡和输液瓶贴	2	· 未核对扣 2 分		
		· 核对药液标签,即药名、浓度、剂量、有效期,对光检查药液质量(口述)	3	· 未核对药液标签扣 2 分 · 未检查药液质量扣 1 分		
		· 倒贴瓶贴	1	· 未倒贴瓶贴扣 1 分		

项目内容		操作步骤	分值	扣分标准	扣分原因	扣分
操作过程（65分）	药液准备（15分）	· 根据需要套瓶套 · 启瓶盖,无菌棉签蘸消毒液消毒瓶塞至瓶颈,待干	3	· 套瓶套、消毒程序错误扣1～2分 · 消毒不规范扣1分		
		· 检查输液器	3	· 跨输液瓶操作扣1～2分 · 未检查输液器扣1分		
		· 关闭调节器,旋紧头皮针衔接处	1	· 未关闭调节器,未旋紧头皮针衔接处扣1分		
		· 取出输液器粗针头插入瓶塞至针头根部	2	· 取出输液器手法不规范,或取出输液器污染扣1分 · 未将针头插至根部扣1分		
	再次核对（2分）	· 携用物至床旁,再次核对患者信息	2	· 未再次核对患者扣2分		
	挂瓶排气（3分）	· 将输液瓶挂于输液架上,排气(首次排气原则不滴出药液),检查有无气泡	3	· 一次排气不成功扣1分 · 排气浪费药液扣1～2分		
	选择血管（3分）	· 在穿刺部位下垫治疗巾、小垫枕及止血带,选择血管 · 备输液贴	3	· 静脉选择不合适扣1～2分 · 未备输液贴扣1分		
	皮肤消毒（5分）	· 初次消毒 · 在穿刺点上6cm处扎止血带 · 再次消毒,待干	5	· 扎止血带不规范扣1～2分 · 消毒不规范扣2～3分		
	静脉穿刺（10分）	· 再次核对患者和药物	2	· 未再次核对患者和药物扣2分		
		· 再次排气,检查有无气泡	2	· 滴管下段有空气扣1～2分		
		· 嘱患者握拳	1	· 未嘱患者握拳扣1分		
		· 一手绷紧皮肤,固定血管 · 一手持针柄,针头与皮肤呈15°～30°穿刺,见回血再顺静脉进针少许	5	· 穿刺手法不正确或穿刺角度不正确扣2分 · 穿刺不成功扣3分		
	固定针头（5分）	· 嘱患者松拳、松开止血带、松开调节器 · 观察液体输入通畅后固定针头	5	· 未"三松"各扣1分 · 固定针头方法不正确扣2分		
	调节滴速（2分）	· 根据情况调节滴速	2	· 未调节滴速或调节滴速不准确扣2分		
	安置患者（3分）	· 取出止血带和小垫枕并整理床单位,协助患者取舒适卧位,询问患者感受	3	· 未取出止血带和小垫枕或处理不规范扣1～2分 · 未协助患者躺卧舒适,床单位不整齐或未询问患者扣1分		

续表

项目内容		操作步骤	分值	扣分标准	扣分原因	扣分
操作过程（65分）	核对告知（4分）	· 再次核对患者和药物 · 告知注意事项,呼叫器放于易取处	4	· 未再次核对扣2分 · 未告知注意事项扣1~2分		
	整理记录（4分）	· 清理用物 · 洗手,记录	4	· 用物未分类处理扣2分 · 未洗手、记录扣2分		
	拔针处理（5分）	· 核对患者和药物 · 轻揭输液贴,关闭调节夹,迅速拔针 · 嘱患者正确按压片刻至无出血并告知注意事项	5	· 未核对扣1分 · 拔针按压方法不正确扣1~2分 · 未告知注意事项扣1~2分		
	整理记录（4分）	· 清理用物 · 洗手,记录	4	· 用物未分类处理扣2分 · 未洗手、记录扣2分		
综合评价（20分）	操作方法（4分）	· 程序正确,操作规范、熟练 · 无菌观念强,查对认真	4	· 程序错误不得分,操作不规范扣1~2分 · 操作过程有污染扣1~2分		
	操作效果（6分）	· 操作时间<10 min · 一次穿刺成功,液体滴入通畅	6	· 未一次穿刺成功扣3分 · 操作超时扣1~3分		
	操作态度（2分）	· 态度严谨,认真	2	· 态度不严谨扣1~2分		
	指导患者（8分）	· 护患沟通良好,能对患者进行正确指导	8	· 语言沟通不良扣2~4分 · 健康指导语言不恰当、有遗漏扣1~4分		
总分			100	得分		

附：静脉留置针输液操作流程

【主要用物】

治疗盘内备：药液（遵医嘱）、输液器、静脉留置针、无菌透明敷贴、肝素、等渗盐水、无菌注射器、止血带、小垫枕、治疗巾、无菌棉签、安尔碘、输液瓶贴、胶布、弯盘、无菌手套。

其他：手消毒剂、输液执行单、输液卡、护士表、剪刀、输液架、锐器盒、医疗垃圾桶、生活垃圾桶。

静脉留置针输液操作流程

项目内容		操作步骤
评估解释	评估	· 同密闭式静脉输液法,注意患者的凝血功能状况及注射血管活动度
	解释	· 核对患者床号、姓名、住院号,向患者或家属（昏迷患者）解释静脉留置针输液的目的、方法、注意事项,教会患者配合方法,以取得合作
准备	护士准备	· 衣帽整洁,修剪指甲,洗手（七步洗手法）,戴口罩
	患者准备	· 理解静脉留置针输液的目的和意义,主动配合
	用物准备	· 用物准备齐全,药液、无菌物品符合要求,均在有效期内,摆放合理
	环境准备	· 环境整洁安静,光线适合,符合无菌操作要求

续表

项目内容		操作步骤
操作过程	药液准备	· 同密闭式静脉输液法
	再次核对	· 携用物至患者床旁,再次核对患者信息,解释静脉留置针输液目的
	挂瓶排气	· 同密闭式静脉输液法
	扎带消毒	· 选择比较粗直的静脉(一般不在下肢注射),垫治疗巾和小垫枕,放好止血带,初次消毒,直径为 8 cm · 在穿刺点上 10 cm 处扎止血带 · 再次消毒,待干
	核对备留置针排气	· 再次核对患者信息和药物 · 检查并打开留置针、无菌敷贴 · 带好手套,取出留置针,将输液器上头皮针插入留置针的肝素帽内至针头根部,取下留置针针套,旋转针芯、松动外套管,调整针头斜面角度 · 排尽套管内的空气
	静脉穿刺	· 嘱患者握拳,绷紧皮肤,持留置针针尖斜面向上,与皮肤呈 15°~30° 进针,见回血后,减小穿刺角度,顺静脉走向将穿刺针推进 0.2 cm,固定留置针后撤针芯 0.5 cm 后,将外套管送入静脉,再全部撤出针芯
	固定针头	· 确认针头完全刺入静脉后"三松":嘱患者松拳、松开止血带、松开调节器;观察确认液体输入通畅、穿刺部位无肿痛、患者无不适 · 用无菌敷贴密闭式固定外套管
	记录调节滴速	· 在透明膜上记录留置日期及时间、穿刺者姓名,用胶布将留置针延长管固定 · 脱手套调节滴速
	安置患者	· 取出止血带和小垫枕,协助患者取舒适卧位 · 将床边呼叫器置于患者易取处,交代注意事项
	核对签名	· 再次核对患者信息和药物 · 在输液卡上记录输液药物、滴速、时间、输液情况,签名后挂于输液架上,交代注意事项
	封管	· 输液将要完毕时,抽取封管液备用;输液毕关闭调节器,拔出输液器针头;常规消毒肝素帽胶塞,将抽好封管液的注射器针头插入肝素帽胶塞内,向静脉内推注封管液,边推注边退针,确保正压封管,直至针头完全退出
	再次输液	· 常规消毒肝素帽胶塞,将静脉输液针头插入肝素帽内进行输液
	停止输液	· 除去胶布和敷贴,关闭调节器,迅速拔出留置针,按压穿刺点直至无出血为止
	整理记录	· 整理床单位,清理用物 · 洗手,记录

附：输液泵输液操作流程

【主要用物】

治疗盘内备:药液(遵医嘱)、输液器、止血带、小垫枕、治疗巾、无菌棉签、安尔碘、输液瓶贴、输液贴、胶布、弯盘。

其他:输液泵、手消毒剂、输液执行单、输液卡、剪刀、输液泵、输液架、锐器盒、医疗垃圾桶、生活垃圾桶。

输液泵输液操作流程

项目内容		操作步骤
操作过程	安装输液泵	· 将输液泵固定于输液架上,接通电源,打开电源开关,检查输液泵性能
	排气	· 排尽输液管内气体
	置输液管	· 打开输液泵门,按要求将输液管置于管道槽内,关闭泵门
	调节滴速	· 根据医嘱设定输液速度和输液总量
	开始	· 静脉穿刺成功后,再次排气,并将输液针与输液泵内的输液管相连,按【开始/停止】键,启动输液
	关闭	· 当输液量接近预先设定值时,输液量显示闪烁,提示输液马上结束,按【开始/停止】键,关闭输液泵,打开泵门,取出输液管,拔针并按压针眼至不出血
	整理记录	· 整理床单位,清理用物,按医院消毒规定处理 · 洗手,记录

附：微量注射泵的使用操作流程

【主要用物】

治疗盘内备：药液（遵医嘱）、20 mL 或 50 mL 无菌注射器、头皮针 2 个、无菌棉签、安尔碘、胶布、微量注射泵延长管、止血带、小垫枕、治疗巾、输液贴、弯盘。

其他：手消毒剂、执行单、剪刀、微量注射泵、锐器盒、医疗垃圾桶、生活垃圾桶。

微量注射泵的使用操作流程

项目内容		操作步骤
操作过程	安装微量注射泵	· 接通电源,打开电源开关,检查微量注射泵性能
	连接注射器与泵管	· 将抽好药液的注射器与微量注射泵延长管相连,排气后妥善固定于注射泵上
	调节滴速	· 根据医嘱调整好注射速度和注射总量
	穿刺	· 将抽吸有生理盐水的注射器与头皮针相连,成功穿刺静脉后固定头皮针
	开始	· 分开注射器和头皮针,将微量注射泵延长管和头皮针连接,按【开始】键启动微量注射泵,开始推注药液
	关闭	· 药液注射完毕,按【停止】键,关闭微量注射泵,取下注射器,切断电源,拔针
	整理记录	· 整理床单位,清理用物 · 洗手,记录

实验 24　静脉输血

【实验学时】 2 学时

【目的要求】

1. 掌握静脉输血的相关知识：静脉输液的目的、注意事项、输血前的准备、输血反应的观察及处理措施。

2. 能够熟练完成静脉输血操作。

3. 能够严格遵守无菌操作原则和查对制度,具有严谨、慎独的工作态度。

4. 能与患者进行良好的沟通。

5. 血液取回后勿振荡、加温,避免血液成分破坏引起不良反应,不得自行储存,需尽快应用。

6. 输入血液内不得随意加入其他药品,以防血液变质。

【主要用物】

治疗盘内备：安尔碘、无菌棉签、止血带、小垫枕、弯盘、输血器 2 套、治疗巾、输液贴、0.9% 氯化钠溶液、血液制品。

其他：执行单、输血单、血型单、剪刀、手消毒剂、锐器盒、医疗垃圾桶、生活垃圾桶、输液架等。

【注意事项】

1. 严格遵守无菌操作原则和查对制度,输血前需两人核对无误后方可输血。

2. 输血前后均应输入 0.9% 氯化钠溶液,血液中不可加入任何药物。

3. 根据病情、年龄正确调节输血速度,开始输血的前 15 min,速度宜慢。

4. 输血过程中,严密观察患者反应及主诉,及时、正确地处理输血反应。

【操作流程】

间接静脉输血法操作流程

项目内容		操作步骤
评估解释	评估	· 年龄、病情、意识状态、活动能力、过敏史、治疗情况等 · 心理状态及配合程度 · 评估患者循环情况,了解局部皮肤情况；询问是否需要大小便,输液架高度合适牢固 · 环境整洁安静,光线适合,符合无菌操作要求
	解释	· 核对患者床号、姓名、腕带,向患者或家属(昏迷患者)解释静脉输血的目的、方法、注意事项,以取得合作
准备	护士准备	· 衣帽整洁,修剪指甲,洗手(七步洗手法),戴口罩
	患者准备	· 理解静脉输血的目的和意义,主动配合
	用物准备	· 用物准备齐全,均在有效期内,摆放合理
	环境准备	· 环境整洁安静,光线适合,符合无菌操作要求

续表

项目内容		操作步骤
操作过程	核对解释	· 两名护士核对床号、姓名、住院号、血袋号、血型、交叉配血试验结果、血液种类、血液剂量,核对无误后分别签名
	密闭式静脉输液	· 核对 0.9% 氯化钠注射液标签,对光倒置检查 0.9% 氯化钠注射液质量,倒贴瓶贴
		· 开启瓶盖,消毒瓶塞至瓶颈,检查并打开输血器包装,取出输血器针头,将输血器针头插入瓶塞直至针头根部,关闭调节器,旋紧头皮针连接处
		· 将输液瓶挂于输液架上
		· 初步排气:排尽导管内的空气,检查有无气泡
		· 皮肤消毒:协助患者取舒适体位,在穿刺静脉肢体下垫小垫枕与治疗巾,备输液贴;选择静脉,首次消毒,直径 5 cm 以上;在穿刺点上方约 6 cm 处扎止血带,二次消毒,待干
		· 静脉穿刺:再次排气至有少量药液滴出;检查有无气泡,取下护针帽;嘱患者握拳,固定血管,进针;见回血后再将针头沿血管方向潜行少许
		· 固定针头:穿刺成功后,"三松"(松拳、松止血带、松调节器);待液体滴入通畅后用输液贴固定
		· 调节滴速:根据患者的年龄、病情和调节滴速(至少 15 s),输入少量 0.9% 氯化钠注射液
	静脉输血	· 关闭输血器调节器
		· 再次查对床号、姓名、住院号、血袋号、血型、交叉配血试验结果、血液剂量
		· 打开储血袋封口,常规消毒开口处塑料管,将输血器针头从 0.9% 氯化钠瓶内拔出,插入储血袋塑料管内,缓慢将血袋倒挂到输液架上
		· 打开输血管调节器,开始输血
		· 调节输血速度:输血开始时速度宜慢,少于 20 滴/min,观察 10 ~ 15 min 无不良反应,再按病情需要调节滴速
	核对告知	· 再次核对患者床号、姓名、住院号、血袋号、血型、交叉配血试验结果、血液种类、血液剂量 · 告知患者及家属输血过程中有关注意事项,并将呼叫器放于易取处
	输血完毕	· 再输入少量 0.9% 氯化钠注射液,拔针
	整理记录	· 协助患者取舒适体位,整理用物及床单位,用物分类处理
		· 洗手,做好输血记录

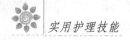

间接静脉输血法操作评分表

班级_____ 组别_____ 姓名_____ 学号_____

项目内容		操作步骤	分值	扣分标准	扣分原因	扣分
评估解释（6分）	核对解释（2分）	· 核对患者信息并解释	2	· 未核对患者信息不得分，核对不规范扣1~2分		
	评估要点（4分）	· 评估患者、环境	4	· 未评估不得分，评估不全，缺少一项扣1~2分		
准备（9分）	护士准备（4分）	· 衣帽整洁，指甲短，洗手，戴口罩	4	· 未洗手扣2分 · 未戴口罩扣2分		
	用物准备（5分）	· 用物准备齐全，摆放合理	5	· 每缺少一项扣1分 · 摆放不合理扣2分		
操作过程（65分）	核对解释（8分）	· 两名护士核对床号、姓名、住院号、血袋号、血型、交叉配血试验结果、血液种类、血液剂量并签名	8	· 未两人核对扣3分 · "三查八对"内容少一项各扣1分 · 总扣分不超过8分		
	密闭式静脉输液（25分）	· 核对0.9%氯化钠注射液标签，对光倒置检查药液质量，倒贴瓶贴	2	· 核对不全扣1~2分，每少一项扣1分 · 未贴瓶贴扣1分		
		· 开启瓶盖，消毒瓶塞至瓶颈，检查并打开输血器，取出针头，插入瓶塞直至针头根部，关闭调节器，旋紧头皮针连接处，将输液瓶挂于输液架上	3	· 未消毒瓶颈扣2分 · 未检查输血器扣1分		
		· 初步排气：排尽导管内的空气，关闭调节器，检查无气泡	3	· 滴管内液面高度不符合要求扣1分 · 排气未一次成功扣1~2分		
		· 皮肤消毒：协助患者取舒适体位，在穿刺静脉肢体下垫小垫枕与治疗巾，备输液贴；选择静脉，首次消毒，直径5 cm以上；在穿刺点上方约6 cm处扎止血带，二次消毒，待干	3	· 未消毒或消毒不符合要求扣2~3分		

续表

项目内容		操作步骤	分值	扣分标准	扣分原因	扣分
操作过程（65分）	密闭式静脉输液（25分）	· 静脉穿刺：再次排气至有少量药液滴出；检查有无气泡，取下护针帽；嘱患者握拳，固定血管，进针；见回血后再将针头沿血管方向潜行少许	6	· 未一次穿刺成功扣5～6分		
		· 固定针头：穿刺成功后，"三松"（松拳、松止血带、松调节器）；待液体滴入通畅后用输液贴固定	5	· 输液贴未备扣1分 · 调节器未松扣1分 · 止血带未松扣1分 · 固定不符合要求扣1～2分		
		· 调节滴速：根据患者年龄、病情调节滴速（至少15 s），输入少量0.9%氯化钠注射液	3	· 未正确调节滴速扣2～3分		
	密闭式静脉输血（20分）	· 再次查对床号、姓名、住院号、血袋号、血型、交叉配血试验结果、血液种类、血液剂量	3	· "三查八对"内容少一项各扣1分，不超过3分		
		· 关闭输血器调节器，打开贮血袋封口，常规消毒开口处塑料管，将输血器针头从0.9%氯化钠溶液内拔出，针头插入贮血袋塑料管内，缓慢将血袋倒挂到输液架上	12	· 未关闭输血器调节器扣1～2分 · 未消毒开口处塑料管扣2分 · 针头插破输血袋扣5分 · 未缓慢将血袋倒挂到输液架上扣3分		
		· 打开输血管调节器，调节输血速度：输血开始时速度宜慢，少于20滴/min，观察10～15 min（口述）无不良反应，再按病情需要调节滴速	5	· 未调节输血速度扣1分 · 调节输血速度不符合要求扣1～2分 · 未口述观察时间扣1～2分		
	核对告知（5分）	· 再次核对患者床号、姓名、住院号、血袋号、血型、交叉配血试验结果、血液种类、血液剂量 · 告知患者及家属输血过程中有关注意事项，并将呼叫器放于易取处	5	· "三查八对"内容少一项各扣1分，不超过3分 · 未告知注意事项扣1分 · 未交代呼叫器扣1分		
	输血完毕（2分）	· 再输入少量0.9%氯化钠注射液，拔针	2	· 未输入0.9%氯化钠注射液扣2分		
	整理记录（5分）	· 协助患者取舒适体位，整理用物及床单位，用物分类处理 · 洗手，记录	5	· 未整理扣1分 · 未洗手扣1分 · 未记录扣2分		

项目内容		操作步骤	分值	扣分标准	扣分原因	扣分
综合评价（20分）	操作方法（5分）	· 严格遵守无菌技术原则、注射原则、消毒隔离制度和安全输血制度	5	· 未严格遵守各项原则和制度扣4~5分		
	操作效果（5分）	· 操作过程规范、准确,输血通畅、无药液、血液的浪费 · 操作时间<15 min	5	· 操作过程不规范扣1~2分 · 操作超时扣3分		
	操作态度（10分）	· 操作态度认真,和患者沟通语言文明、态度和蔼 · 体现以患者为中心	10	· 态度不认真扣3分 · 未体现以患者为中心扣5~7分		
总分			100	得分		

实验25　乙醇(温水)拭浴法

【实验学时】　2 学时

【目的要求】

1. 掌握相关知识,了解乙醇(温水)拭浴的目的、禁忌证及注意事项。

2. 能够正确熟练地完成乙醇或温水拭浴操作,并能正确使用冰袋和热水袋。

3. 动作轻柔,关心爱护患者,能与患者进行良好的沟通。

【主要用物】

治疗盘内备:大浴巾、小毛巾、热水袋及袋套、冰袋及袋套、手消毒剂、护理执行单。

治疗车上备:小盆(内盛25%~35%乙醇200~300 mL 或 32~34 ℃温水2/3满),必要时备清洁衣裤、大单、被套。

其他:便盆及便盆巾、屏风等。

【注意事项】

1. 动作轻柔,关心、爱护患者。

2. 注意观察患者反应,如出现面色苍白、寒战、呼吸异常时,应立即停止擦拭并通知医生。

【操作流程】(以温水拭浴为例)

温水拭浴操作流程

项目内容		操作步骤
评估解释	评估	· 患者的年龄、病情、体温及治疗情况 · 患者皮肤颜色、温度、完整度,有无感觉障碍及对冷过敏度等 · 患者的意识状态、活动能力及合作程度 · 环境整洁安静,舒适安全,光线及温、湿度适宜,屏风或围帘完好
	解释	· 核对患者信息,向患者解释操作的目的、方法及注意事项
准备	护士准备	· 衣帽整洁,修剪指甲,洗手(七步洗手法),戴口罩
	患者准备	· 理解温水擦浴的目的、过程及注意事项,主动配合
	用物准备	· 用物准备齐全,摆放合理

项目内容		操作步骤
操作过程	核对解释	· 携用物至床旁,再次核对患者信息
	准备环境	· 关闭门窗,屏风或围帘遮挡患者,请无关人员暂时回避
	脱衣安置	· 松开床尾盖被,协助患者脱去上衣,松解裤带 · 置冰袋于患者头部,放热水袋于足下
	擦拭方法	· 显露擦拭部位,将大浴巾垫于擦拭部位下,以浸湿的小毛巾包裹手掌,边擦边按摩,最后以浴巾擦干 · 每擦拭一个部位更换一次毛巾 · 在大血管处(腋窝、肘窝、腹股沟、腘窝等)可用力擦拭并适当延长擦拭时间 · 擦拭过程中注意询问患者感受
	擦拭顺序	· 双上肢:侧颈—肩—上臂外侧—前臂外侧—手背;侧胸—腋窝—上臂内侧—肘窝—前臂内侧—手心;同法擦拭对侧上肢 · 背部:协助患者侧卧,擦拭颈下肩部—背部—臀部 · 穿好上衣,脱去裤子 · 双下肢:髋部—下肢外侧—足背,腹股沟—下肢内侧—内踝,臀下沟—下肢后侧—腘窝—足跟;同法擦拭对侧下肢
	协助整理	· 撤掉热水袋,协助患者穿裤并取舒适卧位 · 整理床单位,询问患者感受,交代注意事项
	洗手记录	· 洗手 · 记录温水拭浴时间、部位、效果及患者反应
	测温记录	· 30 min 后测量患者体温并记录,如体温低于 39 ℃ 则取下冰袋(口述)

【操作评分表】

温水拭浴操作评分表

班级_____ 组别_____ 姓名_____ 学号_____

项目内容		操作步骤	分值	扣分标准	扣分原因	扣分
评估解释(6分)	核对解释(2分)	· 核对患者信息并解释	2	· 未核对患者信息不得分,核对不规范扣1~2分		
	评估要点(4分)	· 评估患者、环境、屏风或围帘	4	· 未评估不得分,评估不全缺少一项扣1分		
准备(9分)	护士准备(4分)	· 衣帽整洁,修剪指甲,洗手,戴口罩	4	· 未洗手或洗手不规范扣1~2分 · 未戴口罩或戴口罩不规范扣1~2分		
	用物准备(3分)	· 用物准备齐全,放置合理	3	· 每缺少一项扣1分 · 物品置放不合理扣1分		
	环境准备(2分)	· 酌情关门窗,用围帘或屏风遮挡患者	2	· 未准备环境扣1分 · 准备不充分扣1分		

续表

项目内容		操作步骤	分值	扣分标准	扣分原因	扣分
操作过程（65分）	核对解释（3分）	· 核对患者信息并解释	3	· 未核对患者信息扣2分 · 未解释扣1分		
	脱衣安置（8分）	· 协助患者脱去上衣,松解裤带 · 置冰袋于患者头部,放热水袋于足下	8	· 协助患者脱衣方法不当扣1~4分 · 未放置冰袋或热水袋各扣2分,放置错误扣2分		
	擦拭方法（14分）	· 将大浴巾垫于擦拭部位下,以小毛巾包裹手掌,边擦边按摩,再用浴巾擦干 · 每擦拭一个部位更换一次毛巾 · 在大血管处用力擦拭并适当延长擦拭时间 · 擦拭过程中询问患者感受	14	· 未垫大浴巾扣2分 · 未用小毛巾包裹手掌扣2分 · 擦拭方法不当扣2~8分 · 擦拭过程中未询问患者感受扣2分		
	擦拭顺序（16分）	· 双上肢 · 背部:颈下肩部—背部—臀部 · 穿好上衣,脱去裤子 · 双下肢	16	· 擦拭顺序错误或有遗漏扣2~14分 · 未给患者穿上衣扣2分		
	协助整理（12分）	· 撤去热水袋,协助患者穿裤并取舒适卧位 · 整理床单位并询问患者感受,交代注意事项	12	· 未撤热水袋扣3分 · 未协助患者穿裤子扣3分 · 未恢复舒适体位或未询问患者各扣2分 · 未整理床单位扣2分 · 未交代注意事项扣2分		
	洗手记录（6分）	· 拉开围帘或屏风 · 洗手 · 记录温水拭浴时间、部位、效果及患者反应	6	· 未拉开围帘或屏风扣2分 · 未洗手、记录各扣2分		
	测温记录（6分）	· 30 min后测量患者体温并记录,如体温低于39℃则取下冰袋(口述)	6	· 未口述该项内容扣4分 · 缺少一项扣2分		
综合评价（20分）	操作方法（4分）	· 程序正确,操作规范、熟练 · 动作轻巧、准确、无污染	4	· 程序错误不得分,操作不规范扣1~4分		
	操作效果（4分）	· 操作时间 < 10 min	4	· 操作超时扣1~4分		
	操作态度（2分）	· 态度严谨、认真	2	· 态度不严谨扣1~2分		
	指导患者（10分）	· 护患沟通良好,能对患者进行正确指导	10	· 语言沟通不良扣2~5分 · 健康指导语言不恰当、有遗漏扣1~5分		
总分			100	得分		

实验 26 静脉血标本采集

【实验学时】 2 学时

【目的要求】

1. 掌握静脉血标本采集的目的、注意事项。

2. 能够熟练地完成各种静脉血标本的采集。

3. 能够根据患者情况,选择正确的血标本采集方法和途径。

4. 能够严格遵守无菌操作原则和查对制度,具有严谨、慎独的工作态度,能与患者进行良好的沟通。

【主要用物】

治疗盘内备:一次性 5 mL 或一次性 10 mL 注射器或采血针、贴好条码的血标本容器、止血带、小垫枕、无菌治疗巾、弯盘、安尔碘、无菌棉签、手套等。

其他:化验单、手消毒剂、锐器盒、医疗垃圾桶、生活垃圾桶。

【注意事项】

1. 严格遵守无菌操作及查对制度,以防感染和血标本污染。

2. 做生化检查,应事先通知患者在清晨空腹时采集。

3. 严禁在输血、输液的针头处抽取血标本。

4. 标本及时送检。

【操作流程】

静脉血标本采集操作流程

项目内容		操作步骤
评估解释	评估	· 年龄、病情、意识状态、治疗情况等 · 心理状态及配合程度 · 患者需做的检查项目,决定采血量及是否需要特殊准备,如使用抗凝剂等 · 患者穿刺部位皮肤及静脉状况 · 环境整洁安静,光线适合,符合无菌操作要求
	解释	· 核对患者信息,向患者或家属(昏迷患者)解释血标本采集的目的、方法、注意事项,教会患者配合方法,以取得合作
准备	护士准备	· 衣帽整洁,修剪指甲,洗手(七步洗手法),戴口罩
	患者准备	· 理解血标本采集的目的和意义,主动配合,取舒适体位
	用物准备	· 用物准备齐全,均在有效期内,摆放合理
	环境准备	· 环境整洁安静,光线适合,符合无菌操作要求
操作过程	查对医嘱	· 查对医嘱,检验标本试管条码信息
	核对解释	· 携用物至床旁,核对患者信息,并再次解释采血目的和配合方法
	选择穿刺点	· 选择合适静脉穿刺点,在穿刺点上方约 6 cm 处扎止血带,常规消毒皮肤
	静脉穿刺	· 戴手套,绷紧皮肤,针头斜面向上,与皮肤成 15°～30°进针,刺入静脉,见回血后抽取所需血量 · 松止血带,迅速拔出针头,用干棉签按压穿刺点 1～2 min(至不再出血)

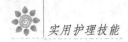

项目内容		操作步骤
操作过程	血液注入血标本容器	· 血培养标本： 血培养瓶为密封瓶,瓶口除橡胶塞外另加铝盖密封,内盛培养基,经高压灭菌;使用时将铝盖中心部分除去,常规消毒瓶塞,更换针头将抽出的血液注入瓶内,轻轻摇匀
		· 全血标本： 取下针头,将血液沿管壁缓慢注入盛有抗凝剂的试管内,轻轻摇动,使血液与抗凝剂混匀
		· 血清标本： 取下针头,将血液沿管壁缓慢注入干燥试管内
	整理记录	· 检查患者穿刺部位,协助患者取舒适体位,整理床单位 · 将标本连同检验单及时送检 · 用物按消毒、隔离原则处理;注射器针筒放于消毒桶内,针头放于锐器盒内 · 洗手,记录

注:目前临床抽全血或血清化验检查时,采用密封的负压真空管,用采血针穿刺见回血后将针末端插入负压真空管,血液自动抽吸至所需血量。

【操作评分表】

静脉血标本采集操作评分表

班级_____　　组别_____　　姓名_____　　学号_____

项目内容		操作步骤	分值	扣分标准	扣分原因	扣分
评估解释 (6分)	核对解释 (2分)	· 核对患者并解释	2	· 未核对患者信息不得分,核对不规范扣1~2分		
	评估要点 (4分)	· 评估患者、环境	4	· 未评估不得分,评估不全缺少一项扣1分		
准备 (9分)	护士准备 (4分)	· 衣帽整洁,修剪指甲,洗手,戴口罩	4	· 未洗手或洗手不规范扣1~2分 · 未戴口罩或戴口罩不规范扣1~2分		
	用物准备 (5分)	· 用物准备齐全,放置合理	5	· 每缺少一项扣1分 · 物品放置不合理扣1分		
操作过程 (65分)	核对解释 (4分)	· 核对解释,取得患者配合 · 检验项目	4	· 未核对医嘱扣2分 · 未检验扣1~2分		
	选择穿刺点 (7分)	· 选择合适静脉穿刺点,常规消毒皮肤	7	· 静脉选择不符合要求扣2~4分 · 消毒不合理扣1~3分		
	静脉穿刺 (28分)	· 戴手套,绷紧皮肤,针头刺入静脉 · 抽取所需血量	22	· 扎止血带不符合要求扣2分 · 一次穿刺不成功扣5分,两次穿刺不成功扣10分 · 抽出血量不准确扣5分 · 血液标本凝固在注射器内扣5分		

续表

项目内容		操作步骤	分值	扣分标准	扣分原因	扣分
操作过程（65分）	静脉穿刺（28分）	· 松止血带,迅速拔出针头,用干棉签按压穿刺点	6	· 未松止血带扣3分 · 未用棉签按压扣3分		
	血液注入血标本容器（18分）	· 血培养标本:更换针头,将抽出的血液注入密封瓶内 · 全血标本:取下针头,将血液注入盛有抗凝剂的试管内 · 血清标本:取下针头,将血液沿管壁缓慢注入干燥试管内	18	· 试管或容器选择错误扣5分 · 血培养标本污染扣5分,未摇匀扣1分 · 全血标本凝固扣5分 · 摇动血清标本扣2分		
	整理记录（8分）	· 检查患者穿刺部位,协助患者取舒适体位,整理床单位 · 将标本连同检验单及时送检 · 处理用物,洗手,记录	8	· 未评估穿刺部位有无血肿扣1分 · 未整理床单位,协助患者恢复舒适体位扣1分 · 标本未及时送检扣2分 · 用物处理不合理扣2分 · 未洗手,记录扣2分		
综合评价（20分）	操作方法（4分）	· 程序正确,操作规范、熟练 · 无菌观念强,查对认真	4	· 程序错误不得分,操作不规范扣1~2分 · 操作过程有污染扣1~2分		
	操作效果（4分）	· 患者痛感较小,对操作满意 · 操作时间<5 min	4	· 患者反应效果差扣1~2分 · 操作超时扣1~2分		
	操作态度（2分）	· 态度严谨、认真	2	· 态度不严谨扣1~2分		
	指导患者（10分）	· 护患沟通良好,能对患者进行正确指导	10	· 语言沟通不良扣2~5分 · 健康指导语言不恰当,有遗漏扣1~5分		
总分			100	得分		

实验27　简易呼吸器的使用

【实验学时】　2学时

【目的要求】

1. 掌握简易呼吸器的使用目的、注意事项。

2. 掌握正确开放气道的方法,能够正确熟练地完成简易呼吸器的使用。

3. 争分夺秒抢救患者,具有严谨、慎独的工作态度。

【主要用物】

治疗盘内备:氧气装置、纱布、弯盘、必要时备手套,简易呼吸器(呼吸囊、呼吸活瓣、面罩、衔接管)、手消毒剂、医疗垃圾桶、生活垃圾桶。

【注意事项】

1. 使用前必须检查确保简易呼吸器各阀门连接正确,气囊无漏气,性能良好。
2. 使用简易呼吸器时,患者头颈部与躯干间避免成直角。

【操作流程】

简易呼吸器的使用操作流程

项目内容		操作步骤
评估	评估患者	· 有无自主呼吸、呼吸形态、呼吸道是否通畅、意识状态、生命体征等 · 根据患者选择合适的呼吸器型号 · 环境安全
准备	护士准备	· 仪表端庄、着装整洁
	用物准备	· 简易呼吸器性能良好,用物准备齐全,放置合理
	环境准备	· 环境安全
操作过程	连接氧气装置	· 将简易呼吸器与氧气(高流量8~10 L/min)装置相连接,检查连接是否正确、呼吸囊有无漏气
	协助卧位	· 帮助取仰卧位,去枕
	开放呼吸道	· 解开患者衣领、腰带等束缚,戴手套
		· 清除患者上呼吸道的分泌物和呕吐物,如有活动义齿应取下
		· 托起患者下颌,患者头后仰,开放气道
	使用简易呼吸器	· 将简易呼吸器的面罩紧扣患者口鼻,避免漏气("EC"手法固定)
		· 有规律地挤压呼吸囊 · 挤压速率: 16~20 次/min · 每次挤压气量为400~600 mL
		· 注意观察患者的自主呼吸情况;有自主呼吸,则人工呼吸应与之同步,即患者吸气初顺势挤压呼吸囊,达到一定潮气量后松开,使患者自行完成呼气动作
		· 观察患者胸廓是否起伏,判断通气量是否合适,使用呼吸器后呼吸状况是否改善
	整理记录	· 协助患者清洁口、鼻、面部,脱手套,整理床单位 · 整理用物,消毒备用 · 洗手,记录使用时间、患者反应等

【操作评分表】

简易呼吸器的使用操作评分表

班级_____ 组别_____ 姓名_____ 学号_____

项目内容		操作步骤	分值	扣分标准	扣分原因	扣分
操作前准备 (12分)	护士准备 (2分)	· 仪表端庄、着装整洁	2	· 衣着不符合要求扣1~2分		
	评估要点 (5分)	· 评估患者、简易呼吸器型号及环境	5	· 未评估不得分,评估不全缺少一项扣1分		
	用物准备 (5分)	· 简易呼吸器性能良好,用物准备齐全,放置合理	5	· 每缺少一项扣1分 · 物品放置不合理扣1分		

续表

项目内容		操作步骤	分值	扣分标准	扣分原因	扣分
操作过程（78分）	连接氧气装置（10分）	· 将简易呼吸器与氧气装置相连接，检查连接是否正确、呼吸囊有无漏气	10	· 一处不符合要求扣1分 · 管道连接错误或呼吸囊漏气各扣5分		
	协助卧位（5分）	· 帮助取仰卧位，去枕	5	· 卧位不符合要求扣3～5分		
	开放呼吸道（15分）	· 解开患者衣领、腰带等束缚 · 清除患者上呼吸道的分泌物和呕吐物，有活动义齿的应取下 · 托起患者下颌，患者头后仰，开放气道	15	· 一处不符合要求扣1～2分，总扣分不超过5分 · 开放气道方法不正确扣5分 · 未有效开放气道扣5分		
	使用简易呼吸器（40分）	· 将简易呼吸器的面罩紧扣患者口鼻，避免漏气	12	· 使用面罩不符合要求、面罩固定不正确、漏气各扣4分		
		· 有规律地挤压呼吸囊 · 挤压速率、每次送气量准确 · 有自主呼吸者，人工呼吸应与之同步	20	· 挤压气囊频率过快或过慢、与自主呼吸不同步、漏气明显不处理各扣4～8分		
		· 观察患者胸廓是否起伏，判断通气量是否合适，呼吸状况是否改善	8	· 未观察不得分，每少观察一项扣3分，总扣分不超过8分		
	整理记录（8分）	· 协助患者清洁口、鼻、面部，整理床单位 · 整理用物，消毒备用 · 洗手，记录	8	· 未清理口鼻面部扣2分 · 未整理床单位扣1分 · 未正确处理用物扣3分 · 未洗手记录扣2分		
综合评价（10分）	操作方法（4分）	· 程序正确，操作规范、熟练 · 动作稳、准、轻、快，符合操作原则	4	· 程序错误不得分，操作不规范扣1～4分		
	操作效果（4分）	· 操作时间＜10 min	4	· 操作超时扣1～4分		
	操作态度（2分）	· 态度严谨、认真	2	· 态度不严谨扣1～2分		
总分			100	得分		

实验28　氧气吸入法

【实验学时】　2学时

【目的要求】

1. 掌握吸氧的目的及注意事项，氧流量的调节及计算方法。

2. 掌握氧气表装卸方法，能够正确熟练地完成氧气吸入操作。

3. 具有严谨、慎独的工作态度,能与患者进行良好的沟通。

【主要用物】

治疗盘内备:鼻导管、氧气表(由压力表、减压器、流量表、湿化瓶、安全阀等组成)、扳手、纱布、弯盘、棉签、冷开水、手电筒。

其他:氧气筒、四防牌、空满标志、手消毒剂、执行单、医疗垃圾桶、生活垃圾桶。

【注意事项】

1. 注意用氧安全,做好"四防":防火、防油、防热、防震。

2. 观察用氧效果,选择适当的氧流量。

3. 及时更换吸氧用物。

4. 氧气筒内的氧气不可用尽,以防灰尘进入,再次充氧气时引起爆炸。

【操作流程】

氧气吸入法操作流程

项目内容		操作步骤
评估解释	评估	· 年龄、病情、意识状态、活动能力等 · 心理状态及配合程度 · 鼻腔是否通畅,鼻腔黏膜有无肿胀、炎症,鼻中隔有无偏曲、息肉,既往有无鼻部疾患等 · 环境整洁安静,舒适安全,光线适合(避开明火及热源)
	解释	· 核对患者信息,向患者或家属(昏迷患者)解释氧气吸入的目的、方法,教会患者配合方法,以取得合作
准备	护士准备	· 衣帽整洁,修剪指甲,洗手(七步洗手法),戴口罩
	患者准备	· 理解氧气吸入的目的和意义,主动配合
	用物准备	· 用物准备齐全,摆放合理 · 氧气筒放置位置合适,妥善固定,检查有无四防牌、空满标志
	环境准备	· 环境整洁安静,舒适安全,光线适合(避开明火及热源)
操作过程	核对解释	· 携用物至床旁,核对患者床号、姓名、住院号,解释吸氧目的
	清洁鼻腔	· 用湿棉签清洁患者鼻腔
	安装氧气表	· 吹尘:逆时针打开氧气筒总开关少许,冲净气门处灰尘后关闭 · 装表:将流量表螺旋与氧气筒气门衔接,用手顺时针初步旋紧,将表稍后倾,用扳手旋紧,直立于氧气筒旁 · 连接湿化瓶
	连接鼻导管并检查	· 连接鼻导管 · 关闭流量开关 · 打开总开关,打开流量表,调节氧流量,将鼻导管前端放于冷开水中湿润,并检查氧气流出是否通畅,有无漏气
	插管固定	· 将鼻导管插入患者双侧鼻腔 · 导管环绕患者耳部向下放置,根据情况调节松紧度
	整理记录	· 整理床单位,取舒适体位 · 观察询问患者感觉:注意观察生命体征变化,缺氧症状如发绀、呼吸困难改善情况,做好心理安慰,告知注意事项(注意用氧安全,做好"四防",不要自行调节氧流量) · 处理用物 · 洗手,记录用氧时间、氧流量及患者病情改善情况

续表

项目内容		操作步骤
操作过程	停氧	· 核对患者并解释 · 取下鼻导管 · 关闭总开关,放出余气后,关闭流量表 · 卸下氧气表
	整理记录	· 协助患者清洁口鼻,取舒适体位,整理床单位 · 处理用物 · 洗手,记录停止用氧时间、病情改善情况

【操作评分表】

氧气吸入法评分表

班级_____　组别_____　姓名_____　学号_____

项目内容		操作步骤	分值	扣分标准	扣分原因	扣分
评估解释 (6分)	核对解释 (2分)	· 核对患者信息并解释	2	· 未核对患者信息不得分,核对不规范扣1~2分		
	评估要点 (4分)	· 评估患者、环境	4	· 未评估不得分,评估不全缺少一项扣1~2分		
准备 (9分)	护士准备 (4分)	· 衣帽整洁,修剪指甲,洗手,戴口罩	4	· 未洗手或洗手不规范扣1~2分 · 未戴口罩或戴口罩不规范扣1~2分		
	用物准备 (5分)	· 用物准备齐全,放置合理	5	· 每缺少一项扣1分 · 物品放置不合理扣1分		
操作过程 (65分)	核对解释 (2分)	· 备齐用物,携至床旁,核对解释	2	· 未核对患者扣1分 · 未解释扣1分		
	清洁鼻腔 (2分)	· 用湿棉签清洁鼻腔	2	· 未清洁鼻腔扣2分		
	安装氧气表 (10分)	· 吹尘、装表、连接湿化瓶	10	· 未吹尘扣3分 · 吹尘过响扣1分 · 表与地面不垂直扣3分 · 未连接湿化瓶扣3分		
	连接鼻导管并检查 (15分)	· 连接鼻导管 · 关闭流量表开关 · 打开总开关,打开流量表,调节氧流量,将鼻导管前端放于冷开水中湿润,并检查氧气流出是否通畅,有无漏气	15	· 未关流量表而开总开关扣4分 · 装表后漏气扣4分 · 未检查是否漏气扣2分 · 未检查通畅、未湿润鼻导管各扣2分 · 未调流量插管扣3分		
	插管固定 (8分)	· 将鼻导管插入患者双侧鼻腔 · 导管环绕患者耳部向下放置,调节松紧度	8	· 插管方法不规范扣1~5分 · 未固定扣3分 · 固定不符合要求扣1~3分		

项目内容		操作步骤	分值	扣分标准	扣分原因	扣分
操作过程 (65分)	整理记录 (8分)	· 整理床单位,取舒适体位,询问患者感受 · 交代注意事项 · 处理用物 · 洗手,记录	8	· 未整理床单位扣1分 · 未协助患者恢复舒适体位或未询问患者各扣1分 · 未交代注意事项扣2分 · 未正确处理用物扣2分 · 未洗手、记录扣2分		
	停止用氧 (14分)	· 核对患者并解释 · 拔出鼻导管,关闭总开关,放出余气后,关闭流量表 · 卸下氧气表	14	· 未核对并解释扣2分 · 漏取鼻导管、未关总开关、未放余气各扣2分 · 先关开关,后取鼻导管扣2分 · 未卸表扣2分 · 方法不当扣2分		
	整理记录 (6分)	· 协助患者清洁口鼻 · 处理用物 · 洗手,记录	6	· 未清洁口鼻扣1分 · 未正确处理用物扣3分 · 未洗手、记录扣2分		
综合评价 (20分)	操作方法 (4分)	· 程序正确,操作规范、熟练 · 动作轻巧、准确	4	· 程序错误不得分,操作不规范扣1~4分		
	操作效果 (4分)	· 操作时间<7 min	4	· 操作超时扣1~4分		
	操作态度 (2分)	· 态度严谨、认真	2	· 态度不严谨扣1~2分		
	指导患者 (10分)	· 护患沟通良好,能对患者进行正确指导	10	· 语言沟通不良扣2~5分 · 健康指导语言不恰当、有遗漏扣1~5分		
总分			100	得分		

附:中心供氧装置氧气吸入法操作流程

【主要用物】

治疗盘内备:鼻导管、流量表、湿化瓶、纱布、弯盘、棉签、冷开水、手电筒。

其他:中心供氧装置、手消毒剂、执行单、医疗垃圾桶、生活垃圾桶。

中心供氧装置氧气吸入法操作流程

项目内容		操作步骤
评估解释	评估	· 年龄、病情、意识状态、活动能力等 · 心理状态及配合程度 · 鼻腔是否通畅,鼻腔黏膜有无肿胀、炎症,鼻中隔有无偏曲、息肉,既往有无鼻部疾患等 · 环境整洁安静,舒适安全,光线适合(避开明火及热源)
	解释	· 核对患者信息,向患者或家属(昏迷患者)解释氧气吸入的目的、方法,教会患者配合方法,以取得合作

续表

项目内容		操作步骤
准备	护士准备	· 衣帽整洁,修剪指甲,洗手(七步洗手法),戴口罩
	患者准备	· 理解氧气吸入的目的和意义,主动配合
	用物准备	· 用物准备齐全,摆放合理
	环境准备	· 环境整洁安静,舒适安全,光线适合(避开明火及热源)
操作过程	核对解释	· 携用物至床旁,核对患者床号、姓名、住院号,解释吸氧目的
	清洁鼻腔	· 用湿棉签清洁鼻腔
	安装流量表	· 检查、关闭流量表 · 安装湿化瓶 · 将流量表插入中心供氧接口 · 鼻导管与氧气流量表出口接头连接,检查是否漏气及通畅情况 · 调节氧流量
	插管固定	· 将鼻导管插入患者双侧鼻腔 · 导管环绕患者耳部向下放置,根据情况调节松紧度
	整理记录	· 整理床单位,取舒适体位 · 观察询问患者感觉:注意观察患者生命体征变化,缺氧症状如发绀、呼吸困难改善情况,做好心理安慰,告知注意事项(注意用氧安全,不要自行调节氧流量) · 处理用物 · 洗手,记录用氧时间、氧流量及患者病情改善情况
	停氧	· 核对患者并解释 · 取下鼻导管 · 关闭流量表 · 卸下氧气表
	整理记录	· 协助患者清洁口鼻,取舒适体位,整理床单位 · 处理用物 · 洗手,记录停止用氧时间、病情改善情况

 实验29 经口鼻吸痰法

【实验学时】 2学时

【目的要求】

1. 掌握经口鼻吸痰的目的、注意事项。

2. 能够正确实施经口鼻吸痰操作。

3. 能与患者进行良好的沟通。

【主要用物】

电动吸引器或中心负压吸引装置、治疗盘、吸痰盘一套(一次性使用吸痰管数根、0.9%氯化钠溶液)、治疗巾、治疗碗、弯盘、无菌纱布、镊子、压舌板、张口器、听诊器、无菌手套等。

其他:手消毒剂、医疗垃圾桶、生活垃圾桶。

【注意事项】

1. 根据患者年龄,调节负压并选择合适的吸痰管,注意插管时不可有负压,以免负压吸附黏膜,引起损伤。

2. 严格正确操作、动作轻柔、迅速,以免损伤黏膜。

【操作流程】

经口鼻吸痰法操作流程

项目内容		操作步骤
评估解释	评估	· 年龄、病情、意识状态、治疗情况等 · 心理状态及配合程度 · 患者呼吸、口腔、鼻腔状况、有无活动义齿 · 患者痰量、痰液黏稠度及部位 · 环境整洁安静,舒适安全,光线适合
	解释	· 核对患者信息,向患者或家属(昏迷患者)解释经口鼻吸痰的目的、方法、注意事项,以取得合作
准备	护士准备	· 衣帽整洁,修剪指甲,洗手(七步洗手法),戴口罩
	患者准备	· 理解经口鼻吸痰的目的和意义,主动配合
	用物准备	· 用物准备齐全,确认均在有效期内,摆放合理
	环境准备	· 环境整洁安静,舒适安全,光线适合
操作过程	核对解释	· 携用物至床旁,核对患者姓名、床号
	检查机器	· 接通电源,打开吸引开关,检查吸引器的性能是否正常
	调节负压	· 调节负压 · 成人:40.0~53.3 kPa,小儿应按年龄调节负压,新生儿<13.3 kPa;婴幼儿13.3~26.6 kPa;儿童<39.9 kPa
	检查试吸	· 倒0.9%氯化钠溶液于治疗碗内 · 将患者的头转向操作者一侧,铺无菌治疗巾,检查口腔情况,昏迷患者可用压舌板或张口器帮助张口,取下活动义齿 · 戴无菌手套,连接吸痰管,试吸少量0.9%氯化钠溶液
	抽吸观察	· 一手将导管末端折叠,一手将镊子夹持吸痰管插入口腔咽部,然后放松折叠处,先吸口咽部的分泌物,再吸深部的分泌物(气管切开者,先吸气管切开处,再吸口鼻处);手法:左右旋转,向上提拉,每次吸痰时间不超过15 s,吸痰过程中观察监护仪上患者生命体征的变化,再次吸痰需间隔3~5 min · 导管退出后,应用0.9%氯化钠溶液抽吸冲洗 · 观察患者吸痰前后氧饱和度的改变,同时检查口鼻黏膜有无损伤,注意吸出物的性质、颜色、黏稠度及量等
	整理记录	· 擦净患者脸上的分泌物,协助其取舒适体位,整理床单位 · 吸痰毕,关闭吸痰开关,取下吸痰管,脱去手套包裹吸痰管置于医疗垃圾桶中,将储液瓶清洁消毒后备用 · 洗手,记录

【操作评分表】

经口鼻吸痰法操作评分表

班级_____ 组别_____ 姓名_____ 学号_____

项目内容		操作步骤	分值	扣分标准	扣分原因	扣分
评估解释（6分）	核对解释（2分）	· 核对患者并解释	2	· 未核对患者不得分,核对不规范扣1~2分		
	评估要点（4分）	· 评估患者、环境	4	· 未评估不得分,评估不全缺少一项扣1~2分		
准备（9分）	护士准备（4分）	· 衣帽整洁,修剪指甲,洗手(七步洗手法),戴口罩	4	· 未洗手或洗手不规范扣1~2分 · 未戴口罩或戴口罩不规范扣1~2分		
	用物准备（5分）	· 用物准备齐全,放置合理	5	· 每缺少一项扣1分 · 物品放置不合理扣1分		
操作过程（65分）	核对解释（2分）	· 核对解释,取得患者配合	2	· 未核对患者扣1分 · 未解释扣1分		
	检查机器（3分）	· 接通电源,检查吸引器的性能是否正常	3	· 未检查机器性能或方法不正确扣3分		
	调节负压（4分）	· 根据患者年龄调节负压	4	· 调压不正确扣4分		
	检查试吸（12分）	· 倒0.9%氯化钠溶液于治疗碗内	2	· 未倒扣2分		
		· 将患者的头转向操作者一侧,检查口腔情况	3	· 患者体位不舒适扣1分 · 未检查口腔扣2分		
		· 连接吸痰管,试吸少量0.9%氯化钠溶液	7	· 连接吸痰管方法不正确扣5分 · 未试吸扣2分		
	抽吸观察（34分）	· 先吸口咽部的分泌物,再吸深部的分泌物(气管切开者,先吸气管切开处,再吸口鼻处)	24	· 插管时有负压扣4分 · 插管长度不符合要求扣3分 · 吸痰手法不正确扣5分 · 吸痰顺序不正确扣5分 · 一次吸痰时间过长扣3分 · 未严格执行无菌操作扣4分		
		· 导管退出后,用0.9%氯化钠溶液抽吸冲洗	6	· 未冲管扣3分 · 分泌物堵塞吸痰导管扣3分		
		· 观察患者吸痰前后变化	4	· 未注意观察病情扣4分		

续表

项目内容		操作步骤	分值	扣分标准	扣分原因	扣分
操作过程（65分）	整理记录（10分）	· 擦净患者脸上的分泌物，协助其取舒适体位，整理床单位 · 吸痰毕，正确处理用物 · 洗手，记录	10	· 未擦净患者脸上分泌物扣2分 · 未整理床单位扣1分 · 未协助患者恢复舒适体位或未询问患者感受各扣1分 · 未正确处理用物扣3分 · 未洗手、记录扣2分		
综合评价（20分）	操作方法（4分）	· 程序正确，操作规范、熟练 · 动作轻巧、准确、无污染	4	· 程序错误不得分，操作不规范扣1~4分		
	操作效果（4分）	· 操作时间＜10 min	4	· 操作超时扣1~4分		
	操作态度（2分）	· 态度严谨、认真	2	· 态度不严谨扣1~2分		
	指导患者（10分）	· 护患沟通良好，能对患者进行正确指导	10	· 语言沟通不良扣2~5分 · 健康指导语言不恰当、有遗漏扣1~5分		
总分			100	得分		

实验30　洗胃法

【实验学时】　2学时

【目的要求】

1. 掌握洗胃的目的、适应证、禁忌证及注意事项、常见药物中毒洗胃液的选择。

2. 能够正确熟练完成各种洗胃方法。

3. 程序规范，体现人文关怀，能与患者进行良好的沟通。

【主要用物】

治疗盘内备：胃管、水温计、胶布、纱布、压舌板、治疗巾、弯盘、手电筒、石蜡油、漱口液、棉签、手套、开口器、舌钳、标本容器、50 mL注射器、听诊器等。

根据毒物性质选择25~38 ℃洗胃液10 000~20 000 mL。

其他：漏斗胃管、电动吸引器、全自动洗胃机、执行单、手消毒剂、污水桶、清洁桶、塑料围裙或橡胶单、医疗垃圾桶、生活垃圾桶。

【注意事项】

1. 插胃管动作要轻柔敏捷，以免损伤食管黏膜。

2. 洗胃过程中，注意观察患者病情变化，如有血性液体流出或出现虚脱现象，应立即停止洗胃。

【操作流程】

胃管洗胃法操作流程

项目内容		操作步骤
评估解释	评估	· 患者中毒情况,包括毒物种类、剂量、时间、途径等 · 患者已接受的处理措施 · 患者生命体征、意识状态、瞳孔的变化 · 患者的口腔、鼻腔黏膜情况 · 患者的心理状态及配合程度 · 根据患者的病情、配合程度等选择合适的洗胃方法 · 环境宽敞,便于操作,必要时加围帘等遮挡
	解释	· 核对患者信息,向患者或家属(昏迷患者)解释洗胃的目的、方法及注意事项,教会患者配合方法,以取得合作
准备	护士准备	· 衣帽整洁,修剪指甲,洗手(七步洗手法),戴口罩
	患者准备	· 理解洗胃的目的、意义和注意事项,主动配合
	用物准备	· 用物准备齐全,摆放合理
	环境准备	· 环境宽敞,便于操作,必要时加围帘等遮挡
操作过程	核对解释	· 携用物至床旁,核对姓名、床号、住院号,有活动义齿的应取下
	协助卧位	· 协助患者取合适体位:中毒较轻取半坐卧位,较重者取左侧卧位,昏迷患者取平卧位,头偏向一侧 · 围好围裙或铺好橡胶单及治疗巾,置弯盘于口角旁,污水桶于床旁
	漏斗胃管洗胃法	· 润滑胃管,经口腔插入胃管45~55 cm · 验证胃管在胃内 · 固定:证实胃管在胃内后,用胶布固定 · 置漏斗低于胃部水平位置,挤压橡皮球,抽尽胃内容物(中毒物质不明时,留胃内容物送检,确定毒物性质) · 举漏斗高过头部30~50 cm,将洗胃液缓慢倒入漏斗内约300~500 mL,当漏斗内剩余适量液体时,迅速将漏斗降至胃部以下(利用虹吸原理),倒置于污水桶内 · 反复灌洗至液体澄清无味为止
	电动吸引器洗胃法	· 检查:接通电源,检查吸引器性能 · 连接:输液管与"Y"形管主管相连,胃管末端与储液瓶的引流管分别与"Y"形管的两个分支连接,夹紧输液管,检查各连接处有无漏气 · 将灌洗液倒入输液瓶内,挂于输液架上 · 润滑胃管前段并插管,证实胃管在胃内后固定 · 开动吸引器(利用负压原理),吸出胃内容物(中毒物质不明时,留胃内容物送检,确定毒物性质) · 关闭吸引器,夹紧储液瓶上的引流管,开放输液管,使溶液流入胃内300~500 mL · 夹紧输液管,开放储液瓶上的引流管,开动吸引器,吸出灌入的液体 · 反复灌洗直至洗出液澄清无味为止

项目内容		操作步骤
操作过程	全自动洗胃机洗胃法	· 接通电源,检查全自动洗胃机性能 · 润滑胃管前段并插管,证实胃管在胃内后固定 · 将已配好的洗胃液倒入水桶内 · 将3根橡胶管分别与机器的药管(进液管)、胃管、污水管(出液管)相连,药管的另一端放入洗胃液中,污水管的另一端放入污水桶中,胃管的另一端与已插好的患者胃管相连 · 调节药量流速 · 按【手吸】键,吸出胃内容物 · 再按【自动】键,机器开始对胃进行自动冲洗(冲洗时一定先吸出胃内容物,防止胃潴留,当中毒物质不明时,留胃内容物送检,确定毒物性质) · 若发现有食物堵塞管道,水流减慢,不流或发生故障时,可交替按【手冲】和【手吸】键,重复冲吸数次,直到管路通畅,再按【手吸】键将胃内残留液体吸出后,按【自动】键,恢复自动洗胃 · 反复冲洗直至洗出液澄清无味为止
	观察效果	· 洗胃过程中,应随时观察洗出液的性质、颜色、气味、量及患者面色、脉搏、呼吸和血压的变化,有无洗胃并发症的发生
拔管	拔管	· 洗胃完毕,反折胃管,拔出
	整理	· 清醒患者应协助其漱口 · 整理床单位,嘱患者卧床休息 · 清理用物
	记录	· 洗手,记录洗胃液名称、量;洗出液的颜色、气味、性质、量;患者的反应

【操作评分表】

胃管洗胃法操作评分表

班级_____ 组别_____ 姓名_____ 学号_____

项目内容		操作步骤	分值	扣分标准	扣分原因	扣分
评估解释 (6分)	核对解释 (2分)	· 核对患者信息并解释	2	· 未核对患者信息不得分,核对不规范扣1~2分		
	评估要点 (4分)	· 评估患者、环境	4	· 未评估不得分,评估不全缺少一项扣1分		
准备 (9分)	护士准备 (4分)	· 衣帽整洁,修剪指甲,洗手(七步洗手法),戴口罩	4	· 未洗手或洗手不规范扣1~2分 · 未戴口罩或戴口罩不规范扣1~2分		
	用物准备 (5分)	· 用物准备齐全,放置合理	5	· 每缺少一项扣1分 · 物品放置不合理扣1分		

项目内容		操作步骤	分值	扣分标准	扣分原因	扣分
（三种洗胃法择一）操作过程（75分）	核对解释（2分）	·核对患者并做好解释工作	2	·未核对患者扣1分 ·未解释扣1分		
	协助卧位（5分）	·协助患者取合适体位 ·围好围裙或铺好橡胶单及治疗巾,置弯盘于口角旁,污水桶于床旁	5	·未协助患者取舒适体位或体位不当扣2分 ·颌下未铺治疗巾或未置弯盘各扣1～2分		
	漏斗胃管洗胃法（50分）	·测量插管长度,润滑胃管前段并插管 ·验证胃管在胃内后固定	10	·插管方法错误一处扣2分 ·未验证胃管在胃内扣5分 ·未固定或固定方法不正确扣2～3分		
		·挤压橡皮球,抽尽胃内容物（中毒物质不明时,留胃内容物送检,确定毒物性质）	12	·未先抽吸胃内容物扣5分 ·抽吸方法不规范扣2分 ·未根据情况留取标本扣5分		
		·利用虹吸原理反复灌洗至洗出液澄清无味为止	23	·漏斗高度不准确扣3分 ·每次灌入洗胃液的量不准确扣3～5分 ·未洗净胃内容物扣10分		
	电动吸引器洗胃法（50分）	·接通电源,检查吸引器性能	4	·未检查吸引器性能扣4分		
		·正确连接各管道,并检查各连接处有无漏气 ·将灌洗液倒入输液瓶内,挂于输液架上	6	·管道连接错误一处扣2分,不超过6分		
		·测量插管长度,润滑胃管前段并插管 ·验证胃管在胃内后固定	15	·插管方法错误一处扣2分 ·未验证胃管在胃内扣5分 ·未固定或固定方法不正确扣2～3分		
		·开动吸引器,吸出胃内容物（中毒物质不明时,留胃内容物送检,确定毒物性质）	10	·未先抽吸胃内容物扣5分 ·未根据情况留取标本扣5分		
		·灌入洗胃液 ·吸出灌入的液体 ·反复灌洗直至洗出液澄清无味为止	15	·操作方法不规范扣2～3分 ·每次灌入洗胃液的量不准确扣3～5分 ·未洗净胃内容物扣7分		
	全自动洗胃机洗胃法（50分）	·接通电源,检查全自动洗胃机性能	4	·未检查全自动洗胃机性能扣4分		
		·测量插管长度,润滑胃管前段并插管 ·验证胃管在胃内后固定	15	·插管方法错误一处扣2分 ·未验证胃管在胃内扣5分 ·未固定或固定方法不正确扣2～3分		

续表

项目内容		操作步骤	分值	扣分标准	扣分原因	扣分
（三种洗胃法择一）操作过程（75分）	全自动洗胃机洗胃法（50分）	· 正确连接各管道 · 调节药量流速	6	· 管道连接错误一处扣2分 · 未正确调节流速扣2分		
		· 按【手吸】键,吸出胃内容物(中毒物质不明时,留胃内容物送检,确定毒物性质)	10	· 未先抽吸胃内容物扣5分 · 未根据情况留取标本扣5分		
		· 再按【自动】键,机器开始进行自动冲洗 · 反复冲洗直至洗出液澄清无味为止	15	· 按键错误导致严重后果扣5分 · 未洗净胃内容物扣10分		
	观察效果（5分）	· 随时观察洗出液的性质、颜色、气味、量及患者面色、脉搏、呼吸和血压的变化,有无洗胃并发症的发生	5	· 未观察相关情况不得分,观察不全面扣1~5分		
	拔管处理（5分）	· 洗胃完毕,反折胃管,拔出	5	· 拔管方法不正确扣2~5分		
	整理记录（8分）	· 对清醒患者应协助其漱口 · 整理床单位,协助患者取舒适体位 · 清理用物 · 洗手 · 记录洗胃液名称、量;洗出液的颜色、气味、性质、量;患者的反应	8	· 对清醒患者未协助患者漱口扣2分 · 未整理床单位扣1分 · 未协助患者恢复舒适体位扣2分 · 未正确处理用物扣2分 · 未洗手、记录扣1分		
综合评价（10分）	操作方法（4分）	· 程序正确,操作规范、熟练 · 动作轻巧、准确	4	· 程序错误不得分,操作不规范扣1~4分		
	操作效果（4分）	· 操作时间<10 min	4	· 操作超时扣1~4分		
	操作态度（2分）	· 态度严谨,认真	2	· 态度不严谨扣1~2分		
总分			100	得分		

注:漏斗胃管洗胃法、电动吸引器洗胃法、全自动洗胃机洗胃法3种洗胃方法操作评分标准分别为100分。

附：口服催吐洗胃法操作流程

【主要用物】

治疗盘内备：量杯、水温计、压舌板、毛巾、漱口液。

根据毒物性质选择25~38 ℃洗胃液10 000~20 000 mL、手消毒剂、污水桶、清洁桶、塑料围裙、医疗垃圾桶、生活垃圾桶。

口服催吐洗胃法操作流程

项目内容		操作步骤
评估解释	评估	· 患者中毒情况,包括毒物种类、剂量、时间、途径等 · 患者生命体征、意识状态、瞳孔的变化 · 患者的心理状态及配合程度 · 根据患者的病情、配合程度等选择合适的洗胃方法 · 环境宽敞,便于操作,必要时加围帘等遮挡
	解释	· 核对患者信息,向患者或家属(昏迷患者)解释口服催吐洗胃的目的、方法及注意事项,教会患者配合方法,以取得合作
准备	护士准备	· 衣帽整洁,修剪指甲,洗手(七步洗手法),戴口罩
	患者准备	· 理解口服催吐洗胃的目的、意义和注意事项,主动配合
	用物准备	· 用物准备齐全,摆放合理
	环境准备	· 环境宽敞,便于操作,必要时加围帘等遮挡
操作过程	核对解释	· 携用物至床旁,核对姓名、床号、住院号,有活动义齿的应取下
	协助卧位	· 根据病情取坐位,围好围裙,置污水桶于座位前或床旁
	催吐	· 指导患者每次饮液量约为300～500 mL · 自呕或用压舌板压舌根催吐 · 反复自饮、催吐,直至吐出的液体澄清无味
	整理记录	· 对清醒患者应协助其漱口 · 整理床单位,嘱患者卧床休息 · 清理用物 · 洗手,记录洗胃液名称、量;吐出液的颜色、气味、性质、量;患者的反应

实验31 滴眼药水法

【实验学时】 2学时

【目的要求】

1. 掌握滴眼药水的目的、常用滴眼液的作用及滴眼药水的注意事项。

2. 能够正确熟练地完成滴眼药水法操作。

3. 能正确评估患者的身体状况,并能针对患者的眼部状况进行相应的眼部护理操作。

4. 操作过程中动作轻柔、规范,态度和蔼,能与患者进行及时有效的沟通。

【主要用物】

滴眼液、无菌滴管或滴瓶、消毒棉签或棉球、手消毒剂、弯盘、执行单等。

【注意事项】

1. 操作前必须洗净双手,防止交叉感染。

2. 双眼滴药时,先滴健眼,再滴患眼。

3. 角膜感觉灵敏,药液避免直接滴在角膜上。嘱患者滴药后不要用力闭眼,防止药液外溢。

4. 角膜溃疡、眼球穿通伤及术后患者滴眼药时动作要轻,勿施压于眼球。

5. 混悬液用药前要摇匀。

6. 需滴用两种以上滴眼液时,不可同时滴入,一般间隔时间为 5 min 以上;若眼药水与眼药膏需同时使用,应先滴眼药水后涂眼药膏。

7. 滴用散瞳药、缩瞳药后要指导患者用棉签或手指压迫泪囊区 2~3 min,防止药液流入鼻腔被吸收后产生毒性反应。儿童滴眼液时更应特别注意按压泪囊区。

【操作流程】

滴眼药水法操作流程

项目内容		操作步骤
评估解释	评估	· 年龄、病情、意识状态、活动能力等 · 心理状态及配合程度 · 眼部有无红肿、分泌物等现象 · 环境整洁安静,舒适安全,光线适合
	解释	· 核对患者信息,向患者或家属(昏迷患者)解释滴眼药水的目的、方法、注意事项
准备	护士准备	· 衣帽整洁,洗手(七步洗手法)
	患者准备	· 理解滴眼药水的目的和意义,主动配合
	用物准备	· 用物准备齐全,均在有效期内,摆放合理
	环境准备	· 整洁安静,舒适安全,光线适合
操作过程	核对解释	· 携用物至床旁,核对患者姓名、眼别,药物的名称、浓度,水制剂应观察有无变色和沉淀
	协助卧位	· 协助患者取仰卧位或坐位,头稍向后仰并向患侧倾斜,并让其眼向上注视
	观察眼部	· 对比观察患者双眼眼部状况
	擦分泌物	· 操作者用消毒棉签轻轻擦去患者眼部分泌物
	显露部位	· 操作者用左手示指或拿棉签轻轻牵拉患者下眼睑,显露下穹窿部结膜囊
	滴眼药水	· 右手持眼药水滴管或眼药瓶先弃去 1~2 滴 · 距眼约 2~3 cm,将药液滴入下穹窿部结膜囊内 1~2 滴 · 将上眼睑轻轻提起,使结膜囊内充盈药液 · 用消毒棉签或棉球擦去外溢药液
	观察反应	· 嘱患者闭眼 1~2 min,观察用药后反应
	整理洗手	· 整理用物,消毒液洗手,交代注意事项

【操作评分表】

滴眼药水法操作评分表

班级_____ 组别_____ 姓名_____ 学号_____

项目内容		操作步骤	分值	扣分标准	扣分原因	扣分
评估解释(6分)	核对解释(2分)	· 核对患者信息并解释	2	· 未核对患者信息扣1分 · 未解释扣1分		
	评估要点(4分)	· 评估患者、环境	4	· 未评估不得分,评估不全缺少一项扣1~2分		

续表

项目内容		操作步骤	分值	扣分标准	扣分原因	扣分
准备 (9分)	护士准备 (4分)	· 衣帽整洁,修剪指甲,洗手(七步洗手法)	4	· 未洗手或洗手不规范扣1~2分 · 衣帽不整洁或未修剪指甲各扣1分		
	用物准备 (5分)	· 用物准备齐全,放置合理	5	· 每缺少一项扣1分 · 物品放置不合理扣1分		
操作 过程 (65分)	核对解释 (2分)	· 核对解释,取得患者配合	2	· 未核对患者扣1分 · 未解释扣1分		
	协助卧位 (6分)	· 坐位或仰卧位 · 头稍向后仰并向患侧倾斜 · 眼向上注视	6	· 体位不当扣2分 · 头未后仰、倾斜扣2分 · 未嘱患者眼向上注视扣2分		
	观察眼部 (6分)	· 观察双眼状况	6	· 未观察左右眼状况各扣3分		
	擦分泌物 (6分)	· 擦拭眼部分泌物	6	· 取消毒棉签动作不正确或擦拭动作不标准各扣3分		
	显露部位 (6分)	· 轻拉下眼睑,显露下穹隆部结膜囊	6	· 牵拉错误或显露不充分各扣3分		
	滴眼药水 (25分)	· 先弃去1~2滴 · 距眼约2~3 cm · 滴入下穹隆部结膜囊内1~2滴 · 轻提上眼睑 · 擦去外溢药液	25	· 未弃滴眼液扣4分 · 距离错误扣4分 · 未滴入正确部位扣5分 · 剂量有误扣4分 · 未轻提上眼睑扣4分 · 未擦外溢药液扣4分		
	观察反应 (6分)	· 闭眼,观察反应	6	· 未闭眼或未观察反应各扣3分		
	整理洗手 (8分)	· 整理用物 · 消毒液洗手 · 交代注意事项	8	· 未整理用物扣3分 · 未洗手扣3分 · 未交代注意事项扣2分		
综合 评价 (20分)	操作方法 (4分)	· 程序正确,操作规范、熟练 · 动作轻巧、准确、无污染	4	· 程序错误不得分,操作不规范扣1~4分		
	操作效果 (4分)	· 操作时间<10 min	4	· 操作超时扣1~4分		
	操作态度 (2分)	· 态度严谨、认真	2	· 态度不严谨扣1~2分		
	指导患者 (10分)	· 护患沟通良好,能对患者进行正确指导	10	· 语言沟通不良扣2~5分 · 健康指导语言不恰当、有遗漏扣1~5分		
总分			100	得分		

第二章 内科护理学实训技能

实验1 头颈部淋巴结检查

【实验学时】 2学时

【目的要求】

1. 掌握淋巴结检查的步骤、方法,在检查时动作轻稳、准确。

2. 正确判断淋巴结是否有肿大,并说出肿大淋巴结的特点。

3. 掌握淋巴结检查的意义。

4. 能与患者进行良好的沟通。

【主要用物】

模拟病室环境:诊断床或多功能护理床、护理示教人。

【注意事项】

1. 检查头颈部淋巴结动作要轻柔,避免引起患者的不适感。

2. 按照耳前—耳后—枕部—颌下—颏下—颈前—颈后—锁骨上淋巴结的顺序检查,不能有遗漏。

【操作流程】

头颈部淋巴结检查操作流程

项目内容		操作步骤
评估解释	评估	· 年龄、病情、意识状态、活动能力等 · 心理状态及配合程度 · 环境整洁安静,舒适安全,光线适合
	解释	· 核对患者信息,向患者解释头颈部淋巴结检查的目的、方法、注意事项
准备	护士准备	· 衣帽整洁,洗手(七步洗手法),戴口罩
	患者准备	· 理解头颈部淋巴结检查的目的和意义,主动配合
	用物准备	· 用物准备齐全,均在有效期内,摆放合理
	环境准备	· 整洁安静,舒适安全,光线适合,保护隐私
操作过程	核对解释	· 携用物至床旁,核对患者信息
	体位	· 协助患者仰卧位或坐位
	视诊	· 要注意局部征象(包括皮肤是否隆起,颜色有无变化,有无皮疹、瘢痕、瘘管等),也要注意全身状态
	触诊	· 检查者将示、中、环三指并拢,其指腹平放于被检查部位的皮肤上进行滑动触诊,可用双手进行触诊,左手触诊右侧,右手触诊左侧

续表

项目内容		操作步骤
操作过程	检查顺序	· 耳前—耳后—枕—颌下—颏下—颈前—颈后—锁骨上
	整理记录	· 协助患者取舒适卧位,询问并满足患者需求,整理床单位 · 整理用物,洗手,记录

【操作评分表】

头颈部淋巴结检查操作评分表

班级_____　　组别_____　　姓名_____　　学号_____

项目内容		操作步骤	分值	扣分标准	扣分原因	扣分
评估解释 (10分)	评估要点 (5分)	· 患者病情、意识状态及合作程度 · 环境安静整洁,光线明亮,温湿度适宜,遮挡患者	5	· 未评估不得分,评估不全缺少一项扣3分		
	核对解释 (5分)	· 核对患者信息,解释检查的目的、意义,征得同意,取得配合	5	· 未核对患者信息不得分 · 核对不规范扣1~2分 · 未解释扣2分 · 语言不文明礼貌扣1分		
准备 (15分)	护士准备 (10分)	· 衣帽整洁,修剪指甲,摘手表,洗手(七步洗手法) · 站于患者右侧	10	· 衣着不符合要求扣2分 · 未修剪指甲扣2分 · 未摘手表扣2分 · 未洗手或洗手不规范扣2分 · 站位不对扣2分		
	患者准备 (5分)	· 患者体位:站位、坐位或卧位 · 头稍低或偏向检查侧 · 放松肌肉	5	· 每缺少一项扣1~2分,总扣分不超过5分		
检查过程 (65分)	检查方法 (30分)	· 视诊:要注意局部征象(包括皮肤是否隆起,颜色有无变化,有无皮疹、瘢痕、瘘管等),也要注意患者全身状态 · 触诊:检查者将示、中、环三指并拢,其指腹平放于被检查部位的皮肤上进行滑动触诊,可用双手进行触诊,左手触诊右侧,右手触诊左侧	30	· 酌情扣分,缺少一项扣5分 · 触诊手法不合格扣20分		
	检查顺序 (30分)	· 耳前—耳后—枕—颌下—颏下—颈前—颈后—锁骨上	30	· 检查未按顺序扣5分 · 少一项扣5分		
	整理记录 (5分)	· 洗手,记录	5	· 用物未分类处理扣2分 · 未洗手、记录扣2~3分		

续表

项目内容		操作步骤	分值	扣分标准	扣分原因	扣分
综合评价（10分）	操作方法（4分）	· 程序正确，操作规范、熟练	4	· 程序错误不得分，操作不规范扣2~3分		
	操作效果（4分）	· 患者无不舒适感，对操作满意 · 操作时间<5min	4	· 患者反应效果差扣1~2分 · 操作超时扣2分		
	操作态度（2分）	· 态度严谨、认真，与患者沟通良好	2	· 态度不严谨扣1分 · 语言沟通不良扣1分		
总分			100	得分		

实验2 胸部（心肺）检查

【实验学时】 4学时

【目的要求】

1．掌握胸部（心肺）检查的步骤、方法。

2．能正确判断胸部（心肺）检查的阳/阴性体征。

3．能说出心肺检查中出现的阳性体征的含义。

4．能与患者进行良好的沟通。

【主要用物】

诊断床或多功能护理床、护理示教人或使用智能型网络多媒体胸部（心肺）检查教学系统、听诊器、签字笔、直尺、记事本。

【注意事项】

1．检查动作要轻柔规范，使用示教人或使用智能型网络多媒体胸部（心肺）检查教学系统时，要注意爱惜实验设备。

2．心肺检查要按视、触、叩、听的检查顺序，不能有遗漏。

【操作流程】

胸肺部检查操作流程

项目内容		操作步骤
评估解释	评估	· 年龄、意识状态、活动能力、病情危重程度等 · 心理状态及配合程度
	解释	· 核对患者信息，向患者或家属（昏迷患者）解释胸肺检查的目的、方法、注意事项，以取得合作
准备	护士准备	· 衣帽整洁，修剪指甲，洗手（七步洗手法），戴口罩，站于患者右侧
	患者准备	· 根据病情，可选择卧位或坐位，放松肌肉
	用物准备	· 听诊器、签字笔、直尺、记事本
	环境准备	· 整洁安静，舒适安全，光线适合，无异味

续表

项目内容		操作步骤
操作过程	核对解释	· 携用物至床旁,核对患者信息
	胸和肺的视诊	· 腋窝、锁骨上、下窝、胸骨上窝及腹上角;前正中线、胸骨线、胸骨旁线、锁骨中线 · 正常胸、桶状胸、扁平胸、鸡胸、肋间隙增宽、肋间隙窄、乳房是否对称、脊柱形态;正常呼吸频率、呼吸过速、呼吸过缓、呼吸深度变化;潮式呼吸、间停呼吸、抑制呼吸、叹息样呼吸
	肺和胸膜的触诊	· 前胸廓扩张度的检查:两手置于患者胸廓下面的前侧部,左右手拇指分别沿两侧肋缘指向剑突,拇指尖在前正中线两侧对称部位,两手掌和伸展的手指置于前侧胸壁;嘱患者做深呼吸运动,观察比较两手的动度是否一致,以此对比患者呼吸时两侧胸廓扩张度 · 后胸廓扩张度的检查:将两手置于患者背部,约与第十肋骨水平,拇指与中线平行,并将两侧皮肤向中线轻推,嘱患者做深呼吸运动,比较两手的动度是否一致 · 语音震颤检查:将左右手掌的尺侧缘或掌面轻放于患者两侧胸壁的对称部位,嘱患者用同等强度重复轻发"yi"长音;自上而下,从内到外,两手交叉检查,比较两侧对称部位语音震颤的异同,注意有无增强或减弱 · 胸膜摩擦感检查:患者取仰卧位,嘱患者反复做深慢呼吸运动,用手掌轻贴前胸下前侧部或腋中线第5、第6肋间胸壁
	肺脏的叩诊	· 间接叩诊:患者平卧,操作者站其右侧,左手中指第1节和第2节作为叩诊扳指,紧贴于欲叩诊的部位上,右手指自然弯曲,中指指端以垂直的方向叩诊于扳指上,叩击手法正确,力量适当 · 叩诊自锁骨上窝开始,然后沿锁骨中线,腋前线、自第一肋间隙从上至下逐一肋间隙进行叩诊;其次,检查侧胸壁:请患者举起上臂置于头部,自腋窝开始沿腋中线向下叩诊至肋缘;最后,叩诊背部:请患者坐起,告知其向前稍低头、双手交叉抱肘;由上至下进行叩诊,比较两侧叩诊音的变化。叩诊时注意左右、上下、内外进行对比 · 直接叩诊:用中指掌侧或将手指并拢以其指尖对胸壁进行叩诊;先检查前胸,其次检查侧胸壁,最后叩诊背部;自上而下,并做左右、上下、内外对比 · 肺下界移动度叩诊:患者取坐位双手抱肩,在平静呼吸时,在患者右肩胛线上叩出肺下界的位置;然后告知患者做深呼吸后屏住呼吸,同时,沿右肩胛线继续向下叩诊,当由清音变为浊音时,即为肩胛线上肺下界的最低点,做标记。患者恢复平静呼吸后,同样先于肩胛线上叩出平静呼吸时的肺下界,嘱患者做深呼吸后再屏住呼吸,再由下向上叩诊,直至浊音变为清音时,即为肩胛线上肺下界的最高点,做标记。由此测量出最高点与最低点之间的距离(厘米)即为肺下界移动的范围
	肺脏的听诊	· 双耳戴上听诊器耳件,右手拇指与中指控住听诊器体件,紧密而适度地置于听诊部位 · 听诊顺序由肺尖开始,自上而下,分别检查前胸部、侧胸部、背部,应注意上下、左右对称部位进行对比 · 支气管肺泡呼吸音正常部位:胸骨两侧第1、第2肋间、肩胛区第3、第4胸椎水平以及肺尖前、后部的肺野部位
	整理记录	· 协助患者取舒适卧位,询问并满足患者需求,整理床单位 · 整理用物,洗手,记录

心脏检查操作流程

项目内容		操作步骤
评估解释	评估	· 年龄、意识状态、活动能力、病情危重程度等 · 心理状态及配合程度
	解释	· 核对患者信息,向患者或家属(昏迷患者)解释心脏检查的目的、方法、注意事项,以取得合作
准备	护士准备	· 衣帽整洁,修剪指甲,洗手(七步洗手法),戴口罩,站于患者右侧
	患者准备	· 根据病情,可选择卧位或坐位,放松肌肉
	用物准备	· 听诊器、签字笔、直尺、记事本
	环境准备	· 整洁安静,舒适安全,光线适合,无异味
操作过程	核对解释	· 携用物至床旁,核对患者信息
	心脏视诊	· 视线与胸部同水平开始视诊,仔细观察心前区有无隆起及异常搏动,然后正俯视整个前胸,观察心尖搏动位置与范围
	心脏触诊	· 用右手全手掌开始检查,置于患者心前区,注意心尖搏动的位置和有无震颤,示指和中指并拢,用指腹确定心尖搏动的准确位置,用手掌在心底部和胸骨左缘第3、第4肋间触诊,注意有无震颤及心包摩擦感,必要时用手掌尺侧(小鱼际)确定震颤的具体位置
		· 检查心尖搏动最强点、心脏震颤、心包摩擦感等内容
	心脏叩诊	· 以左手中指的第二指节作为叩诊扳指,其余手指应翘起;平置于心前区拟叩击的部位,扳指与肋间平行,右手指自然弯曲,以中指指端叩击左手中指(扳指)第二指骨的前端,叩击方向与叩诊部位的体表垂直,叩击时应以腕关节与指关节的活动为主,叩击动作要灵活、短促,富有弹性;叩击后右手中指立即抬起,在同一部位叩诊可连续二三下
		· 左侧:在心尖搏动外2~3 cm处开始叩诊,由外向内至浊音出现,由下至上逐个肋间叩诊,直至第2肋间
		· 心右界叩诊:先叩出肝上界,然后于其上一肋间由外向内进行叩诊,叩诊音由清音变为浊音时,做标记,并依次上移至第2肋间
	心脏听诊	· 双耳戴上听诊器耳件,右手拇指与中指控住听诊器体件,紧密而适度地置于听诊部位
		· 心尖区,即二尖瓣区;肺动脉瓣区,即胸骨左缘第2肋间;主动脉瓣区,即胸骨右缘第2肋间;主动脉瓣第二听诊区,即胸骨左缘第3肋间;三尖瓣区,即胸骨左缘第4、第5肋间
		· 心尖区—肺动脉瓣区—主动脉瓣区—主动脉瓣第二听诊区—三尖瓣区,每听诊区至少听30 s以上
		· 听诊内容包括心率、心律、正常心音、心音改变(正常、异常)、心脏杂音(正常、异常)、心包摩擦音等
	整理记录	· 协助患者取舒适卧位,询问并满足患者需求,整理床单位 · 整理用物,洗手,记录

【操作评分表】

胸肺部检查操作评分表

班级_____ 组别_____ 姓名_____ 学号_____

项目内容		操作要求	分值	扣分标准	扣分原因	扣分
评估解释（7分）	核对解释（3分）	· 核对患者信息并解释	3	· 未核对患者信息不得分，核对不规范扣1~2分		
	评估要点（4分）	· 评估患者、环境	4	· 未评估不得分，评估不全缺少一项扣1~2分		
准备（9分）	护士准备（5分）	· 衣帽整洁，修剪指甲，洗手（七步洗手法），戴口罩	5	· 未洗手或洗手不规范扣1~3分 · 未戴口罩或戴口罩不规范扣1~2分		
	用物准备（4分）	· 听诊器、签字笔、直尺、记事本	4	· 每缺少一项扣1分 · 物品放置不合理扣1分		
操作过程70分	核对解释（2分）	· 核对解释取得患者配合	2	· 未核对患者扣1分 · 未解释扣1分		
	胸和肺的视诊（6分）	· 腋窝、锁骨上下窝、胸骨上窝及腹上角；前正中线、胸骨线、胸骨旁线、锁骨中线	2	· 缺一项扣0.5分，总扣分不超过2分		
		· 正常胸、桶状胸、扁平胸、鸡胸、肋间隙增宽、肋间隙窄、乳房是否对称、脊柱形态；正常呼吸频率、呼吸过速、呼吸过缓、呼吸深度变化；潮式呼吸、间停呼吸、抑制呼吸、叹息样呼吸	4	· 缺一项扣0.5分，总扣分不超过4分		
	肺和胸膜的触诊（20分）	· 前胸廓扩张度的检查：两手置于患者胸廓下面的前侧部，左右手拇指分别沿两侧肋缘指向剑突，拇指尖在前正中线两侧对称部位，两手掌和伸展的手指置于前侧胸壁；嘱患者做深呼吸运动，观察比较两手的动度是否一致，以此对比患者呼吸时两侧胸廓扩张度	4	· 手法错误扣1~2分 · 未嘱患者做深呼吸运动扣1分 · 两侧前胸廓扩张度结果判断不正确扣1分		

项目内容		操作要求	分值	扣分标准	扣分原因	扣分
操作过程（70分）	肺和胸膜的触诊（20分）	· 后胸廓扩张度的检查:将两手平置于患者背部,约与第十肋骨水平,拇指与中线平行,并将两侧皮肤向中线轻推,嘱患者做深呼吸运动,比较两手的动度是否一致	4	· 手法错误扣1~2分 · 未嘱患者做深呼吸运动扣1分 · 两侧后胸廓扩张度结果判断不正确扣1分		
		· 语音震颤检查:① 将左右手掌的尺侧缘或掌面轻放于患者两侧胸壁的对称部位,嘱患者用同等强度重复轻发"yi"长音;② 自上而下,从内到外,两手交叉检查,比较两侧对称部位语音震颤的异同,注意有无增强或减弱	6	· 手法错误扣1~2分 · 未嘱患者发"yi"长音或发音错误扣1分 · 自上而下,从内到外,两手交叉检查,上述顺序错一项扣1分 · 语音震颤结果判断不正确扣1分		
		· 胸膜摩擦感检查:患者取仰卧位,嘱患者反复做深慢呼吸运动;用手掌轻贴前胸下前侧部或腋中线第5、6肋间胸壁	6	· 没有令患者取仰卧位扣1分 · 没有嘱患者反复做深慢呼吸运动扣2分 · 没有用手掌轻贴前胸下前侧部或腋中线第5、第6肋间胸壁扣2分 · 结果判断不正确扣1分		
	肺脏的叩诊（20分）	· 间接叩诊:患者平卧,站其右侧,左手中指第1节和第2节作为叩诊扳指,紧贴于欲叩诊的部位上,右手指自然弯曲,中指指端以垂直的方向叩诊于扳指上,叩击手法正确,力量适当	5	· 叩击手法错误扣1~4分 · 叩击力量过轻或者过重扣1分		
		· 叩诊自锁骨上窝开始,然后沿锁骨中线、腋前线,自第1肋间隙从上至下逐一肋间隙进行叩诊;其次,检查侧胸壁:请患者举起上臂置于头部,自腋窝开始沿腋中线向下叩诊至肋缘;最后,叩诊背部:请患者坐起,告知其向前稍低头、双手交叉抱肘。由上至下进行叩诊,比较两侧叩诊音的变化;叩诊时注意左右、上下、内外进行对比	16	· 叩诊部位缺一项扣2分 · 叩诊顺序错误扣1~4分		

续表

项目内容		操作要求	分值	扣分标准	扣分原因	扣分
操作过程（70分）	肺脏的叩诊（20分）	· 直接叩诊:用中指掌侧或将手指并拢以其指尖对胸壁进行叩诊;先检查前胸,其次检查侧胸壁,最后叩诊背部;自上而下,并做左右、上下、内外对比	3	· 叩击手法错误扣1~2分 · 叩诊顺序不当扣1分		
		· 肺下界移动度叩诊:患者取坐位双手抱肩,在平静呼吸时,在患者右肩胛线上叩出肺下界的位置,然后嘱患者做深呼吸,在其屏住呼吸的同时,沿右肩胛线继续向下叩诊,当由清音变为浊音时,即为肩胛线上肺下界的最低点,做标记;患者恢复平静呼吸后,同样先于肩胛线上叩出平静呼吸时的肺下界,嘱患者做深呼吸后再屏住呼吸,再由下向上叩诊,直至浊音变为清音时,即为肩胛线上肺下界的最高点,做标记。由此测量出最高点与最低点之间的距离（厘米）即为肺下界移动的范围	6	· 叩诊方法错误扣1~4分 · 叩诊结果错误扣1~2分		
	肺脏的听诊（10分）	· 双耳戴上听诊器耳件,右手拇指、示指、中指控住听诊器体件,紧密而适度地置于听诊部位	3	· 听诊方法错误扣1~2分 · 隔衣服听诊应扣1分		
		· 听诊顺序由肺尖开始,自上而下,分别检查前胸部、侧胸部、背部,应注意上下,左右对称部位进行对比	4	· 边演示边指出听诊部位,听诊部位缺一项扣1分 · 听诊部位名称不对扣0.5分 · 听诊顺序不对不得分		
		· 支气管肺泡呼吸音正常部位:胸骨两侧第1、第2肋间、肩胛区第3、第4胸椎水平以及肺尖前、后部的肺野部位	3	· 讲错名称各扣0.5分,未在患者身上指出具体部位各扣0.5分		
	整理记录（2分）	· 整理床单位,恢复患者舒适体位,询问患者感受 · 处理用物 · 洗手,记录	2	· 未整理床单位扣0.5分 · 未协助患者恢复舒适体位或未询问患者感受各扣0.5分 · 未正确处理用物扣0.5分 · 未洗手、记录扣0.5分		

续表

项目内容		操作要求	分值	扣分标准	扣分原因	扣分
综合评价(14分)	操作方法(4分)	· 程序正确,操作规范、熟练 · 动作轻巧、准确、无污染	4	· 程序错误不得分,操作不规范扣1~4分		
	操作效果(4分)	· 操作时间<10 min	4	· 操作超时扣1~4分		
	操作态度(2分)	· 态度严谨,认真	2	· 态度不严谨扣1~2分		
	指导患者(4分)	· 护患沟通良好,能对患者进行正确指导	4	· 语言沟通不良扣1~2分 · 健康指导语言不恰当、有遗漏扣1~2分		
总分			100	得分		

心脏检查操作评分表

班级_____ 组别_____ 姓名_____ 学号_____

项目内容		操作要求	分值	扣分标准	扣分原因	扣分
评估解释(7分)	核对解释(3分)	· 核对患者信息并解释	3	· 未核对患者信息不得分,核对不规范扣1~3分		
	评估要点(4分)	· 评估患者、环境	4	· 未评估不得分,评估不全缺少一项扣1分		
准备(9分)	护士准备(5分)	· 衣帽整洁,修剪指甲,洗手(七步洗手法),戴口罩	5	· 未洗手或洗手不规范扣1~3分 · 未戴口罩或戴口罩不规范扣1~2分		
	用物准备(4分)	· 听诊器、签字笔、直尺、记事本	4	· 每缺少一项扣1分 · 物品放置不合理扣1分		
操作过程(70分)	核对解释(2分)	· 核对解释,取得患者配合	2	· 未核对患者扣1分 · 未解释扣1分		
	心脏视诊(8分)	· 正确显露胸部,上至颈以下,下至中上腹,两侧至腋中线	1	· 一项不合格扣0.5分,总扣分不超过1分		
		· 站在患者右侧,其视线与胸部同水平开始视诊 · 仔细观察心前区有无隆起及异常搏动,然后正俯视整个前胸,观察心尖搏动位置与范围 · 能够正确指出患者心尖搏动在第几肋间,在锁骨中线内侧还是外侧(正常人心尖搏动在第5肋间,锁骨中线内侧0.5~1.0 cm);能够正确描述患者心尖搏动范围及是否正常(正常人心尖搏动范围直径为2.0~2.5 cm)	7	· 一项不合格扣1分,总扣分不超过7分		

续表

项目内容		操作要求	分值	扣分标准	扣分原因	扣分
操作过程（70分）	心脏触诊（18分）	· 右手全手掌开始检查,置于患者心前区,注意心尖搏动的位置和有无震颤,示指和中指并拢,用指腹确定心尖搏动的准确位置,用手掌在心底部和胸骨左缘第3、第4肋间触诊,注意有无震颤及心包摩擦感,必要时用手掌尺侧(小鱼际)确定震颤的具体位置	6	· 手法错误扣2分 · 位置错误扣4分		
		· 描述心尖搏动最强点,在锁骨中线内或外(正常人心尖搏动于第5肋间左锁骨中线内侧面0.5～1cm)	2	· 描述错误扣2分		
		· 心脏震颤触诊:用手掌或手掌尺侧小鱼际平贴于心前区各个部位,以触觉感知有无微细的震动感	5	· 手法错误扣1～2分 · 结果判断不正确扣3分		
		· 心包摩擦感触诊在心前区或胸骨左缘第3、第4肋间触诊,能说出使触诊满意的条件:患者胸前倾位、收缩期、呼气末	5	· 患者取仰卧位扣2分 · 结果判断不正确扣3分		
	心脏叩诊（20分）	· 以左手中指的第一、二指节作为叩诊扳指,平置于心前区拟叩击的部位,扳指与肋间平行,右手指自然弯曲,以中指指端叩击左手中指(扳指)第二指骨的前端叩击方向与叩诊部位的体表垂直,叩击时应以腕关节与指关节的活动为主,叩击动作要灵活、短促、富有弹性;叩击后右手中指立即抬起,在同一部位叩诊可连续二三下	4	· 叩击手法错误扣1～4分 · 叩击力量过轻或者过重扣1分		
		· 左侧:在心尖搏动外2～3 cm处开始叩诊,由外向内至浊音出现,由下至上逐个肋间叩诊,直至第2肋间	10	· 叩诊部位缺一项扣2分 · 叩诊顺序错误扣1～4分 · 位置不准确扣2分		
		· 心右界叩诊:先叩出肝上界,然后于其上一肋间由外向内进行叩诊,叩诊音由清音变为浊音时,做出标记,并依次上移至第2肋间	6	· 叩击手法错误扣1～2分 · 叩诊顺序不当扣1分 · 位置不准确扣2分		

项目内容		操作要求	分值	扣分标准	扣分原因	扣分
操作过程（70分）	心脏听诊（20分）	· 双耳戴上听诊器耳件，右手拇指、示指、中指控住听诊器体件，紧密而适度地置于听诊部位	3	· 听诊方法错误扣1~2分 · 隔衣服听诊应扣1分		
		· 听诊心尖区，即二尖瓣区；肺动脉瓣区，即胸骨左缘第2肋间；主动脉瓣区，即胸骨右缘第2肋间；主动脉瓣第二听诊区，即胸骨左缘第3肋间；三尖瓣区，即胸骨左缘第4、第5肋间 · 心尖区—肺动脉瓣区—主动脉瓣区—主动脉瓣第二听诊区—三尖瓣区，每听诊区至少听30 s以上 · 口述听诊内容：心率、心律、正常心音、心音改变（正常、异常）、心脏杂音（正常、异常）、心包摩擦音等	17	· 边演示边指出听诊部位，缺一项部位扣1分 · 听诊部位名称不对每项扣1分 · 听诊时间太短扣2分 · 听诊顺序不对扣7分		
	整理记录（2分）	· 整理床单位，协助患者恢复舒适体位，询问感受 · 处理用物 · 洗手，记录	2	· 未整理床单位扣0.5分 · 未协助患者恢复舒适体位或未询问患者感受各扣0.5分 · 未正确处理用物扣0.5分 · 未洗手、记录扣0.5分		
综合评价（14分）	操作方法（4分）	· 程序正确，操作规范、熟练 · 动作轻巧、准确、无污染	4	· 程序错误不得分，操作不规范扣1~4分		
	操作效果（4分）	· 操作时间<10 min	4	· 操作时间超时扣1~4分		
	操作态度（2分）	· 态度严谨、认真	2	· 态度不严谨扣1~2分		
	指导患者（4分）	· 护患沟通良好，能对患者进行正确指导	4	· 语言沟通不良扣1~2分 · 健康指导语言不恰当、有遗漏扣1~2分		
总分			100	得分		

实验3　腹部检查

【实验学时】　2学时

【目的要求】

1. 了解腹部体表标志、分区与腹腔内脏的对应关系。

2. 掌握腹部检查的顺序及方法,并了解其正常状态。

3. 掌握腹部视、触、叩、听诊的检查方法。

4. 熟悉腹部常见体征及其临床意义。

5. 能与患者进行良好的沟通。

【主要用物】

多媒体技能训练实验系统、检查床、器械柜、听诊器、软尺、消毒棉签、标记笔等。

【注意事项】

1. 动作轻柔。

2. 为避免触诊和叩诊可能对听诊造成影响,应按照视、听、触、叩的顺序进行腹部检查。

3. 注意观察患者的反应。

【操作流程】

腹部检查操作流程

项目内容		操作步骤
评估解释	评估	· 年龄、病情、意识状态、活动能力等 · 心理状态及配合程度 · 环境整洁安静,舒适安全,光线适合,保护隐私
	解释	· 核对患者信息,向患者解释腹部检查的目的、方法、注意事项
准备	护士准备	· 衣帽整洁,洗手(七步洗手法),戴口罩
	患者准备	· 理解腹部检查的目的和意义,主动配合
	用物准备	· 用物准备齐全,用物均在有效期内,摆放合理
	环境准备	· 整洁安静,舒适安全,光线适合
操作过程	核对解释	· 携用物至床旁
	协助卧位	· 站在患者右侧;患者取仰卧位,头垫低枕(必要时采取左、右侧卧位或坐位) · 双腿屈曲,充分显露腹部,告之患者放松腹肌;备齐用品(携带听诊器)
	腹部视诊	· 患者在其右侧,自上而下视诊全腹,蹲下(逐渐起身)平视腹部,改为直视仔细观察腹部皮肤
	腹部触诊	· 浅部触诊:① 右前臂应在腹部表面同一水平;② 以全手掌放于腹壁上;③ 以四指指腹轻柔动作开始触诊;④ 从左下腹开始(无痛部位),逆时针方向;⑤ 呈"S"形检查每个区域;⑥ 由浅入深,渐渐移向病痛区域 · 压痛:用手触诊腹部各处,特别是与各脏器有关的部位(如上腹部、脐部、右肋下、左下腹、麦氏点等),观察压痛 · 反跳痛:触诊压痛后,手指可于原处稍停片刻,然后迅速将手抬起,离开腹壁,患者感觉腹痛骤然加重,称为反跳痛
		· 肝脏触诊:① 嘱患者腹式呼吸 2~3 次;② 左手起固定托起作用;③ 右手四指并拢,掌指关节伸直,与肋缘大致平行地(或四指与腹正中线平行)放在患者右上腹部或脐右侧,肝下缘的下方;④ 呼气时,手指压向腹深部,吸气时,手指向前上迎触下移的肝缘;⑤ 中指不能离开腹壁并逐渐向肝缘滑动,直到触及肝缘

项目内容		操作步骤
操作过程	腹部触诊	· 脾脏触诊： 平卧位触诊：左手绕过腹前方，手掌置于左胸下部第9～11肋处，试将其脾从后向前托起；② 右手掌平放于脐部，与肋弓大致成垂直方向；③ 配合呼吸，以手指弯曲的力量下压腹壁；④ 直至触及脾缘
		· 包块触诊：手法正确(深部触诊,双手触诊)触及异常包块时应注意包块的位置、大小、形态、质地、压痛、移动度等
	腹部叩诊	· 叩诊手法、动作、力量、正确 · 移动性浊音：① 自腹中部开始，向两侧叩诊；② 出现浊音时，板指手不离腹壁；③ 令患者右侧卧，再叩诊，转鼓音，向下叩音又为浊音；④ 再左侧卧，同样方法叩击；⑤ 确定为移动性浊音 · 脊肋角叩击痛：① 采取坐位或侧卧位，用左手掌平放在患者脊肋角处，右手握拳用轻到中等的力量叩击左手背；② 询问患者是否有叩击痛
	腹部听诊	· 听诊操作方法正确，并能指出主要听诊部位(上腹部、脐部、右下腹部及肝、脾区听诊) · 肠鸣音：① 表述正常肠鸣音(4～5次/min)；② 亢进(10次以上/min)；③ 减弱(连续3～5 min才听到一次)；④ 消失(无肠鸣音又称静腹) · 能听到腹部血管杂音(动脉性和静脉性)，动脉杂音常在腹中线或腹部一侧，分收缩期和舒张期；静脉常在脐周或上腹部，为连续性嗡鸣音
	整理记录	· 协助患者取舒适卧位，询问并满足需求，整理床单位 · 整理用物，洗手，记录

【操作评分表】

腹部检查操作评分表

班级_____ 组别_____ 姓名_____ 学号_____

项目内容		操作要求	分值	评分标准	扣分原因	扣分
评估解释 (5分)	核对解释 (3分)	· 核对患者并解释	3	· 未核对患者不得分，核对不规范扣1～2分		
	评估要点 (2分)	· 评估患者、环境	2	· 未评估不得分，评估不全缺少一项扣1分		
准备 (9分)	护士准备 5分	· 衣帽整洁,修剪指甲,洗手,戴口罩	5	· 未洗手或洗手不规范扣1～3分 · 未戴口罩或戴口罩不规范扣1～2分		
	用物准备 (4分)	· 听诊器、签字笔、直尺、记事本	4	· 每缺少一项扣1分 · 物品放置不合理扣1分		
操作过程 (72分)	核对解释 (2分)	· 站在患者右侧,者仰卧位,头垫低枕(必要时采取左、右侧卧位或坐位),双腿屈曲,充分暴露腹部,告之患者放松腹肌;备齐用品(携带听诊器)	2	· 体位不合适扣1分 · 未解释扣1分		

续表

项目内容		操作要求	分值	评分标准	扣分原因	扣分
操作过程（72分）	腹部视诊（6分）	·站在患者右侧,自上而下视诊全腹,蹲下（逐渐起身）平视腹部,后改为直视仔细观察腹部皮肤	2	·缺一项扣0.5分 ·总扣分不超过2分		
		·表述内容还有:① 腹部外形、膨隆、凹陷、腹壁静脉;② 呼吸运动、胃肠型和蠕动波,皮疹、瘢痕、疝等	4	·缺一项扣0.5分,总扣分不超过4分		
	腹部触诊（36分）	·浅部触诊:① 右前臂应在腹部表面同一水平;② 先以全手掌放于腹壁上;③ 然后以四指指腹轻柔动作开始触诊;④ 从左下腹开始（无痛部位）,逆时针方向;⑤ 呈"S"形进行检查每个区域;⑥ 由浅入深,渐渐移向病痛区域	4	·手法错误扣1~2分 ·未嘱患者做深呼吸运动扣1分 ·结果判断不正确扣1分		
		·压痛:用手触诊腹部各处,特别是与各脏器有关的部位（如上腹部、脐部、右肋下、左下腹、麦氏点等）,观察压痛	4	·手法错误扣1~2分 ·未嘱患者做深呼吸运动扣1分 ·两侧后胸廓扩张度结果判断不正确扣1分		
		·反跳痛:触诊压痛后,手指可于原处稍停片刻,然后迅速将手抬起,离开腹壁,患者感觉腹痛骤然加重,称为反跳痛	6	·手法错误扣1~2分 ·结果判断不正确扣4分		
		·肝脏双手触诊:①嘱患者腹式呼吸2~3次;② 左手起固定托起作用;③ 右手四指并拢,掌指关节伸直,与肋缘大致平行地（或四指与腹正中线平行）放在患者右上腹部或脐右侧,肝下缘的下方;④ 随呼气时,手指压向腹深部,吸气时,手指向前上迎触下移的肝缘;⑤ 手指不能离开腹壁并逐渐向肝缘滑动,直到触及肝缘	8	·患者未取仰卧位扣1分 ·未令患者反复做深慢呼吸运动扣2分 ·未用手掌轻贴前胸下前侧部或腋中线第5、第6肋间胸壁扣2分 ·结果判断不正确扣3分		
		·脾脏触诊:① 平卧位触诊,左手绕过腹前方,手掌置于左胸下部第9到第11肋处,试将其脾从后向前托起;② 右手掌平放于脐部,与肋弓大致成垂直方向;③ 嘱患者配合呼吸,以手指弯曲的力量下压腹壁;④ 直至触及脾缘 ·侧卧位触诊:嘱患者取右侧卧位,右下肢伸直,左下肢屈曲	8	·手法错误扣3分 ·体位错误扣2分 ·结果判断不正确扣3分		
		·触诊包块:手法正确（深部触诊,双手触诊）,触及异常包块时应注意位置、大小、形态、质地、压痛、移动度等	6	·手法错误扣3分 ·结果判断不正确扣3分		

项目内容		操作要求	分值	评分标准	扣分原因	扣分
操作过程(72分)	腹部叩诊(16分)	· 叩诊手法、动作、力量正确	2	· 叩击手法错误扣1分 · 叩击力量过轻或者过重扣1分		
		· 移动性浊音：① 自腹中部开始，向两侧叩诊；② 出现浊音时，板指手不离腹壁；③ 令患者右侧卧，再叩诊，转鼓音，向下叩音又为浊音；④ 再左侧卧，同样方法叩击；⑤ 确定为移动性浊音	10	· 叩诊部位缺一项扣2分 · 叩诊顺序错误扣1~4分		
		· 脊肋角叩击痛：① 患者采取坐位或侧卧位，用左手掌平放在患者脊肋角处，右手握拳用轻到中等的力量叩击左手背；② 询问是否有叩击痛	4	· 叩击手法错误扣1~2分 · 叩击顺序不当扣1~2分		
	腹部听诊(10分)	· 双耳戴上听诊器耳件，右手拇指、示指、中指控住听诊器体件，紧密而适度地置于听诊部位	2	· 听诊方法错误扣1~2分 · 隔衣服听诊扣2分		
		· 听诊操作方法正确并能指出主要听诊部位（上腹部、脐部、右下腹部及肝、脾区听诊）	2	· 边演示边指出听诊部位，缺一项部位扣1分 · 听诊部位名称不对各扣0.5分		
		· 肠鸣音：① 表述正常肠鸣音(4~5次/min)；② 亢进(10次以上/min)；③ 减弱(连续3~5 min才听到一次)、④ 消失(无肠鸣音又称静腹) · 能听腹部血管杂音（动脉性和静脉性），动脉杂音常在腹中线或腹部一侧，分收缩期及舒张期；静脉常在脐周或上腹部，为连续性嗡鸣音	6	· 描述错误每项扣1分，总扣分不超过6分		
	整理记录(2分)	· 整理床单位，恢复患者舒适体位，询问患者感受 · 处理用物 · 洗手、记录	2	· 未整理床单位扣0.5分 · 未协助患者恢复舒适体位或未询问患者感受各扣0.5分 · 未正确处理用物扣0.5分 · 未洗手、记录扣0.5分		
综合评价(14分)	操作方法(4分)	· 程序正确，操作规范、熟练 · 动作轻巧、准确、无污染	4	· 程序错误不得分，操作不规范扣1~4分		
	操作效果(4分)	· 操作时间 < 20 min	4	· 操作超时扣1~4分		
	操作态度(2分)	· 态度严谨、认真	2	· 态度不严谨扣1~2分		
	指导病人(4分)	· 护患沟通良好，能对患者进行正确指导	4	· 语言沟通不良扣1~2分 · 健康指导语言不恰当、有遗漏扣1~2分		
总分			100	得分		

实验4　神经反射检查

【实验学时】　2学时

【目的要求】

1. 熟悉神经反射检查的内容。

2. 掌握神经反射检查的方法及临床意义。

3. 可与患者进行良好的沟通。

【主要用物】

检查床、棉棒、叩诊锤、手电筒、大头针等。

【注意事项】

1. 动作轻柔。

2. 注意观察患者的反应。

【操作流程】

神经反射检查操作流程

项目内容		操作步骤
评估解释	评估	· 年龄、病情、意识状态、活动能力等 · 心理状态及配合程度 · 环境整洁安静,舒适安全,光线适合,保护隐私
	解释	· 核对患者信息,解释检查的目的、方法、注意事项
准备	护士准备	· 衣帽整洁,洗手(七步洗手法),戴口罩
	患者准备	· 理解神经反射检查的目的和意义,主动配合
	用物准备	· 用物准备齐全,均在有效期内,摆放合理
	环境准备	· 整洁安静,舒适安全,光线适合
操作过程	核对解释	· 携用物至床旁
	协助卧位	· 协助患者取坐或卧位,站在患者右侧 · 备齐用品(复合式打诊锤、听诊器)
	生理反射	· 腹壁反射:①患者仰卧,下肢稍屈曲,使腹壁松弛,然后用钝头竹签分别沿肋缘下、脐平及腹股沟上的平行方向,由外向内轻划皮肤,可见腹壁肌收缩,脐孔向刺激侧偏移;② 反射中枢分别在 T7~8(上),T9~10(中),T10~12(下) · 肱二头肌反射检查:① 患者取坐位或卧位,肘部屈曲成直角,以拇指(坐位)或中指(卧位)置于患者肘部肱二头肌肌腱处,用叩诊锤叩击手指,反射为肱二头肌收缩,引起屈肘;② 反射中枢为 C5~6 · 膝反射检查:① 坐位检查时,患者小腿完全松弛下垂(仰卧位,以左手托起其膝关节使之屈曲约120°),右手持叩诊锤叩膝盖髌骨下方股四头肌肌腱,可引出小腿伸展;② 反射中枢在 L2~4 节 · 桡骨膜反射检查:① 患者坐位或卧位,前臂半屈半旋前位,用叩诊锤轻叩击桡骨下端,反射为屈肘、前臂旋前;② 反射中枢在 C5~8

项目内容		操作步骤
操作过程	病理反射	· Babinski 征 :① 用竹签沿患者足底外侧缘,由后向前至小趾跟部并转向内侧; ② 口述阳性反射特征:阳性反应为足拇趾背伸,余趾呈扇形展开 · 口述其他病理反射(Oppenheim 征、Gordon 征)及其阳性意义为见于锥体束损害
	整理记录	· 协助患者取舒适卧位,询问并满足其需求,整理床单位 · 整理用物,洗手,记录

【操作评分表】

神经反射检查操作评分表

项目内容		操作要求	分值	扣分标准	扣分原因	扣分
评估解释 (7分)	核对解释 (3分)	· 核对患者并解释	3	· 未核对患者不得分,核对不规范扣 1 ~ 2 分		
	评估要点 (4分)	· 评估患者、环境	4	· 未评估不得分,评估不全缺少一项扣 1 分		
准备 (9分)	护士准备 (5分)	· 衣帽整洁,修剪指甲,洗手(七步洗手法),戴口罩	5	· 未洗手或洗手不规范扣 1 ~ 3 分 · 未戴口罩或戴口罩不规范扣 1 ~ 2 分		
	用物准备 (4分)	· 备齐用品 :复合式打诊锤、听诊器	4	· 每缺少一项扣 1 分 · 物品放置不合理扣 1 分		
操作过程 (70分)	核对解释 (2分)	· 核对解释取得病人配合	2	· 未核对患者扣 1 分 · 未解释扣 1 分		
	生理反射 (46分)	· 腹壁反射:① 患者仰卧,下肢稍屈曲,使腹壁松弛,然而后钝头竹签分别沿肋缘下、脐平及腹股沟上的平行方向,由外向内轻划皮肤,可见腹壁肌收缩,脐孔向刺激侧偏移;② 反射中枢分别在 T7 ~ 8(上),T9 ~ 10 (中),T10 ~ 12(下)	10	· 一项不合格扣 0.5 分,总扣分不超过 10 分		
		· 肱二头肌反射检查:① 患者坐位或卧位,肘部屈曲成直角,检查者拇指(坐位)或中指(卧位)置于患者肘部肱二头肌肌腱处,用叩诊锤叩击手指,反射为肱二头肌收缩,引起屈肘;② 反射中枢为 C5 ~ 6	12	· 一项不合格扣 1 分,总扣分不超过 12 分		

续表

项目内容		操作要求	分值	扣分标准	扣分原因	扣分
操作过程（70分）	生理反射（46分）	· 膝反射检查：①坐位检查时,患者小腿完全松弛下垂(仰卧位,检查者以左手托起其膝关节使之屈曲约120°),右手持叩诊锤叩膝盖髌骨下方股四头肌腱,可引出小腿伸展;②反射中枢为L2~4	12	· 一项不合格扣1分,总扣分不超过12分		
		· 桡骨膜反射检查：①患者坐位或卧位,前臂半屈半旋前位,检查者用叩诊锤轻叩击桡骨下端,反射为屈肘、前臂旋前;②反射中枢在C5~8	12	· 手法错误扣4分 · 位置错误扣8分		
	病理反射（20分）	· Babinski征：①用竹签沿患者足底外侧缘,由后向前至小趾跟部并转向内侧;②口述阳性反射特征：阳性反应为足趾拇趾背伸,余趾呈扇形展开	10	· 手法错误扣4分 · 位置错误扣6分		
		· 口述还有其他病理反射（Oppenheim征、Gordon征)及阳性意义为见于锥体束损害	10	· 描述错误每项扣2分,总扣分不超过10分		
	整理记录2分	· 整理床单位,恢复患者舒适体位,询问感受 · 处理用物 · 洗手、记录	2	· 未整理床单位扣0.5分 · 未协助患者恢复舒适体位或未询问患者感受各扣0.5分 · 未正确处理用物扣0.5分 · 未洗手、记录扣0.5分		
综合评价（14分）	操作方法	· 程序正确,操作规范、熟练 · 动作轻巧、准确、无污染	4	· 程序错误不得分,操作不规范扣1~4分		
	操作效果	· 操作时间＜20 min	4	· 操作超时扣1~4分		
	操作态度	· 态度严谨、认真	2	· 态度不严谨扣1~2分		
	指导病人	· 护患沟通良好,能对患者进行正确指导	4	· 语言沟通不良扣1~2分 · 健康指导语言不恰当、有遗漏扣1~2分		
总分			100	得分		

实验5　体位引流术的护理

【实验学时】　2学时

【目的要求】

1. 掌握体位引流的适应证和禁忌证。

2. 掌握体位引流的意义、目的、原则、方法及注意事项。

3. 能与患者进行良好的沟通。

4. 正确指导患者配合完成体位引流过程。

5. 能及时发现引流过程中患者的异常反应,并能正确进行处理。

【主要用物】

多功能护理床、护理示教人、听诊器、枕头、靠背架、小饭桌、纱布、痰杯、漱口水。

【注意事项】

1. 体位引流宜在餐前 1 h 或餐后 2 h 进行,以免导致呕吐;根据病变部位、病情和患者体力,每日引流 1~3 次,每次 15~20 min。

2. 痰液黏稠者,在引流前 15 min 遵医嘱给予高压雾化吸入生理盐水,可加入庆大霉素、α-糜蛋白酶、β_2 受体激动剂等药物,以达到稀释痰液、提高引流效果,避免支气管痉挛的目的。

3. 引流时必须采取患者能够接受而又易于排痰的体位,不宜刻板执行。

4. 术中注意观察患者的反应,如出现面色苍白、发绀、咯血、头晕、心悸、呼吸困难、出汗、疲劳等异常情况,应立即停止引流。

【操作流程】

体位引流术护理操作流程

项目内容		操作步骤
评估解释	评估	· 适应证和禁忌证 · 患者病情、生命体征及合作程度 · 进行肺部听诊,明确病变部位 · X 线检查结果,痰液颜色、性状、量
	解释	· 向患者说明体位引流的目的、过程及注意事项,消除患者顾虑,争取患者合作
准备	护士准备	· 衣帽整洁,修剪指甲,洗手(七步洗手法),戴口罩
	患者准备	· 理解体位引流的目的和意义,主动配合
	用物准备	· 听诊器、枕头、靠背架、小饭桌、纱布、痰杯、漱口水 · 备吸引器及吸痰用物
	环境准备	· 环境安静整洁,光线明亮,温湿度适宜,无对流风
操作过程	核对解释	· 携用物至床旁,核对姓名、床号 · 解释体位引流的目的、意义,征得同意,取得配合
	安置体位	· 根据病变部位帮助患者采取适当体位,原则是使患肺处于高处,引流支气管开口向下,利用重力作用使肺、支气管内分泌物易于排出
	协助排痰	· 指导患者有效咳嗽、排出痰液,痰液黏稠或无力咳嗽时辅以胸部叩击等措施,以提高引流效果;年老体弱、无力咳嗽者,可予吸痰
	术中观察	· 引流过程中观察患者有无面色苍白、发绀、咯血、头晕、心悸、呼吸困难、出汗、疲劳等情况,如有异常,立即停止引流
	引流时间	· 在餐前 1 h 或餐后 2 h 进行 · 从每次 5~10 min 逐渐延长至 15~30 min · 每日 1~3 次
	术后护理	· 复查生命体征、肺部呼吸音和啰音的变化,观察治疗效果
		· 安置患者休息,给予清水或漱口剂漱口,去除痰液气味,保持口腔清洁,减少呼吸道感染机会;用纱布擦净面部皮肤,协助患者卧床休息
		· 观察并记录排出的痰量、颜色、性状和气味,必要时送检

【操作评分表】

体位引流操作评分表

班级_____ 组别_____ 姓名_____ 学号_____

项目内容		操作要求	分值	扣分标准	扣分原因	扣分
操作前准备(20分)	评估要点(8分)	· 适应证和禁忌证 · 患者病情,生命征及合作程度 · X线检查结果,痰液颜色、性状、量 · 听诊肺部呼吸音	8	· 未评估不得分,评估不全缺少一项扣2分,总扣分不超过8分		
	环境准备(2分)	· 环境安静整洁,光线明亮,温湿度适宜,无对流风	2	· 环境准备未做扣2分		
	护士准备(5分)	· 着装整洁,洗手(七步洗手法),戴口罩、帽子	5	· 着装不整洁,未戴口罩、帽子扣3分 · 未洗手或洗手不规范扣2分		
	用物准备(5分)	· 听诊器、枕头、靠背架、小饭桌、纱布、面巾纸、痰杯、漱口水 · 备吸引器及吸痰用物	5	· 用物每缺少一项扣1分 · 物品放置不合理扣1分		
操作过程(60分)	核对解释(10分)	· 携用物至病床旁,核对病床、姓名	5	· 未核对不得分,核对不规范扣1~2分		
		· 解释体位引流的目的、意义,征得同意,取得配合	5	· 未解释、解释不正确不得分		
	安置体位(15分)	· 根据病变部位不同,采取易于痰液排出的体位: ① 左上叶后段:右侧位或俯卧位,上半身向左转1/4,右臂后伸,用三个枕头使头部及肩部抬起 ② 左下叶后基底端:俯卧,腹下垫枕,床尾抬高45~50 cm ③ 左下叶基底端:俯卧,膝下垫枕,使腹肌松弛,床尾抬高45~50 cm ④ 左下叶尖端:俯卧,腹下垫枕 ⑤ 左下叶侧基底端:右侧位,垫枕以保持脊柱平直,右肩勿靠枕头之上,床尾抬高45~50 cm ⑥ 右上叶后段:左侧位或俯卧位,上半身向右上转1/4,左臂后伸,头部及腹侧用枕头支持 ⑦ 右上叶前端:俯卧,膝下垫枕,使腹肌松弛 ⑧ 右下叶侧基底段:仰卧,向右侧转1/4,左侧上位,屈膝以使腹肌松弛,床尾抬高30 cm ⑨ 右中叶:须以右侧上位及床尾抬高30 cm	15	· 体位不正确扣5分 · 体位安置不规范扣5~10分		

项目内容		操作步骤	分值	扣分标准	扣分原因	扣分
操作方法与步骤（60分）	协助排痰（10分）	· 引流时嘱患者深呼吸,咳嗽,将痰液咳出,必要时辅以拍背 · 年老体弱,无力咳嗽者,可予吸痰	10	· 指导方法错误扣 1~10 分		
	术中观察（5分）	· 引流过程中观察患者有无面色苍白、发绀、咯血、头晕、心悸、呼吸困难、出汗、疲劳等情况 · 如有异常,立即停止引流	5	· 未观察不得分 · 发现异常处置不当扣 3 分		
	引流时间（10分）	· 在餐前 1 h 或餐后 2 h 进行	4	· 时间安排不合理不得分		
		· 从每次 5~10 min 逐渐延长至 15~30 min	3	· 时间安排不合理不得分		
		· 每日 1~3 次	3	· 时间安排不合理不得分		
	术后护理（10分）	· 复查生命体征、肺部呼吸音和啰音的变化,观察治疗效果	3	· 未复查不得分		
		· 给予清水或漱口剂漱口,用纱布擦净面部皮肤,协助患者卧床休息	3	· 未漱口扣 2 分,卧位不舒适扣 1 分		
		· 观察并记录排出痰液的量、颜色、性状和气味,必要时送检	4	· 未记录不得分,记录少一项扣 1 分		
综合评价（20分）	操作方法（5分）	· 程序正确,操作规范、熟练	5	· 程序错误扣 2 分 · 操作不熟练扣 1~3 分		
	操作效果（10分）	· 动作轻柔,患者舒适 · 指导正确,有效引流 · 操作时间 < 15 min	10	· 患者反应不舒适扣 1~2 分 · 指导不正确,未达到引流目的扣 2~5 分 · 操作超时扣 1~3 分		
	操作态度（5分）	· 态度严谨,认真,关爱患者,能有效沟通	5	· 态度不严谨扣 1~2 分 · 语言沟通不良扣 2~3 分		
总分			100	得分		

实验6　心电图检查

【实验学时】　2 学时

【目的要求】

1. 掌握心电图机的使用方法。

2. 能够熟练完成人体心电图波形的描记操作。

3. 熟悉正常人体心电图的四个波形、两段和两个间期及其生理意义。

3. 操作过程中动作轻柔、规范,态度和蔼,能与患者进行及时有效的沟通。

4. 培养爱伤观念和认真负责的态度。

【主要用物】

诊查床、治疗车、心电图机、生理盐水(导电液)、棉签(或毛刷)、弯盘、记录笔、接线板(必要时)。

【注意事项】

1. 应选择良好的工作环境和房间,避免交流电和其他外来电波的干扰。

2. 室内温湿度适中,过冷、过热或过于潮湿,均能引起患者不适或肌肉震颤,影响心电图描记,并易损坏仪器。

3. 铁床或木床上铺以床垫,应使患者与所有金属绝缘。

4. 患者应除去随身携带的手表、手机、手镯等物品。

5. 心电图描记前,患者应安静平卧,全身肌肉松弛,减少因肌肉震颤而引起的肌电干扰。

6. 描记时一般取平卧位,患者保持安静,勿谈话、移动体位及过度呼吸,应随时观察患者情况。

7. 对心律失常患者的描记要适当长一些,至少其中 P 波明显的一个导联要长些。

8. 心律失常在不断地变化,连续动态观察有助于对心律失常规律性的判断,在有些情况下需要及时复查,甚至多次复查,才能做出准确的诊断。

【操作流程】

心电图检查操作流程

项目内容		操作步骤
评估解释	评估	· 评估患者病情、意识状态及配合情况 · 患者局部皮肤情况 · 环境安静整洁,光线明亮,温湿度适宜,无电磁波干扰
	核对解释	· 核对患者信息,解释心电图检查的目的、意义和注意事项,征得患者同意,取得配合
准备	护士准备	· 衣帽整洁,修剪指甲,摘手表,洗手(七步洗手法)
	患者准备	· 理解心电图检查的目的和意义,主动配合
	用物准备	· 治疗车、心电图机、生理盐水(导电液)、棉签(或毛刷)、弯盘、记录笔、接线板(必要时)
	环境准备	· 整洁安静,温暖舒适,光线适合
操作过程	核对解释	· 备齐用物,携至床旁,问候患者,查对患者申请单
	连接导联	· 拉屏风,协助患者取平卧位,安静休息 1~2 min,解开上衣,显露胸部、手腕、脚腕处皮肤,去除手表等导电介质,若胸部毛发过多,予以剃除
		· 接肢体导联:用生理盐水涂于局部皮肤,按照标准位置放置各个肢体导联并且连接紧密
		· 接胸导联:按照国际统一标准,以生理盐水涂擦皮肤并准确安放胸导联电极
		· 检查安放位置是否有误

项目内容		操作步骤
操作过程	描记心电图	· 接通电源,打开心电图机电源,校对标准电压与走纸速度(默认走纸速度25 mm/s,振幅1 mV) · 指导患者平静呼吸,制动,再次确认导联无干扰,按动走纸键完成12个导联的心电图记录,每一导联描记3~4个完整的心动周期(异常心律,描记长Ⅱ),检查过程中患者不宜说话、移动肢体和过度呼吸 · 描图完毕,关机,在心电图单上标记患者的姓名、性别、年龄、描记日期、时间
	整理记录	· 取下胸部电极,撤肢体导联线 · 擦净患者皮肤,协助患者穿好衣服,取舒适卧位 · 整理床单位及用物(切断心电图机电源,整理、妥善放置各种导线) · 洗手,记录

【操作评分表】

心电图检查操作评分表

班级_____ 组别_____ 姓名_____ 学号_____

项目内容		操作要求	分值	扣分标准	扣分原因	扣分
评估解释(5分)	评估要点(3分)	· 评估患者病情、意识状态及配合情况 · 患者局部皮肤情况 · 环境安静整洁,光线明亮,温湿度适宜,无电磁波干扰	3	· 一项不符合要求扣1分 · 缺一项扣1分		
	核对解释(2分)	· 核对患者信息,解释心电图检查的目的、意义和注意事项,征得患者同意,取得配合	2	· 未核对患者信息不得分,核对不规范扣1~2分		
准备(15分)	护士准备(4分)	· 衣帽整洁,修剪指甲,摘手表,洗手(七步洗手法)	4	· 衣着不符合要求扣1分 · 未修剪指甲扣1分 · 未摘手表扣1分 · 未洗手或洗手不规范扣1~2分		
	患者准备(2分)	· 理解心电图检查的目的和意义,主动配合	2	· 患者未能妥善理解、配合扣1~2分		
	用物准备(7分)	· 治疗车、心电图机、生理盐水(导电液)、棉签(或毛刷)、弯盘、记录笔、接线板(必要时)	7	· 每缺少一项扣1分,总扣分不超过7分		
	环境准备(2分)	· 整洁安静,温暖舒适,光线适合	2	· 环境不适合每项扣1分		

续表

项目内容		操作要求	分值	扣分标准	扣分原因	扣分
操作过程（70分）	连接导联（36分）	· 备齐用物,携至床旁,问候患者,查对患者申请单	4	· 未问候扣1分,查对不认真扣1分,未查对扣2分		
		· 拉屏风,协助患者取平卧位,安静休息 1~2 min,解开上衣,显露胸部、手腕、脚腕处皮肤,去除手表等导电介质,若胸部毛发过多,予以剃除	6	· 未拉屏风扣1分 · 体位不符合要求扣1分 · 未休息扣1分 · 显露过多或过少各扣1分 · 一处未显露扣1分 · 未去除导电介质扣1分		
		· 接肢体导联:用生理盐水涂于局部皮肤,按照标准位置放置各个肢体导联并且连接紧密	8	· 连接不紧密扣1分,一处安放错误扣2分,总扣分不超过8分		
		· 接胸导联:按照国际统一标准,以生理盐水涂擦皮肤并准确安放胸导联电极	16	· 涂抹位置不正确一处扣2分 · 连接不紧密扣1分,一处安放错误扣2分 · 总扣分不超过16分		
		· 检查安放位置是否有误	2	· 未检查扣2分		
	描记心电图（18分）	· 接通电源,打开心电图机电源,校对标准电压与走纸速度(默认走纸速度25 mm/s,振幅1 mV)	4	· 一项不符合要求扣2分		
		· 指导患者平静呼吸,制动,再次确认导联无干扰,按动走纸键完成12个导联的心电图记录;每一导联描记 3~4 个完整的心动周期(异常心律,描记长Ⅱ);检查过程中患者不宜说话、移动肢体和过度呼吸	12	· 未指导扣1分 · 未制动扣1分 · 心电图不符合要求扣10分		
		· 描图完毕,关机	2	· 未关机扣2分		
	整理（16分）	· 取下胸部电极,撤肢体导联线	4	· 漏撤一项扣1分,不超4分		
		· 擦净患者皮肤,协助患者穿好衣服,取舒适卧位	2	· 一项不符合要求扣1分		
		· 整理床单位及用物(切断心电图机电源,整理、妥善放置各种导线)	3	· 未整理扣1分,漏一件扣1分,处置不符合要求扣1分		
		· 洗手,在心电图单上记录患者的姓名、性别、年龄、描记日期、时间	7	· 未洗手扣2分,洗手不规范扣1分 · 漏记一项扣1分		

续表

项目内容		操作要求	分值	扣分标准	扣分原因	扣分
综合评价 (10分)	操作方法 (2分)	· 程序正确,操作规范、熟练,查对认真	2	· 程序错误不得分,操作不熟练扣1分,查对不规范扣1分		
	操作效果 (4分)	· 所描记心电图清晰、规范 · 发现异常及时报告处理 · 操作时间 < 10 min	4	· 不清晰、不规范扣1分 · 未报告、未处理扣1分 · 操作超时扣2分		
	操作态度 (4分)	· 态度严谨,认真,与患者沟通良好,爱伤观念强	4	· 态度不严谨扣1~2分 · 与患者沟通不良扣1分 · 爱伤观念差酌情扣1分		
总分				100	得分	

附:12导联电极在体表的安放位置

1. 胸导联电极的颜色及在体表的安放位置(见图1)

① V1:红色,胸骨右缘第4肋间;

② V2:黄色,胸骨左缘第4肋间;

③ V3:绿色,V2 与 V4 连线的中点;

④ V4:褐色,左锁骨中线与第5肋间相交处;

⑤ V5:黑色,左腋前线 V4 水平处;

⑥ V6:紫色,左腋中线 V4 水平处。

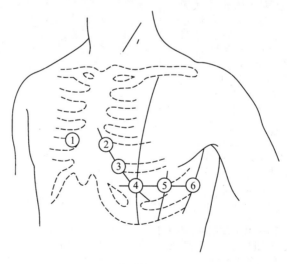

图 1

2. 肢体导联电极的颜色及在体表的安放位置

① 红色电极线:右腕;

② 黄色电极线:左腕;

③ 绿色电极线:左踝;

④ 黑色电极线:右踝。

实验 7　微量血糖监测

【实验学时】　2 学时

【目的要求】

1. 掌握微量血糖监测的操作过程,正确完成微量血糖监测的操作,在操作时动作轻稳、准确。

2. 正确读取血糖测定结果。

3. 正确解释高低血糖数值。

【主要用物】

血糖监测仪、匹配的血糖试纸、穿刺针、75% 乙醇棉签、干棉球等。

【注意事项】

1. 严格无菌技术操作。

2. 试纸放于试纸筒内保存,不可放于阴凉潮湿的地方。

3. 操作前要确认监测血糖的时间(如空腹、餐后 2 h 等)。

4. 更换新试纸时要确认血糖仪的条形码与试纸是否一致。

5. 采血部位:选择手指指尖两侧,穿刺部位应轮换。

6. 务必确认患者手指指尖消毒剂干透后实施采血。

7. 采血时勿用力挤血。

8. 保持操作环境清洁、避免局部环境受到血液污染。

9. 对需要长期监测血糖的患者,要指导其血糖监测的方法。

【操作流程】

微量血糖监测操作流程

项目内容		操作步骤
评估 解释	评估	· 评估患者的合作程度 · 评估患者病情及以往血糖情况 · 评估患者是否空腹;若测餐后血糖,询问进餐时间
	解释	· 查对患者信息 · 解释并告知患者监测血糖的目的
准备	护士准备	· 洗手(七步洗手法)、戴口罩
	患者准备	· 洗手
	用物准备	· 血糖监测仪、匹配的血糖试纸、采血针、75% 乙醇棉签、干棉球
	环境准备	· 清洁、安静

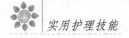
续表

项目内容		操作步骤
操作过程	检查仪器	· 检查血糖仪,确认血糖仪型号与试纸型号一致 · 插入试纸条自动开机或开机插入试纸条 · 核对并调整血糖仪编码,使血糖仪编码与试纸编码一致
	消毒采血	· 核对患者信息后,嘱其手指下垂甩动双手 · 评估患者穿刺部位,选择合适的手指 · 用75%乙醇棉签消毒采血部位皮肤,待干 · 拔下一次性采血针帽,将采血针贴近穿刺部位皮肤按压弹簧 · 采集血样,不可用力挤压针眼处 · 按压穿刺部位 10 s
	读取结果	· 血糖仪显示结果 · 读数记录,将结果告知患者或家属
	清洁整理用物	· 整理用物,血糖仪放回盒内 · 采血针及试纸弃入医疗垃圾袋中
	查对记录	· 洗手,再次核对患者信息 · 在血糖记录单签名,记录执行时间 · 向患者交代注意事项,通知医师

【操作评分表】

微量血糖监测操作评分表

班级_____ 组别_____ 姓名_____ 学号_____

项目内容		操作要求	分值	扣分标准	扣分原因	扣分
评估解释 (10分)	核对解释 (4分)	· 核对患者信息并解释	4	· 未核对患者信息扣2分 · 未解释扣2分		
	评估要点 (6分)	· 评估患者	6	· 未评估患者不得分,评估不全缺少一项扣2分		
准备 (10分)	护士准备 (4分)	· 衣帽整洁,修剪指甲,洗手(七步洗手法),戴口罩	4	· 未洗手或洗手不规范扣1~2分 · 未戴口罩或戴口罩不规范扣1~2分		
	环境准备 (1分)	· 清洁、安静	1	· 环境未评估扣1分		
	用物准备 (5分)	· 用物准备齐全,放置合理	5	· 每缺少一项扣1分,总扣分不超过5分		

续表

项目内容		操作要求	分值	扣分标准	扣分原因	扣分
操作过程（70分）	检查仪器（10分）	· 检查血糖仪，确认血糖仪型号与试纸型号一致	4	· 未检查血糖仪扣2分，未确认血糖仪型号与试纸型号是否一致扣2分		
		· 插入试纸条自动开机或开机插入试纸条	4	· 未开机扣4分，开机不当扣1~4分		
		· 核对并调整血糖仪编码使血糖仪编码与试纸编码一致	2	· 未核对并调整血糖仪编码扣2分		
	消毒采血（30分）	· 核对患者信息后，嘱患者手指下垂甩动双手	5	· 未核对扣3分 · 未嘱患者手指下垂甩动双手扣2分		
		· 评估患者穿刺部位，选择合适的手指	5	· 未评估扣3分 · 选择手指不当扣1~2分		
		· 用75%乙醇棉签消毒采血部位皮肤，待干	5	· 未消毒扣5分，消毒不规范扣1~5分		
		· 拔下一次性采血针帽，将采血针贴近穿刺部位皮肤按压弹簧	5	· 按压采血针不当扣1~5分		
		· 采集血样，不可用力挤压针眼处	5	· 采集血样不当扣1~5分		
		· 按压穿刺部位10 s	5	· 未按压扣5分，按压不当扣1~5分		
	读取结果（10分）	· 血糖仪显示结果	5	· 未读数或读数不正确扣5分		
		· 读数记录，将结果告知患者或家属	5	· 未记录结果扣3分，未告知患者或家属结果扣2分		
	清洁整理用物（5分）	· 整理用物，血糖仪放回盒内	2	· 血糖仪放置不当扣1~2分		
		· 采血针及试纸弃入医疗垃圾袋中	3	· 采血针及试纸未丢入垃圾桶扣3分		
	查对记录（15分）	· 洗手，再次核对患者信息	5	· 未洗手扣3分 · 未核对患者信息扣2分		
		· 在血糖记录单签名，记录执行时间	5	· 未签名扣3分 · 未记录执行时间扣2分		
		· 向患者交代注意事项，通知医师	5	· 未交代注意事项扣3分 · 未通知医师扣2分		
综合评价（10分）	操作方法（4分）	· 程序正确，操作规范、熟练	4	· 程序错误不得分，操作不规范扣2~3分		
	操作效果（4分）	· 无菌观念强，查对认真 · 患者痛感较小，对操作满意	4	· 操作过程有污染扣3分 · 患者反应效果差扣1~2分		
	操作态度（2分）	· 态度严谨，认真，与患者沟通良好	2	· 态度不严谨扣1~2分 · 语言沟通不良扣1~2分		
总分			100	得分		

第三章 外科护理学实训技能

实验1 外科手臂消毒

【实验学时】 2学时

【目的要求】

1. 掌握外科手臂消毒的操作过程,正确完成外科刷手的操作,在操作时动作熟练、准确。

2. 培养严格的无菌观念。

【主要用物】

外科洗手池、储刷槽、无菌毛刷、敷料桶、无菌毛巾、污物桶、洗手衣、消毒液、洗手液、一次性口罩、一次性外科手术帽等。

【注意事项】

1. 刷手时分段左右交替进行,擦干时一手一巾,不可回擦。

2. 注意无菌操作,冲手时指尖朝上、肘在最下方,擦干时不可回擦,操作完毕保持胸前拱手姿势,不可碰触任何有菌物品。

【操作流程】

外科手臂消毒操作流程

<table>
<tr><th colspan="2">项目内容</th><th>操作步骤</th></tr>
<tr><td>评估</td><td>评估要点</td><td>· 双上肢有无炎症、皮肤破损、对消毒液过敏史(处理得当)
· 是否具备外科手消毒条件及完备的洗手设施(洗手池每天清洁)
· 外科手消毒剂,非接触性消毒剂出液器
· 环境洁净,宽敞,舒适安全,光线适合</td></tr>
<tr><td rowspan="3">准备</td><td>护士准备</td><td>· 换手术室专用鞋,穿洗手衣,戴帽子和口罩,取下手表等饰品,修剪指甲,锉平甲缘,清除指甲下的污垢</td></tr>
<tr><td>用物准备</td><td>· 用物准备齐全,均在有效期内,摆放合理</td></tr>
<tr><td>环境准备</td><td>· 洁净、宽敞,舒适安全,光线适合</td></tr>
<tr><td rowspan="5">操作过程</td><td rowspan="2">清洗双手</td><td>· 洗手前卷袖过肘,流动水冲洗双手、前臂和上臂的下1/3处</td></tr>
<tr><td>· 取适量含抗菌剂的皂液,按七步洗手法搓擦双手至上臂下1/3处1 min,流水冲净,保持手指朝上,将双手悬空举在胸前,使水由指尖流向肘部,避免倒流</td></tr>
<tr><td rowspan="3">刷手</td><td>· 用无菌刷手刷取适量含抗菌剂的皂液分段(顺序:指尖—腕部、腕部—肘部、肘部—上臂下1/3处)、左右交替刷洗双上肢约3 min(顺序:指尖—指缝—手掌—手背—手腕—前臂—上臂下1/3处)</td></tr>
<tr><td>· 流水冲净,保持手指朝上,将双手悬空举在胸前,使水由指尖流向肘部,避免倒流</td></tr>
<tr><td>· 取无菌方巾擦干双上肢,一手一巾,一用一灭菌,不可回擦</td></tr>
</table>

续表

项目内容		操作步骤
操作过程	消毒双臂	· 取适量(约 5 mL)消毒剂,按七步洗手法涂抹双手、双前臂及上臂下 1/3 处
		· 再次取适量消毒剂,按七步洗手法涂抹双手及腕部
	操作完毕	· 操作结束,取胸前拱手姿势,双手自然干燥后戴无菌手套 · 连台手术先脱手术衣,后脱手套,再按洗手规则消毒双手

【操作评分表】

外科手臂消毒操作评分表

班级_____ 组别_____ 姓名_____ 学号_____

项目内容		操作要求	分值	扣分标准	扣分原因	扣分
评估 (4分)	评估要点 (4分)	· 评估双上肢、环境	4	· 未评估不得分,评估不全缺少一项扣 2 分		
准备 (9分)	护士准备 (5分)	· 换手术室专用鞋,穿洗手衣,戴帽子和口罩,取下手表等饰品,修剪指甲,锉平甲缘,清除指甲下的污垢	5	· 衣着不符合要求扣 1 分 · 戴帽子、口罩不规范扣 1~2 分 · 未摘手表扣 1 分 · 未修剪指甲扣 1 分		
	用物准备 (4分)	· 用物准备齐全,放置合理 · 无菌物品符合要求	4	· 每缺少一项扣 1 分 · 物品放置不合理扣 1 分 · 无菌物品不符合要求扣 1~2 分		
操作过程 (67分)	清洗双手 (19分)	· 洗手前卷袖过上臂的下 1/3 处	2	· 未卷袖或范围不够扣 2 分		
		· 流动水冲洗双手、前臂和上臂的下 1/3 处	4	· 范围不规范扣 2~3 分 · 溅湿衣物扣 1 分		
		· 取适量含抗菌剂的皂液,按七步洗手法搓擦双手至上臂下 1/3 处 1 min	9	· 七步洗手法不正确扣 3 分 · 范围未达到标准扣 3 分 · 时间不够扣 2 分 · 浪费皂液扣 1 分		
		· 流水冲净,手指朝上,双手悬空举在胸前	4	· 方法不正确扣 2~3 分 · 溅湿衣物扣 1 分		
	刷手 (28分)	· 用无菌刷手刷取适量含抗菌剂的皂液分段、左右交替刷洗双上肢约 3 min	15	· 未分段扣 5 分 · 未左右交替扣 5 分 · 时间不够扣 2 分 · 顺序不正确扣 2~3 分		
		· 流水冲净,手指朝上,双手悬空举在胸前	4	· 方法不正确扣 2~3 分 · 溅湿衣物扣 1 分		
		· 取无菌方巾擦干双上肢,一手一巾,不可回擦	9	· 方法不正确扣 3~4 分 · 出现回擦扣 5 分		

续表

项目内容		操作要求	分值	扣分标准	扣分原因	扣分
操作过程（67分）	手臂消毒（20分）	· 取适量（约5 mL）消毒剂,按七步洗手法消毒2遍	9	· 七步洗手法不正确扣3分 · 次数/范围不够扣3~4分 · 浪费消毒剂扣2分		
		· 取胸前拱手姿势,双手自然干燥后戴无菌手套	9	· 姿势不正确扣3分 · 未晾干就穿手术衣扣2分 · 碰触有菌物品扣4分		
		· 连台手术先脱手术衣,后脱手套,再按洗手规则消毒双手	2	· 描述不正确扣2分		
综合评价（20分）	操作方法（4分）	· 程序正确,操作规范、熟练	4	· 程序错误不得分,操作不规范扣1~4分		
	操作效果（12分）	· 达到手臂消毒的目的 · 明确消毒剂的使用方法 · 操作时间<12 min	12	· 操作过程有污染扣6分 · 浪费消毒剂扣2分 · 操作超时扣1~4分		
	操作态度（4分）	· 态度严谨、认真	4	· 态度不严谨扣2~4分		
总分			100	得分		

实验2　穿无菌手术衣、戴无菌手套

【实验学时】　4学时

【目的要求】

1. 掌握穿无菌手术衣、戴无菌手套的操作方法,正确完成操作,动作熟练、准确。

2. 严格无菌操作。

3. 说出连台手术更换手术衣及手套的要点。

【主要用物】

不锈钢治疗车、卵圆钳及卵圆桶、无菌敷料包、手术衣、无菌手套等。

【注意事项】

1. 严格无菌操作。

2. 注意穿无菌手术衣时手不出袖口;先戴无菌手套,后系腰带。

【操作流程】

穿无菌手术衣、戴无菌手套操作流程

项目内容		操作步骤
评估解释	评估	· 评估双上肢有无炎症、皮肤破损,是否已做好外科手臂消毒 · 环境洁净,宽敞,舒适安全,光线适合
准备	护士准备	· 换手术室专用鞋,穿洗手衣,戴帽子和口罩,取下手表等饰品,修剪指甲,锉平甲缘,清除指甲下的污垢,完成外科手臂消毒并已晾干

续表

项目内容		操作步骤
准备	用物准备	·用物准备齐全,均在有效期内,摆放合理
	环境准备	·洁净,宽敞,舒适安全,光线适合
操作过程	穿无菌手术衣（全遮盖式）	·巡回护士将无菌手术衣包裹打开置于无菌台
		·器械护士从无菌台一把抓起手术衣,选择宽敞的地方站立
		·器械护士认出衣领位置,用双手提起衣领的两角,手术衣内面对着自己,充分抖开手术衣
		·器械护士看准袖筒的入口,将衣服轻轻抛起,双手迅速同时伸入袖筒内,两臂向前平举伸直,此时由巡回护士在后面拉紧衣带,手不出袖口
		·巡回护士从身后提拉手术衣,系好领口带和内片腰带
		·器械护士戴好无菌手套,将右手腰带上纸卡片一端递给巡回护士或巡回护士用无菌持物钳夹取右襟上的带子,由器械护士从后面绕到前面或器械护士旋转身体,使手术衣右襟遮盖背部左襟,将带子交器械护士与左腰带一起系结于左腰部前
	戴无菌手套（无接触式、干手套）	·巡回护士准备大小合适的一次性无菌手套打开外包装,用无菌持物钳取出内包装置于无菌台上
		·器械护士打开内包装袋,分清左右,隔着衣袖左手取出右手的无菌手套,扣于右手袖口上,手套与手掌面对合,手套的手指向上,各手指相对
		·放上手套的手隔着衣袖抓住手套翻折边,另一手隔着衣袖捏住另一侧翻折边,将手套翻套于袖口上,手指迅速伸入手套内,再用已戴好手套的右手,同法戴另一只手套
		·整理手套及衣袖
		·戴好无菌手套后,将无菌手术衣腰带系好;巡回护士整理手术衣下缘
	操作完毕	·用无菌生理盐水冲洗手套外面的滑石粉,同时检查手套有无破损,如有须立即更换
		·穿好无菌手术衣、戴好无菌手套后,胸前区及指尖到上臂下 1/3 处视为无菌区域,双手应置于胸前区,不可碰触手术衣非无菌区域及其他任何有菌物品
		·手术完毕还有接台手术时,巡回护士协助解开身后衣带,绕向前方抓住手术衣衣领,向前脱下衣袖,手术人员顺势将手套套在腕部,右手指抠住左手手套反折部将其脱下,左手指抠住右手手套内面将其脱下

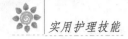

【操作评分表】

穿无菌手术衣、戴无菌手套操作评分表

班级_____ 组别_____ 姓名_____ 学号_____

项目内容		操作要求	分值	扣分标准	扣分原因	扣分
评估 (4分)	评估要点 (4分)	· 评估双上肢、环境	4	· 未评估不得分,评估不全缺少一项扣1分		
准备 (10分)	护士准备 (6分)	· 换手术室专用鞋,穿洗手衣,戴帽子和口罩,取下手表等饰品,修剪指甲,锉平甲缘,清除指甲下的污垢,完成外科手臂消毒并已晾干	6	· 衣着不符合要求扣1分 · 戴帽子、口罩不规范扣1~2分 · 未摘手表扣1分 · 未修剪指甲扣1分 · 手臂潮湿穿衣扣1分		
	用物准备 (4分)	· 用物准备齐全,放置合理,所选手术衣及手套大小合适	4	· 物品放置不合理扣1分 · 无菌物品不符合要求扣1~2分 · 手套大小不合适扣1分		
操作过程 (66分)	穿无菌手术衣 (全遮盖式) (38分)	· 巡回护士将无菌手术衣包裹打开置于无菌台	3	· 违反无菌操作扣3分		
		· 取手术衣:器械护士从无菌台一把抓起手术衣	5	· 出现拖拉手术衣扣3分 · 未选择宽敞之地扣2分		
		· 抖手术衣:用双手提起衣领的两角,充分抖开手衣	12	· 未抓衣领位置扣4分 · 手术衣外面对着自己扣5分 · 手术衣碰触其他物品扣3分		
		· 抛手术衣及系带:将衣服轻轻抛起,双手伸入袖筒内,两臂向前平举伸直,巡回护士从身后提拉手术衣,系好领口带和内片腰带,手不出袖口	12	· 步骤不到位扣1~3分 · 配合中巡回护士碰触器械护士手臂及手术衣正面扣5~7分 · 手伸出袖口扣2分		
		· 系腰带:器械护士戴好无菌手套,在巡回护士协助下自己系好腰带	6	· 违反无菌原则扣4分 · 递错腰带扣2分		
	戴无菌手套(无接触式、干手套) (28分)	· 巡回护士准备大小合适的一次性无菌手套打开外包装,用无菌持物钳取出内包装置于无菌台上	3	· 违反无菌操作扣3分		
		· 器械护士打开内包装袋,分清左右,隔着衣袖左手取出右手的无菌手套,扣于右手袖口上,手套与手掌面对合,手套的手指向上,各手指相对	8	· 手伸出袖口扣5分 · 掌面未对合扣3分		

续表

项目内容		操作要求	分值	扣分标准	扣分原因	扣分
操作过程（66分）	戴无菌手套（无接触式、干手套）（28分）	· 放上手套的手隔着衣袖抓住手套翻折边,另一手隔着衣袖捏住另一侧翻折边,将手套翻套于袖口上,手指迅速伸入手套内;再用已戴好手套的右手,同法戴另一只手套	8	· 未戴手套手伸出袖口扣5分 · 掌面未对合扣3分		
		· 整理手套及衣袖,穿好手术衣,用无菌盐水冲去手套上的滑石粉,并检查手套	9	· 手套袖口卷曲扣3分 · 未冲洗或溅湿衣服扣3分 · 未检查手套破损扣3分		
综合评价（20分）	操作方法（4分）	· 程序正确,操作规范、熟练	4	· 程序错误不得分,操作不规范扣4分		
	操作效果（12分）	· 无菌观念强 · 操作时间 <6 min	12	· 操作过程有污染扣8分 · 操作超时扣1~4分		
	操作态度（4分）	· 态度严谨、认真	4	· 态度不严谨扣2~4分		
总分			100	得分		

实验3 术区备皮

【实验学时】 2学时

【目的要求】

去除手术区毛发和污垢,彻底清洁皮肤,为手术时皮肤消毒做准备,预防术后切口感染。

【主要用物】

不锈钢治疗车、治疗盘、一次性备皮包（包含剃毛刀、肥皂液、海绵刷、治疗巾、纱布、棉棒和手套）、乙醇、汽油、垫巾、手电筒、毛巾、面盆、热水、一次性口罩。

【注意事项】

1. 剃刀的刀片应锐利。

2. 检查手术区皮肤如有割痕、发红等异常情况,应通知医生并记录。

3. 动作轻柔,注意患者的保暖。

【操作流程】

术区备皮操作流程

项目内容		操作步骤
评估解释	评估	· 评估病室环境:温度适宜、光线明亮及遮挡条件 · 评估患者病情及配合程度,了解手术方式,确定手术的部位及备皮范围 · 评估手术区皮肤情况
	解释	· 核对患者信息,解释术区备皮的目的、意义,征得患者同意,取得配合

项目内容		操作步骤
准备	护士准备	· 衣帽整洁,洗手(七步洗手法),戴口罩
	患者准备	· 理解术区备皮的目的和意义,主动配合
	用物准备	· 用物准备齐全,用物均在有效期内,摆放合理
	环境准备	· 整洁安静,舒适安全,光线适合
操作过程	核对解释	· 携用物至床旁,核对姓名、床号、备皮范围 · 向患者做好解释工作,取得配合 · 遮挡屏风或拉窗帘
	协助卧位	· 协助患者取舒适卧位,充分显露备皮区的皮肤,备皮范围原则上以手术切口为中心各周至少20 cm
	铺治疗巾及橡胶单	· 需备皮部位下铺治疗巾及橡胶单
	剃除毛发	· 戴手套,用肥皂水涂擦备皮区域皮肤 · 一手持纱布紧绷皮肤,另一手持备皮刀,分区剃净毛发 · 手电筒照射,检查有无残留毛发
	清洁皮肤	· 用毛巾浸热水擦净皮肤 · 检查皮肤有无异常状况
	特殊部位手术备皮法	· 可口头解说 · 腹部手术应用棉签蘸汽油/乙醚,清除脐窝部污垢及油脂 · 其他:骨、关节、肌腱手术;颅脑手术;四肢手术;阴囊阴茎手术;口腔手术
	整理记录	· 脱手套,协助患者穿好衣裤,取舒适体位,整理床单位 · 嘱患者沐浴,卧床患者给予床上擦浴,修剪指(趾)甲,更换清洁衣物 · 宣教相关注意事项,术前指导 · 整理用物,洗手,记录

【操作评分表】

术区备皮操作评分表

班级_____ 组别_____ 姓名_____ 学号_____

项目内容		操作要求	分值	扣分标准	扣分原因	扣分
评估解释 (8分)	核对解释 (4分)	· 核对患者信息并解释	4	· 未核对患者信息不得分,核对不规范扣1~2分 · 未解释扣2分		
	评估要点 (4分)	· 评估患者、环境、手术区皮肤	4	· 未评估不得分,评估不全缺少一项扣1分		
准备 (11分)	护士准备 (4分)	· 衣帽整洁,修剪指甲,洗手(七步洗手法)	4	· 衣着不符合要求扣1分 · 未戴口罩或戴口罩不规范扣1分 · 未洗手或洗手不规范扣1分 · 未修剪指甲扣1分		

续表

项目内容		操作要求	分值	扣分标准	扣分原因	扣分
准备 (11分)	患者准备 (2分)	· 理解备皮的目的和意义,主动配合	2	· 不理解,未能配合扣1~2分		
	用物准备 (5分)	· 用物准备齐全,放置合理	5	· 每缺少一项扣1分 · 物品放置不合理扣1分		
操作 过程 (61分)	核对解释 (4分)	· 核对解释,取得患者配合 · 遮挡屏风或拉窗帘	4	· 未核对扣1分 · 未解释扣1分 · 未保护隐私扣1~2分		
	安置体位 (10分)	· 协助患者取舒适卧位,充分显露备皮区的皮肤,备皮范围原则上以手术切口为中心各周至少20 cm	10	· 体位不正确扣1~2分 · 范围不正确扣4分 · 未注意保暖及保护隐私扣4分		
	铺治疗巾 及橡胶单 (3分)	· 需备皮部位下铺治疗巾及橡胶单	3	· 未铺放或铺放不到位扣3分		
	剃除毛发 (24分)	· 戴手套,用肥皂水涂擦备皮区域皮肤 · 一手持纱布紧绷皮肤,另一手持备皮刀,分区剃净毛发 · 手电筒照射,检查有无残留毛发	24	· 浸湿衣物或被褥扣2分 · 刮除毛发角度不正确扣4分 · 刮除毛发方向不正确扣4分 · 划伤皮肤扣4分 · 未检查或未用手电筒扣4分 · 未注意保暖及保护隐私扣3分		
	清洁皮肤 (8分)	· 用毛巾浸热水擦净皮肤 · 检查皮肤有无异常状况	8	· 未清洁扣2分 · 浸湿衣物或被褥扣3分 · 未检查皮肤情况扣3分		
	特殊部位 手术备皮法 (4分)	· 可口头解说,至少含腹部手术及四肢手术备皮	4	· 未解说或解说不正确扣2分 · 每缺少一项扣0.5分		
	整理记录 (8分)	· 协助患者穿好衣裤,取舒适体位,整理床单位 · 宣教相关注意事项,术前指导 · 整理用物,洗手,记录	8	· 未整理床单位扣1分 · 未协助患者恢复舒适体位扣1分 · 未宣教扣2分 · 未正确处理用物扣2分 · 未洗手、记录扣2分		
综合 评价 (20分)	操作方法 (4分)	· 程序正确,操作规范,熟练 · 动作轻巧、准确、无污染	4	· 程序错误不得分,操作不规范扣1~4分		
	操作效果 (4分)	· 操作时间＜10 min	4	· 操作超时扣1~4分		
	操作态度 (2分)	· 态度严谨、认真	2	· 态度不严谨扣1~2分		
	指导患者 (10分)	· 护患沟通良好,能对患者进行正确指导	10	· 语言沟通不良扣2~5分 · 健康指导语言不恰当、有遗漏扣1~5分		
总分			100	得分		

实验 4 换药术

【实验学时】 4 学时

【目的要求】

1. 更换伤口敷料。

2. 保持伤口清洁,促进伤口愈合及患者舒适。

3. 做好伤口评估和敷料选择。

4. 预防、控制伤口感染。

【用物准备】

储物桶(内含无菌纱布)、治疗盘、卵圆钳及卵圆桶、储物罐 2 个(分别含碘伏棉球和生理盐水棉球)、无菌换药包(包括换药碗 1 个,弯盘 1 个,镊子 2 把)、胶布、绷带、一次性治疗巾、汽油或液体石蜡油。

【注意事项】

1. 保持敷料干燥,敷料潮湿时,必须立即予以更换。

2. 包扎伤口时,要保持良好血液循环,不可固定太紧,包扎肢体时从身体远心端到近心端,促进静脉回流。

3. 手术后遗留于皮肤的消毒药水可用温水毛巾擦拭;胶布留下的痕迹可用汽油或液体石蜡油擦拭。

4. 保持双手持镊法,左手镊相对无菌,右手镊接触伤口。接触患者的镊子不得直接接触敷料,敷料不能过湿。

5. 换药时,应按照从清洁、污染、感染、特殊感染的原则进行,避免交叉感染。

【操作流程】

换药术操作流程

项目内容		操作步骤
评估解释	评估	· 观察伤口情况,包括部位、宽度、深度,有无出血、分泌物等
	解释	· 核对患者信息,向患者或家属(昏迷患者)解释换药的目的、方法及注意事项
准备	护士准备	· 衣帽整洁,洗手(七步洗手法),戴口罩
	用物准备	· 用物准备齐全,均在有效期内,摆放合理
	环境准备	· 整洁安静,舒适安全,光线适合
	患者准备	· 携用物至床旁,核对患者信息,根据需要协助患者取舒适体位
操作过程	显露伤口	· 显露伤口,注意保暖及保护患者隐私,在两人以上病房内换药时周围用屏风遮挡(口述)
	揭除敷料	· 撕胶布,方向与伤口纵轴方向平行
		· 胶布痕迹可用棉签蘸汽油轻轻擦除(口述) · 外层敷料用手揭除
		· 内层敷料用无菌镊顺着伤口长轴方向揭除,如分泌物干结使敷料与创面黏着,可取生理盐水棉球,将黏着敷料浸润后再揭
		· 取下敷料放在弯盘内,沾有脓血的一面向上

续表

项目内容		操作步骤
操作过程	清理伤口	· 用碘伏棉球由内向外消毒伤口周围皮肤,大于敷料覆盖范围2 cm,若是感染伤口则由外向内消毒 · 用生理盐水棉球沾吸除去伤口内分泌物及脓液
	覆盖敷料	· 用无菌纱布覆盖伤口,范围比伤口大3 cm,厚度视伤口情况而定 · 胶布固定敷料,黏贴方向与肢体或躯体纵轴垂直
	整理记录	· 撤除用物,安置好患者 · 妥善处理用物 · 洗手,记录伤口和换药情况

【操作评分表】

换药术操作评分表(以缝合伤口为例)

班级_____ 组别_____ 姓名_____ 学号_____

项目内容		操作要求	分值	扣分标准	扣分原因	扣分
评估解释 (8分)	核对解释 (4分)	· 核对患者信息并解释	4	· 未核对患者信息不得分,核对不规范扣1~2分 · 未解释扣2分		
	评估要点 (4分)	· 评估患者、环境、伤口	4	· 未评估不得分,评估不全缺少一项扣1分		
准备 (11分)	护士准备 (4分)	· 衣帽整洁,修剪指甲,洗手(七步洗手法)	4	· 衣着不符合要求扣1分 · 未戴口罩或戴口罩不规范扣1分 · 未洗手或洗手不规范扣1分 · 未修剪指甲扣1分		
	患者准备 (2分)	· 理解换药的目的和意义,主动配合	2	· 不理解,未能配合扣1~2分		
	用物准备 (5分)	· 用物准备齐全,放置合理	5	· 每缺少一项扣1分 · 物品放置不合理扣1分		
操作过程 (61分)	核对解释 (4分)	· 核对解释,取得患者配合 · 遮挡屏风或拉窗帘	4	· 未核对扣1分 · 未解释扣1分 · 未保护隐私扣1~2分		
	安置体位 (4分)	· 协助患者取舒适卧位 · 显露伤口	4	· 体位不正确扣2分 · 换药部位显露不正确扣1~2分		
	揭除敷料 (18分)	· 撕胶布,方向与伤口纵轴方向平行 · 胶布痕迹可用棉签蘸汽油轻轻擦除(口述)	4	· 方向错误扣2分 · 未说明者扣2分		

续表

项目内容		操作要求	分值	扣分标准	扣分原因	扣分
操作过程（61分）	揭除敷料（18分）	· 外层敷料用手揭除	6	· 外层敷料揭除不正确扣6分		
		· 内层敷料用无菌镊顺着伤口长轴方向揭除	4	· 方向错误扣4分		
		· 取下敷料放在弯盘内，沾有脓血的一面向上	4	· 取下敷料没放在弯盘内扣2分 · 沾有脓血的一面没向上扣2分		
	清理伤口（15分）	· 用碘伏棉球由内向外消毒伤口周围皮肤，若是感染伤口则由外向内消毒 · 用生理盐水棉球沾吸除去伤口内分泌物及脓液	15	· 伤口周围皮肤消毒不正确扣5分 · 未说明感染伤口的消毒法扣5分 · 手法不当扣5分		
	覆盖敷料（14分）	· 用无菌纱布覆盖 · 胶布固定敷料，黏贴方向与肢体或躯体纵轴垂直	14	· 无菌纱布覆盖范围、厚度不对各扣5分 · 方向错误扣4分		
	整理记录（6分）	· 协助患者取舒适体位，整理床单位 · 整理用物，洗手，记录	6	· 未整理床单位扣1分 · 未协助患者恢复舒适体位扣1分 · 未正确处理用物扣2分 · 未洗手、记录各扣2分		
综合评价（20分）	操作方法（4分）	· 程序正确，操作规范、熟练 · 动作轻巧、准确、无污染	4	· 程序错误不得分，操作不规范扣1~4分		
	操作效果（4分）	· 操作时间<10 min	4	· 操作超时扣1~4分		
	操作态度（2分）	· 态度严谨、认真	2	· 态度不严谨扣1~2分		
	指导患者（10分）	· 护患沟通良好，能对患者进行正确指导	10	· 语言沟通不良扣2~5分 · 健康指导语言不恰当、有遗漏扣1~5分		
总分			100	得分		

实验5 胃肠减压护理

【实验学时】 2学时

【目的要求】

1. 熟练掌握相关的理论知识，包括胃肠减压的目的、观察引流液的量和性质，以及胃肠减压护理的注意事项。

2. 能够正确熟练地完成胃肠减压护理操作。

3. 能正确评估患者的身体状况，并能针对患者的病情状况提供相应的胃肠减压护理。

4. 操作过程中动作轻柔、规范,态度和蔼,能与患者进行及时有效的沟通。

【主要用物】

治疗盘内备:治疗碗、纱布数块、一次性胃管、治疗巾、50 mL 灌注器 1 副、石蜡油纱布 (1 块)、镊子、弯盘、别针、压舌板、棉签、胶布、橡皮筋、温水一杯、手电筒、一次性手套、听诊器、一次性负压引流器(或胃肠减压器)、剪刀。

【注意事项】

1. 插管动作轻柔,避免损伤食管黏膜。

2. 妥善固定胃肠减压装置,防止变换体位时加重对咽部的刺激,以及受压、脱出影响减压效果。

3. 观察引流液的颜色、性质和量,并记录 24 h 引流量。

4. 留置胃肠减压管期间应禁饮食,加强患者的口腔护理。

5. 胃肠减压期间,注意观察患者水电解质及胃肠功能恢复情况。

【操作流程】

胃肠减压护理操作流程

项目内容		操作步骤
评估 解释	评估	· 年龄、病情、意识状态、活动能力等 · 心理状态及配合程度 · 询问鼻腔是否通畅,鼻腔黏膜有无肿胀、炎症,鼻中隔有无偏曲、息肉等,有无活动义齿,既往有无鼻部疾患等 · 环境整洁安静,舒适安全,光线适合
	解释	· 核对患者信息,向患者或家属(昏迷患者)解释胃肠减压护理的目的、方法和注意事项
准备	护士准备	· 衣帽整洁,洗手(七步洗手法),戴口罩
	患者准备	· 理解胃肠减压护理的目的和意义,主动配合
	用物准备	· 用物准备齐全,用物均在有效期内,摆放合理
	环境准备	· 整洁安静,舒适安全,光线适合
操作 过程	核对解释	· 携用物至床旁,核对患者信息
	协助卧位	· 协助患者取坐位或半卧位(昏迷患者取去枕平卧位,头向后仰),铺治疗巾于颌下,置弯盘于颊旁
	清洁鼻腔	· 检查鼻腔并用湿棉签清洁一侧鼻腔
	测量长度	· 测量胃管插入的长度(患者发际到剑突)并标记
	润滑胃管	· 戴手套,用石蜡油纱布润滑胃管前端 10 ~ 20 cm
	插入胃管	· 左手持纱布托住胃管,右手用镊子夹胃管前端轻轻插入鼻腔 · 插入 10 ~ 15 cm 时,嘱患者做吞咽动作,继续插入至所需长度,初步固定 · 检查口腔内有无胃管盘曲
		· 昏迷患者,在插管前应将患者头向后仰,当插至 15 cm(会厌部)时,以左手将患者头托起,使下颌靠近胸骨柄,以增大咽喉部通道的弧度,以便胃管进入食管

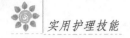

项目内容		操作步骤
操作过程	验证胃管	· 验证胃管是否在胃内,方法有三种(任一种均可); ▲ 用注洗器抽吸,抽出胃液 ▲ 注入胃管内 10 mL 空气,用听诊器在胃部能听到气过水声 ▲ 将胃管末端放入盛水的碗中,无气体逸出
	固定胃	· 用胶布固定胃管于鼻翼部和面颊部
	连接负压引流器	· 打开并检查负压引流器,排出引流器内气体,反折连接管与胃管连接 · 观察引流通畅后,将负压引流器悬挂于床下,脱手套
	整理记录	· 协助患者取舒适卧位,指导患者在减压期间的注意事项,整理床单位 · 整理用物,洗手,记录

【操作评分表】

胃肠减压护理操作评分表

班级_____ 组别_____ 姓名_____ 学号_____

项目内容		操作要求	分值	扣分标准	扣分原因	扣分
评估解释 (6分)	核对解释 (2分)	· 核对患者信息并解释	2	· 未核对患者信息不得分,核对不规范扣1~2分		
	评估要点 (4分)	· 评估患者、环境	4	· 未评估不得分,评估不全缺少一项扣1分		
准备 (9分)	护士准备 (4分)	· 衣帽整洁,修剪指甲,洗手(七步洗手法),戴口罩	4	· 未洗手或洗手不规范扣1~2分 · 未戴口罩或戴口罩不规范扣1~2分		
	用物准备 (5分)	· 用物准备齐全,放置合理	5	· 每缺少一项扣1分 · 物品放置不合理扣1分		
操作过程 (65分)	核对解释 (2分)	· 核对解释,取得患者配合	2	· 未核对患者扣1分 · 未解释扣1分		
	协助卧位 (6分)	· 协助患者取坐位或半卧位(昏迷患者取去枕平卧位,头向后仰),铺治疗巾于颌下,置弯盘于颊旁	6	· 未协助患者取舒适体位或体位不当扣2分 · 颌下未铺治疗巾或未置弯盘各扣2分		
	清洁鼻腔 (6分)	· 检查鼻腔并用湿棉签清洁一侧鼻腔	6	· 未检查鼻孔扣2分 · 未用湿棉签清洁鼻孔扣3分 · 用干棉签或擦拭不到位各扣1分		
	测量长度 (6分)	· 测量胃管插入的长度(患者发际到剑突)并标记	6	· 未测量长度扣3分 · 未做标记扣1分 · 测量长度不准确扣2分		

续表

项目内容		操作要求	分值	扣分标准	扣分原因	扣分
操作过程（65分）	润滑胃管（4分）	·戴手套,用石蜡油纱布润滑胃管前端10~20 cm	4	·未润滑胃管扣2分 ·润滑长度不准确扣1分 ·未戴手套扣1分		
	插入胃管（12分）	·左手持纱布托住胃管,右手用镊子夹胃管前端轻轻插入鼻腔 ·插入10~15 cm时,嘱患者做吞咽动作,继续插入至所需长度,初步固定 ·检查口腔内有无胃管盘曲	12	·插胃管动作粗暴扣1分 ·未嘱患者吞咽扣2分 ·插管与吞咽不一致扣3分 ·未检查口腔扣4分 ·未初步固定扣2分		
	验证胃管（8分）	·验证胃管是否在胃内,方法有三种(任一种均可): ▲用注洗器抽吸,抽出胃液 ▲注入胃管内10 mL空气,用听诊器在胃部能听到气过水声 ▲将胃管末端放入盛水的碗中,无气体逸出	8	·未验证扣4分 ·验证方法不准确或不到位各扣2分		
	固定胃管（3分）	·用胶布固定胃管于鼻翼部和面颊部	3	·未固定扣3分,固定不到位扣1分		
	连接负压引流器（8分）	·打开并检查负压引流器,排出引流器内气体,反折连接管与胃管连接 ·观察引流通畅后,将负压引流器悬挂于床下,脱手套	8	·未检查引流器扣2分 ·未排出引流器气体扣1分 ·连接时未反折连接管扣2分 ·未观察扣1分 ·引流器悬挂位置不正确扣1分		
	整理记录（10分）	·整理床单位,恢复患者舒适体位,询问患者感受 ·指导患者在减压期间的注意事项 ·处理用物 ·洗手,记录	10	·未整理床单位扣1分 ·未协助患者恢复舒适体位或未询问患者感受各扣1分 ·未指导患者注意事项扣3分 ·指导不到位扣1分 ·未正确处理用物扣2分 ·未洗手、记录扣1分		
综合评价（20分）	操作方法（4分）	·程序正确,操作规范、熟练 ·动作轻巧、准确、无污染	4	·程序错误不得分,操作不规范扣1~4分		
	操作效果（4分）	·操作时间<10 min	4	·操作超时扣1~4分		
	操作态度（2分）	·态度严谨、认真	2	·态度不严谨扣1~2分		
	指导患者（10分）	·护患沟通良好,能对患者进行正确指导	10	·语言沟通不良扣2~4分 ·健康指导语言不恰当、有遗漏扣1~4分		
总分			100	得分		

实验6 胸膜腔闭式引流护理

【实验学时】 2学时

【目的要求】

1. 认识保持引流管密闭和引流通畅的重要性,熟练掌握胸膜腔闭式引流的作用及引流期间的注意事项。

2. 能够正确熟练地完成胸膜腔闭式引流护理操作。

3. 能正确观察引流,并能针对患者及家属做好相应的健康指导。

4. 操作过程中动作轻柔、规范,态度和蔼,能与患者进行及时有效的沟通。

【主要用物】

治疗盘内备:无菌持物钳、无菌纱布罐(内有无菌纱布)、安尔碘、棉签、弯盘、启瓶器、剪刀、胶布;碘伏、无菌闭式引流瓶、无菌生理盐水500 mL、无齿血管钳2把、治疗巾、一次性手套。

【注意事项】

1. 血压平稳患者,应取半卧位以利引流。

2. 维持引流系统密封,水封瓶应低于胸部以下,不可倒转。

3. 保持引流管长度适宜,以防止翻身活动时引流管受压、打折、扭曲、脱出。

4. 保持引流管通畅,严格无菌操作。

5. 注意观察引流液的量、颜色、性质,并做好记录,如有异常及时通知医师。

【操作流程】

胸膜腔闭式引流护理操作流程

项目内容		操作步骤
评估解释	评估	· 年龄、病情、意识状态、活动能力等 · 询问患者有无呼吸困难、胸闷、咳嗽、咳痰及切口疼痛等情况 · 观察切口渗出情况,挤压引流管判断引流是否通畅 · 环境整洁安静,舒适安全,光线适合
	解释	· 核对患者信息,向患者解释胸膜腔闭式引流的目的、方法及注意事项
准备	护士准备	· 衣帽整洁,洗手(七步洗手法),戴口罩
	患者准备	· 理解胸膜腔闭式引流的目的和意义,主动配合
	用物准备	· 用物准备齐全,用物均在有效期内,摆放合理
	环境准备	· 整洁安静,舒适安全,光线适合
操作过程	安装闭式引流装置	· 二人核对医嘱,准备用物 · 查对无菌闭式引流装置有效期,检查有无破损、漏气 · 打开闭式引流装置包装袋,取出引流瓶及连接管放置在适当处 · 以无菌原则将无菌溶液生理盐水500 mL倒入引流瓶内 · 将连接管与引流瓶长管紧密连接,长管没入液面下3～4 cm,用胶布做好标记,并注明日期及液体量
	核对解释	· 携用物至床旁,再次核对患者信息

项目内容		操作步骤
操作过程	协助卧位	· 协助患者取舒适卧位,显露胸腔闭式引流管部位 · 铺治疗巾于引流管所在处的身体下面,置弯盘于连接管接口下方
	夹闭管道	· 取 2 把无齿血管钳双向夹闭引流管适宜处
	消毒管口	· 初消毒胸腔引流管末端 · 断开胸膜腔引流管与引流管的连接处,再次消毒一遍
	连接闭式引流瓶	· 紧密连接闭式引流瓶,将闭式引流瓶妥善置于床下,使引流瓶低于胸腔引流口60～100 cm · 检查连接紧密后松开血管钳,撤去治疗巾 · 嘱患者深吸一口气并用力咳嗽,观察引流瓶内长玻璃管水柱波动及有无气泡溢出
	知识宣教	· 引流期间取半卧位,深呼吸并用力咳嗽 · 翻身活动防止引流管受压、打折、扭曲、脱出 · 一定保持水封瓶低于胸部以下,不能随意抬高,更不可倒转 · 始终保持引流瓶处于密闭状态
	整理记录	· 协助患者取半卧位,询问并满足患者需求,整理床单位 · 整理用物,洗手,记录

【操作评分表】

胸膜腔闭式引流护理操作评分表

班级_____ 组别_____ 姓名_____ 学号_____

项目内容		操作要求	分值	扣分标准	扣分原因	扣分
评估解释（6分）	核对解释（2分）	· 核对患者信息并解释	2	· 未核对患者信息不得分,核对不规范扣1～2分		
	评估要点（4分）	· 评估患者、环境	4	· 未评估不得分,评估不全缺少一项扣1分		
准备（9分）	护士准备（4分）	· 衣帽整洁,修剪指甲,洗手(七步洗手法),戴口罩	4	· 未洗手或洗手不规范扣1～2分 · 未戴口罩或戴口罩不规范扣1～2分		
	用物准备（5分）	· 用物准备齐全,放置合理	5	· 每缺少一项扣1分 · 物品放置不合理扣1分		
操作过程（65分）	安装闭式引流装置（12分）	· 二人核对医嘱 · 查对无菌闭式引流装置 · 取出闭式引流瓶及连接管妥善放置 · 将无菌溶液生理盐水500 mL倒入引流瓶内 · 将连接管与引流瓶长管紧密连接,长管没入液面下3～4 cm,用胶布做好标记,并注明日期及液体量	12	· 未核对扣1分 · 未查对扣1分 · 查对不规范或缺少一项各扣1分 · 未无菌操作扣2分 · 连接不紧密扣1分 · 长管没入不足或过长各扣2分 · 未做标记扣1分 · 未注明扣2分		

续表

项目内容		操作要求	分值	扣分标准	扣分原因	扣分
操作过程（65分）	核对解释（2分）	· 核对并解释,取得患者配合	2	· 未核对患者扣1分 · 未解释扣1分		
	协助卧位（6分）	· 协助患者取卧位,显露胸腔闭式引流管部位 · 铺治疗巾于引流管所在处的身体下面,置弯盘于连接管接口下方	6	· 未协助患者取舒适体位或体位不当扣2分 · 引流管处未显露扣1分 · 未铺治疗巾或未置弯盘各扣2分		
	夹闭管道（6分）	· 取2把无齿血管钳双向夹闭引流管适宜处	6	· 未用夹闭扣6分 · 夹闭方法不对扣3分 · 只用1把血管钳扣2分		
	消毒管口（6分）	· 初消毒胸腔引流管末端 · 断开胸膜腔引流管与引流管的连接处,再次消毒一遍	6	· 未消毒扣6分 · 消毒1遍或不规范各扣2分		
	连接闭式引流瓶（17分）	· 紧密连接闭式引流瓶,将闭式引流瓶妥善置于床下,使引流瓶低于胸腔引流口60~100 cm · 检查连接紧密后松开血管钳,撤去治疗巾 · 嘱患者深吸一口气并用力咳嗽,观察引流瓶内长玻璃管水柱波动及有无气泡溢出	17	· 引流瓶放置位置不对扣5分 · 未检查是否连接紧密扣3分 · 未检查引流通畅扣3分 · 未嘱患者深吸气检查扣2分 · 松开血管钳的时机不对扣5分		
	知识宣教（8分）	· 引流期间取半卧位,深呼吸并用力咳嗽 · 翻身活动防止引流管受压、打折、扭曲、脱出 · 一定保持水封瓶低于胸部以下,不能随意抬高,更不可倒转 · 始终保持引流瓶处于密闭状态	8	· 未做知识宣教扣8分 · 宣教内容缺一项各扣1分 · 宣教不规范扣2分		
	整理记录（8分）	· 整理床单位,恢复患者舒适体位,询问患者感受 · 处理用物 · 洗手,记录	8	· 未整理床单位扣1分 · 未协助患者恢复半卧位扣2分 · 未询问患者感受扣1分 · 未正确处理用物扣2分 · 未洗手、记录扣2分		
综合评价（20分）	操作方法（4分）	· 程序正确,操作规范、熟练 · 动作轻巧、准确、无污染	4	· 程序错误不得分,操作不规范扣1~4分		
	操作效果（4分）	· 操作时间<8 min	4	· 操作超时扣1~4分		
	操作态度（2分）	· 态度严谨、认真	2	· 态度不严谨扣1~2分		
	指导患者（10分）	· 护患沟通良好,能对患者进行正确指导	10	· 语言沟通不良扣2~5分 · 健康指导语言不恰当、有遗漏扣1~5分		
总分			100	得分		

实验7　皮牵引的护理

【实验学时】　4学时

【目的要求】

1. 骨折和关节脱位复位固定,局部制动。

2. 保持肢体功能位,减轻疼痛。

【主要用物】

多功能护理床/骨科床、护理示教人、不锈钢治疗车、治疗盘、牵引架、牵引绳、皮牵引带、重锤、棉垫、软枕、扩张板、绷带、温水(35~40℃)、一次性中单、剪刀、脸盆、毛巾、笔、胶带等。

【注意事项】

1. 冬季注意保暖。

2. 患儿股骨干骨折,如行双腿垂直悬吊牵引,臀部应离床1~2 cm。

3. 患者因胶布过敏而发生水泡者,应除去胶布,消毒后抽出泡液,用无菌敷料包扎,并及时通知医生改用其他方法。

4. 避免压迫腓总神经:严密观察,认真倾听患者主诉,发现异常积极采取措施,并报告医生;对重症患者、老年患者定时巡视,主动检查足背伸跖屈功能,积极防范。

【操作流程】

皮牵引护理操作流程

项目内容		操作步骤
评估解释	评估	· 年龄、病情、意识状态、活动能力等
	解释	· 向患者解释皮牵引的目的、方法及注意事项,教会患者配合方法,以取得合作
准备	护士准备	· 衣帽整洁,修剪指甲,洗手(七步洗手法),戴口罩
	用物准备	· 不锈钢治疗车、治疗盘、牵引架、牵引绳、皮牵引带、重锤、棉垫、软枕、扩张板、温水(35~40℃)、一次性中单、剪刀、脸盆、毛巾、笔、胶带等
	环境准备	· 整洁安静,舒适安全,光线适合,无异味
操作过程	协助包扎牵引	· 核对姓名、床号,将一次性中单置于患处下面 · 摆好体位,显露患肢,清洗皮肤 · 在牵引区涂上复方安息香酸酊,并在其未干之前贴上胶布 · 胶布两端沿中线纵形剪开长约10 cm的裂口,在复方安息香酸酊未干之前,将胶布贴在肢体内、外两侧皮肤上,并注意将胶布贴得平整无皱;对于小腿的皮肤牵引,外侧胶布应贴到低于腓骨小头处,以免压迫腓总神经 · 将肢体用手牵引悬空,包扎绷带使胶布固定,在骨突处垫棉垫;再用绷带缠绕二层,但胶布近端留1 cm露出,以利日后观察胶布有否脱落 · 牵引端用宽窄适宜的扩张板,护士将扩张板放在距足跟下方二横指(约3~4 cm)处,保持在不和足跟接触的位置 · 放置牵引架,加适当重量,一般不超过5 kg,下肢牵引时要抬高床尾15~25 cm

项目内容		操作步骤
操作过程	牵引后护理	· 观察患肢远端感觉、运动和血液循环情况,如有异常及时告知医生 · 注意胶布有无松脱,扩张板是否在适合角度,有否折断 · 经常检查牵引架的位置,如有错位或松动,应及时纠正 · 注意牵引绳是否受阻,牵引重量是否合适,重锤应离地面26 cm左右 · 每天测量和记录肢体长度变化情况,应按患者具体情况、不同类型骨折及时调整牵引重量 · 视情况有规律地指导患者做肌肉运动及关节功能锻炼
操作后	整理洗手	· 整理床单位,宣教相关注意事项 · 整理用物 · 洗手,记录

【操作评分表】

皮牵引护理操作评分表

班级_____ 组别_____ 姓名_____ 学号_____

项目内容		操作要求	分值	扣分标准	扣分原因	扣分
操作前准备 (15分)	评估要点 (4分)	· 患者病情,意识状体及合作程度 · 肢体活动程度 · 环境安静整洁,光线明亮,温湿度适宜	4	· 未评估不得分,评估不全缺少一项扣1分		
	核对解释 (2分)	· 核对患者信息,解释皮牵引的目的、意义,征得同意,取得配合	2	· 未核对患者信息不得分,核对不规范扣1~2分		
	护士准备 (4分)	· 衣帽整洁,修剪指甲,摘手表,洗手(七步洗手法)	4	· 衣着不符合要求扣1分 · 未修剪指甲扣1分 · 未摘手表扣1分 · 未洗手或洗手不规范各扣1分		
	用物准备 (5分)	· 护士洗手,戴口罩 · 用物准备齐全,放置合理	5	· 未戴口罩或戴口罩不规范各扣1~2分 · 每缺少一项扣1分 · 物品放置不合理扣1分		
操作步骤 (75分)	协助包扎牵引 (42分)	· 核对医嘱、姓名、床号	2	· 未核对医嘱扣1分 · 未核对姓名、床号扣1分		
		· 根据病情取合适体位	3	· 体位不合理扣1分 · 体位不正确扣2分		
		· 显露并检查患肢 · 一次性中单置于患处下面	5	· 未检查扣3分 · 未铺单扣2分		
		· 牵引区涂上复方安息香酸酊	2	· 方法不正确扣2分		

续表

项目内容		操作要求	分值	扣分标准	扣分原因	扣分
操作步骤（75 分）	协助包扎牵引（42 分）	· 贴上胶布	6	· 方法不正确扣 2 ~ 3 分 · 位置不正确扣 3 分		
		· 用手牵引悬空,包扎绷带使胶布固定 · 骨突处垫棉垫	6	· 体位不正确扣 3 分 · 方法不正确扣 2 ~ 3 分		
		· 用绷带缠绕二层,但胶布近端留 1 cm 露出	6	· 方法不正确扣 3 ~ 6 分		
		· 牵引端用宽窄适宜的扩张板 · 护士将扩张板放在距足跟下方二横指(约 3 ~ 4 cm)处	6	· 扩张板不合适扣 2 ~ 3 分 · 位置不正确扣 3 分		
		· 放置牵引架,加适当重量 · 下肢牵引时要抬高床尾 15 ~ 25 cm	6	· 重量不合适扣 2 ~ 3 分 · 高度不合适扣 2 ~ 3 分		
	牵引后护理（22 分）	· 观察患肢远端感觉、运动和血液循环情况	6	· 未观察扣 4 分 · 方法不正确扣 2 分		
		· 注意胶布有无松脱 · 经常检查牵引架的位置	4	· 胶布松脱扣 1 ~ 2 分 · 没有检查牵引架的位置扣 2 分		
		· 注意牵引绳是否受阻 · 注意牵引重量是否合适	4	· 方法不正确扣 4 分		
		· 每天测量并记录肢体长度变化情况	5	· 方法不正确扣 2 ~ 5 分		
		· 指导患者进行肌肉收缩运动、关节活动	3	· 方法不正确扣 2 ~ 3 分		
	健康教育（5 分）	· 再次核对床号、姓名 · 告知注意事项	5	· 未再次核对扣 2 分 · 未告知注意事项扣 3 分		
	整理记录（6 分）	· 整理床单位 · 清理用物 · 洗手,记录	6	· 未整理床单位扣 2 分 · 用物未分类处理扣 2 分 · 未洗手、记录扣 2 分		
综合评价（10 分）	操作方法（3 分）	· 程序正确,操作规范、熟练	3	· 程序错误不得分,操作不规范扣 2 ~ 3 分		
	操作效果（3 分）	· 查对认真 · 患者痛感较小,对操作满意	3	· 查对不严格扣 1 ~ 2 分 · 患者反应效果差扣 1 分		
	操作态度（2 分）	· 态度严谨、认真,与患者沟通良好	2	· 态度不严谨扣 1 分 · 语言沟通不良扣 1 分		
	操作时间（2 分）	· 操作时间 < 10 min	2	· 操作超时扣 1 ~ 2 分		
总分			100	得分		

实验8 心肺复苏术

【**实验学时**】 4学时

【**目的要求**】

1. 掌握相关理论知识:心肺复苏的目的、注意事项,呼吸、心搏停止的判断标准及心肺复苏的有效指征。

2. 掌握正确开放气道的方法,胸外心脏按压定位准确,按压手法正确,熟练完成心肺复苏操作。

3. 争分夺秒抢救患者,具有吃苦耐劳、严谨、慎独的工作态度。

【**主要用物**】

不锈钢治疗车、治疗盘、治疗碗、人工呼吸膜、纱布、手电筒、血压计、听诊器、弯盘、木板、脚踏板、速干手消毒液、抢救记录单等、表、笔。

【**注意事项**】

1. 一旦确定患者心跳呼吸骤停,应立即进行生命支持技术,以免延误抢救时机。

2. 胸外心脏按压定位要迅速、准确,按压过程中手不能离开按压部位,手指不可触及患者胸壁,以防肋骨骨折,并确保按压力垂直作用于患者胸骨。

【**操作流程**】

心肺复苏术操作流程

项目内容		操作步骤
操作前准备	护士准备	· 衣帽整洁,修剪指甲,操作紧张有序
	用物准备	· 用物准备齐全,摆放合理
	评估环境	· 环境安全,适合操作
操作过程	患者意识	· 轻拍患者2次,问:"××,你怎么了?",观察有无反应
	判断呼吸脉搏	· 检查是否无呼吸或仅是喘息,并同时检查脉搏 · 触摸患者的颈动脉搏动(用右手示指、中指触摸患者气管正中,再滑向颈外侧气管旁开2指处触摸颈动脉搏动)
	呼救	· 呼叫他人协助抢救如"快来人啊",计时
	安置体位	· 快速使患者脱离危险处,取平卧位,头后仰,必要时垫硬板于背下,解开患者衣领、腰带,显露胸部
	胸外心脏按压	· 掌部置于患者胸骨中、下1/3处,按压手法:掌根接触,双肘关节伸直;按压幅度适宜:胸骨下陷至少5 cm,但不超过6 cm;按压频率100~120次/min,按压时间与放松时间大致相同

项目内容		操作步骤
操作过程	开放气道	· 将头偏向一侧,检查口腔,去义齿(口述去除义齿、异物),取纱布清除口鼻分泌物 · 根据病情选择适当的手法开放气道 ▲ 托颈压额法 一手抬起患者颈部,另一手以小鱼际肌侧下按患者前额,使其头后仰,颈部抬起 ▲ 仰头抬颏法 一手置于患者前额,手掌向后下方施力,使其头部后仰,另一手手指放在靠近颏部的下颌骨下方,将颏部向前抬起,拉开颈部 ▲ 托颌法 将肘部放在患者头部两侧,用双手同时将左右下颌角托起,使头后仰,同时将下颌骨前移
	人工呼吸	· 确认呼吸停止,口对口通气:捏紧患者鼻孔,双唇包住患者口部(不留空隙),吹气(每次通气持续1 s),观察患者胸部上抬,吹气毕,松开口鼻;通气频率:约10~12次/min(5~6 s/次),避免快速或用力通气
	按压比例	· 按压与人工呼吸之比为30∶2
	判断复苏效果	· 操作5个循环再次判断: ① 触及大动脉搏动; ② 收缩压8 kPa以上; ③ 面唇、甲床色泽转红; ④ 扩大的瞳孔缩小; ⑤ 呼吸改善或出现自主呼吸; ⑥ 昏迷变浅,出现反射或挣扎; ⑦ 心电图出现波形改变。
	整理记录	· 复苏后去除硬板,安置体位,整理衣被保暖 · 洗手,记录循环骤停及呼吸骤停时间、造成循环及呼吸骤停原因、复苏成功时间

【操作评分表】

心肺复苏术操作评分表

班级_____ 组别_____ 姓名_____ 学号_____

项目内容		操作要求	分值	扣分标准	扣分原因	扣分
操作前准备(10分)	护士准备(2分)	· 衣帽整洁,修剪指甲	2	· 着装不合要求扣1~2分		
	用物准备(5分)	· 用物准备齐全,放置合理	5	· 每缺少一项扣1分 · 物品放置不合理扣1分		
	现场环境(3分)	· 判断现场环境是否安全	3	· 不判断扣3分,不合要求扣1分		

项目内容		操作要求	分值	扣分标准	扣分原因	扣分
操作过程（80分）	患者意识（2分）	· 判断患者有无意识	2	· 不判断扣2分,不合要求扣1分		
	呼救（2分）	· 紧急告知医生,计时	2	· 不呼救扣1分,不看抢救时间扣1分 · 不合要求扣1分		
	判断呼吸脉搏（5分）	· 检查呼吸,并同时检查脉搏 · 判断颈动脉搏动:方法正确,10 s内完成	5	· 不判断扣3分 · 判断不到位扣2分		
	安置体位（2分）	· 快速使患者脱离危险处,取平卧位,头后仰,患者必要时垫硬板于背下,解开衣领、腰带,显露胸部	2	· 体位不正确扣1分 · 未松解衣扣1分		
	胸外心脏按压（25分）	· 掌部置于患者胸骨中、下1/3处,按压手法正确:掌根接触,双肘关节伸直;按压幅度适宜:胸骨下陷5~6 cm;按压频率100~120次/min;按压时间与放松时间大致相同	25	· 部位不正确、手法不对、频率不对各扣5分 · 幅度不对扣5分 · 一次按压无效扣5分		
	开放气道（10分）	· 必要时清除口鼻腔内异物 · 根据病情选择适当的手法开放气道	10	· 未开放气道及手法不对各扣3分 · 未清除口鼻腔内异物及手法不正确各扣2分		
	人工呼吸（12分）	· 确认呼吸停止,口对口通气:捏紧患者鼻孔,双唇包住患者口部（不留空隙）,吹气（每次通气持续1 s）,观察患者胸部上抬 · 吹气毕,松开口鼻,通气频率:约10~12次/min（5~6 s/次）,避免快速或用力通气	12	· 吹气无效一次扣2分 · 频率不对扣3分 · 吹气用力过度每次扣2分 · 吹气时未捏鼻孔,吹气后未松鼻孔每次扣2分 · 总扣分不超过12分		
	比例（4分）	· 按压与人工呼吸之比为30:2	4	· 比例不对扣4分		
	判断复苏效果（10分）	· 操作5个循环再次判断: ① 触及大动脉搏动 ② 收缩压8 kPa以上 ③ 面唇、甲床色泽转红 ④ 扩大的瞳孔缩小 ⑤ 呼吸改善或出现自主呼吸 ⑥ 昏迷变浅,出现反射或挣扎 ⑦ 心电图出现波形改变	10	· 未观察扣5分（缺一项扣1分） · （眼看面感耳听呼吸,同时手触大动脉搏动）其他口述,少一项扣1分		

续表

项目内容		操作要求	分值	扣分标准	扣分原因	扣分
操作过程(80分)	整理(3分)	· 复苏后去除硬板,安置体位,整理衣被保暖	3	· 每缺一项扣1分		
	记录(5分)	· 洗手,记录循环骤停及呼吸骤停时间、造成循环及呼吸骤停原因、复苏成功时间	5	· 未洗手或洗手不规范扣1~2分 · 记录内容每少一项扣1分		
综合评价(10分)	操作方法(4分)	· 程序正确,操作规范、熟练 · 动作敏捷、无污染	4	· 程序错误不得分,操作不规范扣1~4分		
	操作时间(4分)	· 操作时间<3 min	4	· 操作超时扣1~4分		
	操作态度(2分)	· 操作中动作不粗暴,抢救中患者无损伤,关怀体贴患者	2	· 态度不严谨扣1~2分 · 语言沟通不良扣1~2分		
总分			100	得分		

实验9 绷带包扎法

【实验学时】 4学时

【目的要求】

1. 能正确实施绷带的基本包扎操作(包括环形、螺旋形、螺旋反折形、"8"字形、回返形)。

2. 说出绷带包扎的目的、包扎部位和注意事项。

3. 体现人文关怀、有爱伤意识。

【主要用物】

治疗盘内备:各种规格绷带、衬垫(棉垫或纱布块)、胶布、剪刀、无菌纱布、治疗碗等。

【注意事项】

1. 患者取合适体位,保持肢体功能位置。

2. 包扎绷带时动作轻快,用力均匀,松紧适宜;包扎后绷带牢固、舒适、整齐、美观。

3. 不同部位包扎方法要准确,骨隆突处和皮肤皱褶处垫衬垫,松紧适宜,注意观察末梢的血液运行情况。

【操作流程】

绷带包扎操作流程

项目内容		操作步骤
评估解释	评估	· 年龄、病情、伤口部位、意识状态、活动能力等 · 心理状态及配合程度 · 环境整洁安静,舒适安全,光线适合
	解释	· 核对患者信息,向患者或家属(昏迷患者)解释绷带包扎的目的、方法及注意事项,教会患者配合方法,以取得合作

项目内容		操作步骤
准备	护士准备	· 衣帽整洁,洗手(七步洗手法),戴口罩
	患者准备	· 理解绷带包扎的目的和意义,主动配合
	用物准备	· 用物准备齐全,均在有效期内,摆放合理
	环境准备	· 整洁安静,舒适安全,光线适合
操作过程	核对解释	· 携用物至床旁,核对患者信息
	协助卧位	· 根据病情取舒适坐位或卧位,充分显露包扎部位,保持肢体功能位,必要时托扶
	保护伤口	· 伤口处用无菌纱布覆盖
	选择绷带	· 选择宽度合适的绷带卷,检查绷带,潮湿或污染的均不能使用
	实施包扎	· 环形法:在包扎原处环形重叠缠绕,第1周斜缠绕,第2周环形缠绕,并将第1周斜出圈外的绷带角折回将其压住,然后重复缠绕数圈;用于开始及终末包扎 · 螺旋形法:开始2～3周环形包扎,然后螺旋形缠绕,后周遮盖前周的1/3～1/2,用力均匀,松紧适宜,包扎伤口处稍加用力,终末环形包扎2～3圈,以胶布固定或撕开打结(打结应在肢体外侧,不可打在伤口、骨隆突及卧位受压处);用于躯干和四肢径围相近的部位 · 螺旋反折形法:开始2～3周环形包扎,然后在螺旋形缠绕的基础上每周反折成等腰三角形,每次反折处需对齐以保持美观,用力均匀,松紧适宜,包扎伤口处稍加用力,终末环形包扎2～3圈,以胶布固定或撕开打结(打结应在肢体外侧,不可打在伤口、骨隆突及卧位受压处);用于径围不一致的小腿和前臂 · "8"字形法:开始2～3周环形包扎,然后按"8"字的书写路径包扎,交叉缠绕,皮肤皱褶和骨隆突处垫衬垫,用力均匀,松紧适宜,包扎伤口处稍加用力,终末环形包扎2～3圈,以胶布固定或撕开打结(打结应在肢体外侧,不可打在伤口、骨隆突及卧位受压处);用于关节、腹股沟、肩、足跟、足背、手掌等部位 · 回返形法:开始2～3周绕额头环形包扎,然后自头顶正中来回向两侧回返包扎,每次遮盖前次的1/3～1/2,用力均匀,松紧适宜,包扎伤口处稍加用力,直至头部全部遮盖,再环形包扎2～3圈,以胶布固定或撕开打结(打结不可打在伤口、卧位受压处);用于包扎头顶和残肢端
	整理记录	· 观察血液循环情况及肢体功能 · 协助患者取舒适卧位,询问并满足患者需求,整理床单位 · 整理用物,洗手,记录

【操作评分表】

绷带包扎评分表

班级_____ 组别_____ 姓名_____ 学号_____

项目内容		操作要求	分值	扣分标准	扣分原因	扣分
评估解释（6分）	评估要点（4分）	· 患者病情、伤口部位、肢体活动能力、心理状态等 · 安全舒适，整洁安静，光线适合	4	· 未评估不得分，评估不全缺少一项扣1分		
	核对解释（2分）	· 核对患者信息，解释绷带包扎的目的、注意事项，以取得合作	2	· 未核对患者信息不得分，核对不规范扣1~2分		
准备（9分）	护士准备（4分）	· 衣帽整洁，修剪指甲，洗手（七步洗手法），戴口罩	4	· 衣着不符合要求扣1分 · 未修剪指甲或摘手表扣1分 · 未洗手或洗手不规范各扣1分 · 未戴口罩或戴口罩不规范各扣1分		
	用物准备（5分）	· 用物准备齐全，放置合理	5	· 每缺少一项扣1分 · 物品放置不合理扣1分		
操作步骤（75分）	患者准备（12分）	· 核对姓名、床号	2	· 未核对扣1~2分		
		· 协助患者取合适体位、显露伤口部位、取肢体功能位	4	· 体位不合适扣1分 · 未完全显露伤口扣1分 · 未取功能位扣1~2分		
		· 垫好衬垫	2	· 未垫衬垫扣2分		
		· 伤口处覆盖无菌纱布	2	· 未覆盖无菌纱布扣2分		
		· 选择合适的绷带并检查	2	· 绷带不合适扣1分 · 未检查扣1分		
	环形法（4分）	· 环形重叠包扎 · 包扎用力均匀，松紧适宜	4	· 包扎方法不规范扣2分 · 包扎不牢固、整齐扣2分		
	螺旋形法（12分）	· 选择合适的伤口部位 · 包扎自远心端开始 · 后周遮盖前周的1/3~1/2 · 在肢体外侧打结 · 包扎用力均匀，松紧适宜	12	· 选择部位不正确扣2分 · 包扎方向不正确扣4分 · 遮盖前周的过多或过少各扣1~2分 · 打结位置不正确扣2分 · 包扎不牢固、整齐扣2分		

项目内容		操作要求	分值	扣分标准	扣分原因	扣分
操作步骤(75分)	螺旋反折形法(16分)	· 选择合适的伤口部位 · 包扎自远心端开始 · 后周遮盖前周的 1/3 ~ 1/2 · 反折成等腰三角形 · 在肢体外侧打结 · 包扎用力均匀,松紧适宜	16	· 选择部位不正确扣2分 · 包扎方向不正确扣4分 · 遮盖前周的过多或过少各扣 1~2 分 · 未反折成等腰三角形扣2分 · 打结位置不正确扣2分 · 包扎不牢固、整齐扣2分		
	"8"字形法(12分)	· 选择合适的伤口部位 · 包扎自远心端开始 · 皮肤皱褶和骨隆突处垫衬垫 · 在肢体外侧打结 · 包扎用力均匀,松紧适宜	12	· 选择部位不正确扣2分 · 包扎方向不正确扣4分 · 未垫衬垫扣2分 · 打结位置不正确扣2分 · 包扎不牢固、整齐扣2分		
	回返形法(16分)	· 选择合适的部位 · 自头顶正中来回向两侧回返包扎 · 每次遮盖前次的 1/3 ~ 1/2 · 不在伤口和受压处打结 · 包扎用力均匀,松紧适宜	16	· 选择部位不正确扣2分 · 包扎方向不正确扣5分 · 遮盖前周的过多或过少各扣 3~4 分 · 打结位置不正确扣3分 · 包扎不牢固、整齐扣2分		
	整理记录(3分)	· 清理用物 · 洗手,记录	3	· 用物未分类处理扣2分 · 未洗手、记录扣 1~2 分		
综合评价(10分)	操作方法(3分)	· 程序正确,操作规范、熟练	3	· 程序错误不得分,操作不规范扣 2~3 分		
	操作效果(3分)	· 查对认真 · 包扎牢固、舒适、整齐、美观 · 针对伤口部位选择正确的包扎方法	3	· 查对不严格扣1分 · 选择方法不正确扣1分		
	操作态度(2分)	· 态度严谨、认真,与患者沟通良好	2	· 态度不严谨扣1分 · 语言沟通不良扣1分		
	操作时间(2分)	· 操作时间 <10 min	2	· 操作超时扣 1~2 分		
总分			100	得分		

实验 10　轴线翻身技术

【实验学时】　2 学时

【目的要求】

1. 协助脊椎损伤和脊椎手术后患者在床上翻身。

2. 保持脊椎平直,预防脊椎再损伤。

3. 预防褥疮,改善患者舒适感。

【主要用物】

软枕 2 个、护栏、翻身卡,必要时备颈托。

【注意事项】

1. 翻转患者时,应注意保持其脊柱平直,以维持脊柱的正确生理弯度。

2. 如果患者是颈椎手术或颈椎损伤时,应有另一位护理人员负责支托患者的头部、颈部,保持颈椎平直。

3. 翻身时注意保护患者,防止坠床。

【操作流程】

轴线翻身技术操作流程

项目内容		操作步骤
评估解释	评估	· 患者病情、意识状态及配合能力 · 患者损伤部位、伤口情况和管路情况
	核对解释	· 核对患者床号、姓名 · 向患者解释轴线翻身的目的、方法及注意事项
准备	护士准备	· 衣帽整洁,修剪指甲,洗手(七步洗手法),戴口罩
	用物准备	· 软枕 2 个、护栏、翻身卡,必要时备颈托
	环境准备	· 宽敞,安全,便于操作
操作过程	翻身前准备	· 查对患者,再次解释 · 位于患者合适位置,对侧放置护栏 · 松开被尾 · 检查患者身上导管,并安置妥当 · 嘱患者双手臂环抱于胸前,双膝屈曲(若四肢活动障碍的患者应协助其摆放体位)
	协作翻身	· 第一位护士固定患者头部,沿纵轴向上略加牵引,使患者头、颈随躯干一起缓慢移动 · 第二位护士将双手分别置于患者肩部、腰部 · 第三位护士将双手分别置于患者腰部、臀部,使患者头、颈、肩、腰、髋保持在同一水平线上 · 将患者平移至护士同侧床旁;翻转至侧卧位;取舒适卧位(患者无颈椎损伤时,可由两位护士完成轴线翻身,省去固定患者头部的护士)
	翻身后护理	· 观察患者受压部位皮肤情况 · 一位护士于近侧将一软枕放于患者背部支持身体,另一软枕放于两膝之间并使双膝呈自然弯曲状 · 若有引流管、尿管等管路的患者,应注意防止各种管路脱出,妥善固定各种管路并保持通畅
	整理记录	· 整理床单位,宣教相关注意事项 · 整理用物 · 洗手,记录

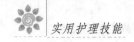

【操作评分表】

轴线翻身技术操作评分表

班级_____ 组别_____ 姓名_____ 学号_____

项目内容		操作要求	分值	扣分标准	扣分原因	扣分
评估解释 (10分)	核对解释 (4分)	· 核对患者床号、姓名 · 向患者解释轴线翻身的目的、方法及注意事项	4	· 未核对扣1分 · 未解释扣3分,解释不全一项扣1分		
	评估要点 (6分)	· 患者病情、意识状态及配合能力 · 患者损伤部位、伤口情况和管路情况	6	· 未评估扣6分,评估不全一项扣1分		
准备 (10分)	护士准备 (4分)	· 衣帽整洁,修剪指甲,洗手(七步洗手法),戴口罩	4	· 未洗手或洗手不规范各扣1~2分 · 未戴口罩或戴口罩不规范各扣1~2分		
	用物准备 (4分)	· 用物准备齐全,放置合理	4	· 每缺少一项扣1分 · 物品放置不合理扣1分		
	环境准备 (2分)	· 宽敞,安全,便于操作	2	· 环境不利于操作扣1~2分		
操作过程 (60分)	翻身前准备 (15分)	· 查对患者,再次解释	5	· 不核对扣2分 · 解释不全一处扣1分		
		· 位于患者合适位置 · 对侧放置护栏	3	· 位置不合适扣1分 · 未放置护栏扣2分		
		· 帮助患者移去枕头,松开被尾	2	· 不符合要求扣1~2分		
		· 检查患者身上导管,并安置妥当	2	· 不符合要求扣1~2分		
		· 嘱患者双手臂环抱于胸前,双膝屈曲(若四肢活动障碍的患者应协助其摆放体位)	3	· 不符合要求扣1~3分		
	协作翻身 (20分)	· 第一位护士固定患者头部,沿纵轴向上略加牵引,使患者头、颈随躯干一起缓慢移动	5	· 不符合要求扣3~5分		
		· 第二位护士将双手分别置于患者肩部、腰部	5	· 不符合要求扣3~5分		
		· 第三位护士将双手分别置于患者腰部、臀部,使患者头、颈、肩、腰、髋保持在同一水平线上	5	· 不符合要求扣3~5分		

续表

项目内容		操作要求	分值	扣分标准	扣分原因	扣分
操作过程（60分）	协作翻身（20分）	· 将患者平移至护士同侧床旁;翻转至侧卧位;取舒适卧位(患者无颈椎损伤时,可由两位护士完成轴线翻身,省去固定患者头部的护士)	5	· 不符合要求扣3~5分		
	翻身后护理（15分）	· 观察患者受压部位皮肤情况	5	· 未观察扣3~5分		
		· 一位护士于近侧将一软枕放于患者背部支持身体,另一软枕放于两膝之间并使双膝呈自然弯曲状	5	· 不符合要求扣3~5分		
		· 若有引流管、尿管等管路的患者,应注意防止各种管路脱出,妥善固定各种管路并保持通畅	5	· 不符合要求扣3~5分		
	整理记录（10分）	· 整理床单位,宣教相关注意事项	6	· 床单位未整理扣1~2分 · 宣教注意事项少一项扣1分		
		· 整理用物	2	· 未处理用物扣2分		
		· 洗手,记录	2	· 未洗手扣1分 · 未记录扣1分		
综合评价（20分）	操作方法（4分）	· 程序正确,操作规范、熟练 · 动作轻巧、准确	4	· 程序错误不得分,操作不规范扣1~4分		
	操作效果（4分）	· 操作时间<10 min	4	· 操作超时扣1~4分		
	操作态度（2分）	· 态度严谨、认真	2	· 态度不严谨扣1~2分		
	指导患者（10分）	· 护患沟通良好,能对患者进行正确指导	10	· 语言沟通不良扣2~5分 · 健康指导语言不恰当、有遗漏扣1~5分		
总分			100	得分		

第四章　妇产科护理学实训技能

实验1　产科检查护理

【实验学时】　4学时

【目的要求】

1. 掌握产科检查的相关理论知识,包括产科检查的意义、时间和内容。

2. 掌握腹部检查和骨盆外测量的评估方法、用物准备、操作步骤和注意事项。

3. 熟悉腹部检查的方法及目的。

4. 熟悉骨盆外测量各径线的名称、起止点、正常值及测量方法。

5. 了解孕妇的心理及需求,能够关爱、尊重孕妇。

【主要用物】

骨盆测量器、胎心听诊器、胎儿模型、孕妇模型、检查床、体重计、身高测量器、血压计、软尺。

【注意事项】

1. 测量点应定位准确,测量应轻柔、规范,减少对孕妇的刺激。

2. 操作过程中严谨认真,有角色意识。

3. 注意遮挡孕妇身体,保护孕妇隐私。

4. 注意孕妇保暖。

【操作流程】

产科检查护理操作流程

项目内容		操作步骤
评估解释	评估	· 年龄、病情、意识状态、活动能力等 · 一般情况、末次月经、预产期 · 月经史、孕产史、本次妊娠情况、既往史、家族史 · 心理状态及配合程度 · 环境整洁安静,舒适安全,光线适合
	解释	· 核对孕妇 · 解释产科检查护理的目的、方法及注意事项
准备	护士准备	· 衣帽整洁,洗手(七步洗手法),戴口罩
	物品准备	· 用物准备齐全,均在有效期内,摆放合理
	环境准备	· 温度、光线适宜,放置屏风,关好门窗,利于保护孕妇隐私
	孕妇准备	· 理解产科检查护理的目的和意义,主动配合

续表

项目内容		操作步骤
操作过程	核对解释	· 携用物至床旁,核对孕妇信息
	协助卧位	· 协助孕妇适当显露腹部 · 协助孕妇根据腹部检查和骨盆外测量要求取伸腿仰卧位或侧卧位或仰卧屈髋屈膝位
	腹部检查	· 视诊:腹型、妊娠纹,有无瘢痕、水肿等 · 触诊:通过四步触诊法确定胎位及胎先露 ① 检查者双手置于子宫底部,触清子宫底高度,然后以双手指腹相对轻推,判断子宫底部是胎头还是胎臀:硬而圆且有浮球感的为胎头,软而宽且形状略不规则的为胎臀 ② 检查者两手分别置于腹部左右两侧,两手交替轻轻深按检查,判断胎背及胎儿四肢的位置:平坦且饱满部分为胎背,可变形的高低不平部分为胎儿四肢 ③ 检查者右手拇指与其余4指分开,置于耻骨联合上方,握住胎先露部,判断先露是头还是臀,并了解是否衔接:如胎先露部仍高浮,表示尚未衔接,如胎先露部不能被推动则已衔接 ④ 检查者两手分别置于胎先露部的两侧,沿骨盆入口方向向下深按,再次确定胎儿先露部,并判断先露部入盆的程度 · 听诊:将胎心听诊器放于胎儿背部所在的腹壁:头先露听胎心在脐下两侧,臀先露听胎心在脐上两侧,肩先露听胎心在脐部偏下方
	骨盆外测量	· 髂棘间径:取伸腿仰卧位,测量两侧髂前上棘外缘的距离,正常值为23～26 cm · 髂嵴间径:体位同上,测量两侧髂嵴外缘最宽的距离,正常值为25～28 cm · 骶耻外径:取左侧卧位,右腿伸直,左腿屈曲,测量第五腰椎棘突下凹陷处至耻骨联合上缘中点的距离,正常值为18～20 cm · 出口横径:取仰卧位,两下肢屈髋屈膝外展,双手抱膝,测量两侧坐骨结节内侧缘之间的距离,正常值为8.5～9.5 cm · 耻骨弓角度:取仰卧位,两下肢屈髋屈膝外展,双手抱膝,用左右两拇指尖斜着对拢,放置于耻骨联合下缘,左右两拇指平放于耻骨降支上面,测量两拇指间的角度,正常值为90° · 撤去用物
	整理记录	· 协助孕妇取舒适体位,询问并满足孕妇需求,整理床单位 · 整理用物,洗手,记录

【操作评分表】

产前检查护理配合操作评分表

班级_____　组别_____　姓名_____　学号_____

项目内容		操作要求	分值	扣分标准	扣分原因	扣分
评估解释 (6分)	评估要点 (4分)	· 孕妇、环境	4	· 未评估不得分,评估不全,缺少一项扣1分		
	核对解释 (2分)	· 核对孕妇信息并解释	2	· 未核对信息并解释者不得分,核对解释不规范扣1～2分		

项目内容		操作要求	分值	扣分标准	扣分原因	扣分
准备 (9分)	护士准备 (4分)	· 衣帽整洁,修剪指甲,洗手,戴口罩	4	· 未洗手或洗手不规范扣1~2分 · 未戴口罩或戴口罩不规范扣1~2分		
	用物准备 (5分)	· 用物准备齐全,放置合理	5	· 用物每缺少一项扣1分 · 物品放置不合理扣1分		
操作过程 (65分)	核对解释 (2分)	· 核对解释,取得孕妇配合	2	· 未核对扣1分 · 未解释扣1分		
	协助卧位 (6分)	· 根据检查要求取合适的体位	6	· 体位不正确每次扣2分		
	腹部检查 (25分)	· 视诊:腹型、腹壁情况 · 触诊:用四步触诊法确定胎位、衔接等情况 · 听诊:胎心部位、方法、胎心正常值	25	· 视诊不正确扣5分 · 触诊不正确或遗漏任何一步扣5分 · 听诊部位不正确扣5分 · 听诊方法或正常值不正确各扣5分		
	骨盆外测量 (24分)	· 髂棘间径 · 髂嵴间径 · 骶耻外径 · 出口横径	24	· 每一项定点不正确或读数不准确各扣3分,总扣分不超过24分		
	整理记录 (8分)	· 整理床单位,协助孕妇恢复舒适体位,询问孕妇感受 · 处理用物 · 洗手,记录	8	· 未整理床单位扣1分 · 未协助孕妇恢复舒适体位或未询问感受各扣1分 · 未正确处理用物扣3分 · 未洗手、记录扣2分		
综合评价 (20分)	操作方法 (4分)	· 程序正确,操作规范、熟练	4	· 方法错误不得分,操作不规范扣2~3分		
	操作效果 (4分)	· 操作时间<15 min	4	· 操作超时扣1~4分		
	操作态度 (2分)	· 态度严谨、认真,沟通良好	2	· 态度不严谨扣1~2分 · 沟通不良扣1~2分		
	指导孕妇 (10分)	· 护患沟通良好,能对孕妇进行正确指导	10	· 语言沟通不良扣2~5分 · 健康指导语言不恰当或有遗漏扣1~5分		
总分			100	得分		

实验2 正常分娩接生护理

【实验学时】 2学时

【目的要求】

1. 掌握正常分娩接生护理的相关理论,包括分娩分期、临床经过、处理方法。

2. 掌握接生护理评估、用物准备、操作步骤和注意事项。

3. 了解产妇的心理及需求,能够关爱、尊重产妇。

【主要用物】

产床和接生模型、一次性产包(包布、中单、手术衣、消毒巾、洞巾、纱布、棉签、弯盘、镊子、带线气门芯、脐带卷)、胎心听诊器、无菌手套、一次性口罩、治疗巾、吸痰管、外阴清洁消毒用物、血压计、0.5%碘伏消毒液或消毒棉球、纱布、20%高锰酸钾溶液、缝合针、缝合线、新生儿体重秤、婴儿包(外包被、内衣裤、尿布、手腕带、胸牌)等。

【注意事项】

1. 严格无菌操作。

2. 注意保护新生儿,防止新生儿受伤。

3. 操作过程中有角色意识,体现人文关怀。

【操作流程】

正常分娩接生护理操作流程

项目内容		操作步骤
评估解释	评估	· 年龄、病情、意识状态、活动能力等 · 一般情况、本次妊娠和临产情况、预产期 · 月经史、孕产史、既往史、家族史 · 心理状态及配合程度 · 环境整洁安静,舒适安全,光线适合
	解释	· 核对产妇信息 · 解释接生方法及注意事项
准备	护士准备	· 衣帽整洁,洗手,戴手套、口罩
	物品准备	· 用物准备齐全,均在有效期内,摆放合理
	环境准备	· 整洁安静,舒适安全,光线适合
	产妇准备	· 了解接生护理的方法,主动配合
操作过程	核对解释	· 携用物至床旁,核对产妇信息
	协助卧位	· 初产妇宫口开全,经产妇宫口开大4 cm,协助产妇由待产室转至分娩室,取平卧位,两腿屈曲分开,露出外阴部
	消毒铺巾	· 臀下放便盆或橡胶单 · 按由上而下、由内向外原则,用肥皂水棉球清洁,顺序为大小阴唇—阴阜—大腿内上1/3—会阴—肛周,最后肛门 · 清水冲洗干净(为防止液体进入阴道,阴道口处用干纱布堵住),先中间后两边,再中间 · 用消毒液或消毒棉球按同样顺序冲洗或擦洗2~3遍,取出阴道内纱布 · 撤污物盘,臀下垫治疗巾 · 戴手套,穿手术衣,铺单(大单——一侧腿套或单子—另一侧腿套或单子—耻骨联合上小单)

项目内容		操作步骤
操作过程	台下配合	· 测血压、听胎心 · 指导产妇正确屏气用力,并做好生活和心理护理(喝水、进食、擦汗、鼓励等) · 协助助产士穿手术衣、铺单、上台接生
	清理呼吸道	· 新生儿娩出后,记录出生时间,协助助产士清理呼吸道
	处理脐带	· 传递处理脐带用物
	新生儿护理	· 测量新生儿体重并进行体格检查,将写有产妇床号、姓名、住院号及新生儿出生时间、性别、体重的胸牌和手腕带分别系在新生儿包被和手腕上,并将产妇拇指手印和新生儿足印按在病历上,无异常者包裹好
	早吸吮	· 产后半小时,将新生儿与产妇接触,吸吮乳头 · 向产妇解释早开奶的意义,并注意保护新生儿,防止坠地及堵塞鼻孔
	按摩子宫	· 胎盘娩出后协助按摩子宫并观察阴道流血情况,必要时遵医嘱给予注射宫缩剂 · 出血多的产妇协助防治产后出血
	协助缝合软产道	· 软产道有损伤处需要修补缝合,传递用物 · 撤去用物
	产后观察	· 将产妇转至平车上,注意保暖,协助取平卧位 · 观察宫缩、阴道流血、血压及一般情况等 2 h,无异常,将产妇和新生儿转至病房
	整理记录	· 询问产妇需求,整理床单位 · 整理用物,洗手,记录

【操作评分表】

正常分娩接生护理操作评分表

班级_____ 组别_____ 姓名_____ 学号_____

项目内容		操作要求	分值	扣分标准	扣分原因	扣分
评估解释 (6分)	评估要点 (4分)	· 产妇、环境	4	· 未评估不得分,评估不全缺少一项扣1分		
	核对解释 (2分)	· 核对产妇信息并解释	2	· 未核对信息解释者不得分,核对解释不规范扣1~2分		
准备 (9分)	护士准备 (4分)	· 衣帽整洁,修剪指甲,洗手(七步洗手法),穿隔离衣,戴手套、口罩	4	· 未洗手或洗手不规范扣1~2分 · 未戴口罩或戴口罩不规范扣1~2分		
	用物准备 (5分)	· 用物准备齐全,放置合理	5	· 用物每缺少一项扣1分 · 物品放置不合理扣1分		

续表

项目内容		操作要求	分值	扣分标准	扣分原因	扣分
操作过程（65分）	核对解释（2分）	• 核对解释，取得产妇配合	2	• 未核对扣1分 • 未解释扣1分		
	协助卧位（6分）	• 符合条件产妇由待产室转至分娩室 • 协助产妇取平卧位，两腿屈曲分开	6	• 未正确转运产妇扣2分 • 体位不正确扣4分		
	消毒铺巾（10分）	• 放便盆或橡胶单 • 由上而下、由内向外 • 用肥皂水棉球清洁，清水冲洗干净（阴道口处用干棉球纱布球堵住） • 消毒液或消毒棉球冲洗、消毒2~3遍 • 取出阴道内纱布 • 撤污物盘，臀下垫治疗巾 • 协助戴手套，穿手术衣，铺单	10	• 未放便盆或橡胶单扣1分 • 消毒棉球或液体不正确各扣1分 • 消毒方法或顺序不准确或遗漏每项扣1~2分 • 未取出阴道纱布扣1分 • 未撤污物盘或垫小单各扣1分 • 未正确协助戴手套、穿手术衣、铺单扣2分		
	台下配合（4分）	• 生活护理 • 指导正确屏气用力	4	• 未护理扣2分 • 未正确指导扣2分		
	清理呼吸道（2分）	• 记录分娩时间 • 协助清理呼吸道	2	• 未记录时间扣1分 • 未协助清理呼吸通道扣1分		
	处理脐带（2分）	• 传递处理脐带用物	2	• 未正确传递扣2分		
	检查新生儿（10分）	• 记录新生儿体重 • 将新生儿胸牌和手圈分别系在新生儿包被和手腕上 • 将产妇拇指手印和新生儿足印按在病历上 • 包裹好新生儿	10	• 未记录新生儿体重扣2分 • 未系胸牌和手圈扣3分 • 未印手印和足印扣3分 • 未包裹好新生儿扣2分		
	协助早吸吮（5分）	• 产后半小时早吸吮 • 解释早吸吮的意义，预防新生儿受伤	5	• 未将新生儿与产妇接触吸吮乳头扣3分 • 未解释扣2分		
	协助按摩子宫（5分）	• 按摩子宫并观察阴道流血情况，必要时遵医嘱用药	5	• 未按摩子宫扣3分 • 未观察阴道流血扣2分		

项目内容		操作要求	分值	扣分标准	扣分原因	扣分
操作过程 (65分)	协助缝合软产道 (2分)	· 传递用物	2	· 未正确传递用物扣2分		
	产后观察 (9分)	· 一般情况 · 宫缩、阴道流血情况、血压 · 产妇和新生儿转至病房 · 撤去用物	9	· 未观察扣4分,漏一项扣1分 · 未转运产妇和新生儿扣3分 · 未撤去用物扣2分		
	整理记录 (8分)	· 将产妇转至平车上,注意保暖 · 协助取舒适位,询问并满足产妇需求,整理床单位 · 整理用物 · 洗手,记录	8	· 未协助产妇恢复舒适体位或未询问感受各扣1~2分 · 未整理床单位扣1分 · 未正确处理用物扣3分 · 未洗手、记录扣2分		
综合评价 (20分)	操作方法 (4分)	· 程序正确,操作规范、熟练	4	· 方法错误不得分,操作不规范扣2~3分		
	操作效果 (4分)	· 操作时间<15 min	4	· 操作超时扣1~4分		
	操作态度 (2分)	· 态度严谨、认真,沟通良好	2	· 态度不严谨扣1~2分 · 沟通不良扣1~2分		
	指导产妇 (10分)	· 护患沟通良好,能对产妇进行正确指导	10	· 语言沟通不良扣2~5分 · 健康指导语言不恰当或有遗漏扣1~5分		
总分			100	得分		

实验3　新生儿窒息复苏护理

【实验学时】　2学时

【目的要求】

1. 掌握新生儿窒息相关理论、包括新生儿Apgar评分、新生儿窒息分类及复苏原则。

2. 熟悉新生儿窒息复苏的方法和注意事项。

3. 掌握新生儿窒息复苏护理的评估、用物准备、操作步骤和注意事项。

4. 了解家属的心理及需求,能够关爱、尊重家属。

【主要用物】

红外线辐射抢救台、新生儿模型、肩垫、弯盘、治疗盘、注射器(1 mL、10 mL)、洗耳球或吸痰管、治疗车、氧源及氧气流量表、复苏气囊(含气囊和面罩)、听诊器、喉镜、气管导管、急救药品(如1:1 000肾上腺素、阿托品、5%碳酸氢钠、扩容剂、生理盐水)、毛巾、婴儿包被、洗手液、无菌手套、一次性口罩、危重护理记录单、垃圾桶。

【注意事项】

1. 动作轻柔、规范,避免损伤新生儿。
2. 严密观察病情,注意评价新生儿的呼吸、心率、肤色,及时配合复苏。
3. 操作过程中有角色意识,体现人文关怀。

【操作流程】

新生儿窒息复苏护理操作流程

项目内容		操作步骤
评估解释	评估	· 产妇分娩情况 · 家属心理状态及配合程度 · 新生儿的皮肤颜色、心率、肌张力、呼吸、喉反射
	解释	· 核对新生儿(家属)信息 · 向产妇及家属解释新生儿窒息复苏的方法、目的、可能出现的结果及注意事项
准备	护士准备	· 衣帽整洁,洗手(七步洗手法),戴口罩和手套
	物品准备	· 用物准备齐全,均在有效期内,摆放合理
	环境准备	· 整洁安静,舒适安全,光线适合
	家属准备	· 了解和理解新生儿窒息复苏的方法和后果,主动配合
操作过程	核对解释	· 携用物至抢救台,核对新生儿(家属)信息
	体位	· 在新生儿肩下垫肩垫,抬高肩部 2 ~ 2.5 cm,协助取轻度伸仰位(鼻吸位)
	初步复苏	· 保暖:将新生儿放置于预热的抢救台,用预热的毛巾擦干身上的羊水,用后的毛巾应取走 · 体位:在新生儿肩下垫肩垫,抬高肩部 2 ~ 2.5 cm,取轻度伸仰位(鼻吸位) · 清理呼吸道:吸痰管或洗耳球(先口后鼻) · 触觉刺激:轻拍或轻弹新生儿足底或摩擦新生儿背部,诱发自主呼吸 · 重新摆正体位 · 初步复苏后30 s,评估心率、呼吸、肤色,耗时6 s,必要时监测血氧饱和度
	呼吸支持	· 保暖 · 如触觉刺激后无规律呼吸,或 60 次/min < 心率 <100 次/min 时,给予气囊面罩正压人工呼吸 · 选择气囊和面罩,检查气囊(压力、减压阀、性能等) · 接上氧源,调节氧流量为 5 ~ 10 L/min · 放置面罩,挤压气囊频率约为 40 ~ 60 次/min,按压和放松气囊时间比为 1:2,通气压力以胸都略见起伏为宜,通气 15 ~ 30 s · 正压通气30 s后,评估心率、呼吸、肤色,耗时6 s,必要时监测血氧饱和度
	呼吸、循环支持	· 保暖、体位 · 吸氧 · 如自主呼吸不充分,或 60 次/min < 心率 <100 次/min,继续给予气囊面罩或气管导管实施正压人工呼吸 · 如心率 <60 次/min,继续正压人工呼吸并开始胸外按压,按压部位在胸骨下 1/3,按压深度为胸骨前后径 1/3,胸外按压和人工呼吸配合,胸外按压 3 次,人工呼吸 1 次,按压频率 120 次/min · 正压通气加胸外按压30 s后,评估心率、呼吸、肤色,耗时6 s

续表

项目内容		操作步骤
操作过程	药物治疗	· 如 60 次/min < 心率 < 100 次/min，继续正压通气 · 如心率 < 60 次/min，继续正压人工呼吸加胸外按压，并给予药物治疗 · 遵医嘱给予肾上腺素、扩容及等药物 · 撤去用物
	整理记录	· 摆正新生儿体位并包裹好，注意保暖 · 向家属介绍情况 · 整理床单位 · 整理用物，洗手，记录

【操作评分表】

新生儿窒息复苏护理操作评分表

班级_____ 组别_____ 姓名_____ 学号_____

项目内容		操作要求	分值	扣分标准	扣分原因	扣分
评估解释 （6分）	评估要点 （4分）	· 新生儿、环境	4	· 未评估不得分，评估不全缺少一项扣1分		
	核对解释 （2分）	· 核对新生儿（家属）信息并解释	2	· 未核对解释不得分，核对解释不规范扣1~2分		
准备 （9分）	护士准备 （4分）	· 衣帽整洁，修剪指甲，洗手（七步洗手法），穿隔离衣、戴手套、口罩	4	· 未洗手或洗手不规范扣1~2分 · 未戴口罩或戴口罩不规范扣1~2分		
	用物准备 （5分）	· 用物准备齐全，放置合理	5	· 用物每缺少一项扣1分 · 物品放置不合理扣1分		
操作过程 （65分）	核对解释 （4分）	· 核对解释，取得家属配合	4	· 未核对者扣1~2分 · 未解释扣1~2分		
	协助卧位 （6分）	· 轻度伸仰位（鼻吸位）	6	· 体位不正确或遗漏扣6分		
	初步复苏 （10分）	· 保暖、鼻吸位 · 清理呼吸道 · 触觉刺激 · 重新摆正体位 · 评估	10	· 未保暖或体位不正确扣3分 · 未清理呼吸道扣3分 · 未触觉刺激扣2分 · 未重新摆正体位扣1分 · 未评估或不正确扣1分		
	呼吸支持 （15分）	· 保暖、体位 · 吸氧 · 放置面罩 · 挤压气囊频率约为40~60次/min，按压和放松气囊时间比为1∶2 · 评估	15	· 未保暖或体位不正确扣3分 · 未吸氧扣3分 · 面罩放置不正确或未放置扣5分 · 按压方法、频率、时间比错误分别扣3分 · 未评估扣或不正确扣1分		

续表

项目内容		操作要求	分值	扣分标准	扣分原因	扣分
操作过程（65分）	呼吸、循环支持（15分）	· 保暖、体位 · 正压人工呼吸 · 胸外按压部位在胸骨下1/3，按压深度为胸骨前后径1/3，胸外按压与人工呼吸配合，按压3次，人工呼吸1次，按压频率120次/min · 评估	15	· 保暖、体位不正确扣1分 · 未正压人工呼吸扣5分 · 胸外按压方法、部位、次数不正确各扣3分 · 未评估或不正确扣1分		
	药物治疗（5分）	· 正压人工呼吸 · 胸外按压 · 药物治疗 · 撤去用物	5	· 方法错误，操作不规范扣2~5分		
	整理记录（10分）	· 置新生儿于舒适体位、保暖 · 向家属介绍情况 · 整理床单位 · 整理用物，洗手，记录	10	· 未整理床单位扣1分 · 未协助新生儿恢复舒适体位、包裹新生儿或未向家属介绍情况各扣1~2分 · 未正确处理用物扣3分 · 未洗手、记录扣2分		
综合评价（20分）	操作方法（4分）	· 程序正确，操作规范、熟练 · 动作轻巧、准确、无污染	4	· 程序错误不得分，操作不规范扣1~4分		
	操作效果（4分）	· 操作时间 <10 min	4	· 操作超时扣1~4分		
	操作态度（2分）	· 态度严谨、认真，沟通良好	2	· 沟通不良扣1分 · 态度不严谨扣1分		
	指导家属（10分）	· 护患沟通良好，能对家属进行正确指导	10	· 语言沟通不良扣2~5分 · 健康指导语言不恰当、有遗漏扣1~5分		
总分			100	得分		

实验4　妇科检查护理

【实验学时】　2学时
【目的要求】

1. 掌握妇科检查护理的相关理论，包括了解患者的妇科病史，以及妇科检查的目的、内容、方法和注意事项。

2. 掌握妇科检查的评估、用物准备、操作步骤和注意事项。

3. 了解患者的心理及需求，能够关爱、尊重患者。

【主要用物】

妇科检查床、妇科检查模型、照明灯、污物桶、器具浸泡桶（内盛消毒液）、阴道窥器、一次性手套、一次性会阴垫、洗手液、妇科检查记录单等。

【注意事项】

1. 检查前做好必要解释,减轻患者心理负担。

2. 检查前嘱患者排空膀胱。

3. 态度和蔼,动作轻柔、规范,减少刺激,避免交叉感染。

4. 操作过程中严肃认真,有角色意识。

5. 注意保护患者隐私,体现人文关怀。

6. 注意患者保暖。

【操作流程】

妇科检查护理操作流程

项目内容		操作步骤
评估 解释	评估	· 年龄、病情、意识状态、活动能力等 · 白带、阴道出血、腹痛等情况 · 月经史、孕育史、既往疾病史 · 心理状态及配合程度 · 环境整洁安静,舒适安全,光线适合
	解释	· 核对患者信息,向患者解释妇科检查护理的方法、目的及注意事项
准备	护士准备	· 衣帽整洁,洗手(七步洗手法),戴帽、口罩和手套
	物品准备	· 用物准备齐全,均在有效期内,摆放合理
	环境准备	· 整洁安静,舒适安全,光线适合,放置屏风,关好门窗,保护患者隐私
	患者准备	· 理解妇科检查护理的目的和意义,主动配合
操作 过程	核对解释	· 携用物至检查床,核对患者信息
	协助卧位	· 嘱患者排空膀胱,铺一次性会阴垫于臀下,脱去一侧裤腿,显露会阴部,指导患者取膀胱截石位
	视诊	· 外阴发育 · 阴毛疏密及分布 · 有无畸形、充血、水肿、溃疡、赘生物或肿块 · 皮肤和黏膜颜色、质地 · 阴道前庭、尿道口、阴道口及处女膜
	阴道窥器检查	· 检查窥器 · 放置阴道窥器时指导患者放松,并注意患者感受 · 对好光源,以利观察(阴道和宫颈)和操作,传递操作用物
	整理记录	· 协助患者穿好裤子,整理床单位 · 整理用物,洗手,记录

【操作评分表】

妇科检查护理操作评分表

班级_____ 组别_____ 姓名_____ 学号_____

项目内容		操作要求	分值	扣分标准	扣分原因	扣分
评估解释（6分）	评估要点（4分）	·患者、环境	4	·未评估不得分,评估不全缺少一项扣1分		
	核对解释（2分）	·核对患者信息并解释	2	·未核对解释不得分,核对解释不规范扣1~2分		
准备（9分）	护士准备（4分）	·衣帽整洁,修剪指甲,洗手,戴手套、口罩	4	·未洗手或洗手不规范扣1~2分 ·未戴口罩或戴口罩不规范扣1~2分		
	用物准备（5分）	·用物准备齐全,放置合理	5	·每缺少一项扣1分 ·物品放置不合理扣1分		
操作过程（65分）	核对解释（2分）	·携用物至检查床,核对患者信息 ·解释	2	·未核对、未解释、遗漏各扣1分		
	协助卧位（6分）	·排空膀胱,铺一次性会阴垫 ·脱去一侧裤腿 ·取膀胱截石位	6	·每项不正确或漏项扣2分,总扣分不超过6分		
	视诊（32分）	·外阴发育 ·阴毛 ·有无畸形等 ·皮肤和黏膜 ·阴唇、阴蒂 ·阴道前庭 ·尿道口 ·阴道口及处女膜	32	·每项不正确或遗漏各扣4分,总扣分不超过32分		
	阴道窥器检查（17分）	·检查窥器 ·指导患者放松 ·询问患者感受 ·对好光源,以利观察(阴道和宫颈) ·传递用物	17	·未检查窥器扣2分 ·未指导患者放松扣5分 ·未询问患者感受扣4分 ·未对好光源扣3分 ·未正确传递用物扣3分		
	整理记录（8分）	·协助患者穿好裤子 ·整理床单位 ·整理用物,洗手,记录	8	·未整理床单位扣1分 ·未协助患者恢复舒适体位或未询问患者感受各扣1分 ·未正确处理用物扣3分 ·未洗手、记录扣2分		

续表

项目内容		操作要求	分值	扣分标准	扣分原因	扣分
综合评价（20分）	操作方法（4分）	· 程序正确，操作规范、熟练 · 动作轻巧、准确、无污染	4	· 程序错误不得分，操作不规范扣1~4分		
	操作效果（4分）	· 操作时间<10 min	4	· 操作超时扣1~4分		
	操作态度（2分）	· 态度严谨、认真，沟通良好	2	· 态度不严谨扣1~2分		
	指导家属（10分）	· 护患沟通良好，能对患者进行正确指导	10	· 语言沟通不良扣2~5分 · 健康指导语言不恰当、有遗漏扣1~5分		
总分			100	得分		

实验5　会阴擦洗

【实验学时】　2学时

【目的要求】

1. 掌握会阴擦洗的相关理论，包括会阴擦洗的适应证、禁忌证、目的、方法和注意事项等。

2. 掌握会阴擦洗的评估、用物准备、操作步骤和注意事项。

3. 了解患者的心理及需求，能够关爱、尊重患者。

【主要用物】

会阴模型、会阴擦洗包（弯盘、治疗碗、镊子）、棉球缸（内有0.05%碘伏棉球、无菌干棉球）、一次性中单或橡胶单、一次性治疗巾或一次性会阴垫、一次性手套、一次性口罩、治疗车、医嘱卡、洗手液。

【注意事项】

1. 操作前向患者做好必要解释，并嘱患者排空膀胱。

2. 每个棉球限用1次，将用过的棉球放于弯盘内，镊子放于治疗碗内；避免污染伤口。

3. 操作过程中严肃认真，有角色意识。

4. 保护患者隐私，体现人文关怀。

5. 注意患者保暖。

【操作流程】

会阴擦洗操作流程

项目内容		操作步骤
评估解释	评估	· 年龄、病情、意识状态、活动能力等 · 会阴部、伤口周围组织有无红肿、炎性分泌物及伤口的愈合情况 · 心理状态及配合程度 · 环境整洁安静，舒适安全，光线适合
	解释	· 核对患者信息 · 解释会阴擦洗方法及注意事项，减轻患者紧张、焦虑，取得配合

续表

项目内容		操作步骤
准备	护士准备	· 衣帽整洁,洗手(七步洗手法),戴口罩和手套
	物品准备	· 用物准备齐全,均在有效期内,摆放合理
	环境准备	· 整洁安静,舒适安全,光线适合,置屏风,关闭门窗
	患者准备	· 理解会阴擦洗的目的和意义,主动配合
操作过程	核对解释	· 携用物至床旁,核对患者信息
	协助卧位	· 嘱患者排空膀胱,协助患者取仰卧位 · 脱去左侧裤腿,盖于右腿,显露会阴部,屈膝向外分开 · 置屏风,注意患者身体遮挡和保暖
	铺垫单	· 撤去污染的会阴垫,铺一次性中单或橡胶单、一次性会阴垫或治疗巾于臀下
	清洁消毒	· 将弯盘、无菌治疗碗置于两腿间 · 取消毒棉球于无菌治疗碗内 · 两手各持一把镊子,一把镊子用于夹取无菌的消毒棉球,另一把接过棉球进行擦洗 · 第一遍为自上而下、由内向外,初步擦净会阴部;第二遍自上而下、由内向外或以伤口为中心,注意最后擦洗肛周和肛门;第三遍顺序同第二遍,根据情况可增加擦洗次数,直至会阴干净 · 用干棉球或纱布块擦干,顺序同前 · 撤去中单,更换干净的一次性会阴垫 · 撤去用物
	整理记录	· 撤去屏风,协助患者穿好裤子并恢复舒适体位,如为产后患者,协助其更换干净卫生巾 · 询问患者感受,整理床单位 · 整理用物,洗手,记录

【操作评分表】

会阴擦洗操作评分表

班级_____ 组别_____ 姓名_____ 学号_____

项目内容		操作要求	分值	扣分标准	扣分原因	扣分
评估解释 (6分)	评估要点 (4分)	· 患者、环境	4	· 未评估不得分,评估不全缺少一项扣1分		
	核对解释 (2分)	· 核对患者信息并解释	2	· 未核对解释不得分,核对解释不规范扣1~2分		
准备 (9分)	护士准备 (4分)	· 衣帽整洁,修剪指甲,洗手(七步洗手法),戴手套、口罩	4	· 未洗手或洗手不规范扣1~2分 · 未戴口罩或戴口罩不规范扣1~2分		
	用物准备 (5分)	· 用物准备齐全,放置合理	5	· 每缺少一项扣1分 · 物品放置不合理扣1分		

续表

项目内容		操作要求	分值	扣分标准	扣分原因	扣分
操作过程 (65分)	核对解释 (2分)	· 核对解释,取得患者配合	2	· 未核对扣1分 · 未解释扣1分		
	协助卧位 (6分)	· 排空膀胱,脱去一侧裤腿,显露会阴部,屈膝仰卧位并向外分开 · 置屏风 · 身体遮挡和保暖	6	· 体位不正确扣3分 · 未置屏风扣1分 · 身体未遮挡或未保暖扣2分		
	铺垫单 (2分)	· 撤去污染的会阴垫 · 铺会阴垫或治疗巾	2	· 未铺会阴垫或不符合要求扣2分		
	清洁消毒 (47分)	· 将弯盘、无菌治疗碗置于两腿间 · 夹消毒棉球于无菌治疗碗内 · 两手各持一把镊子,按顺序擦洗3遍,必要时增加次数直至擦洗干净 · 擦干会阴 · 用过的镊子和棉球放于治疗碗内或弯盘内 · 撤去会阴垫,更换干净的会阴垫 · 撤去用物	47	· 用物放置不正确扣5分 · 未正确放置消毒棉球扣5分 · 擦洗方法及顺序不正确各扣10分 · 用过物品放置不正确每个扣3分,总扣分不超过17分		
	整理记录 (8分)	· 协助患者恢复舒适体位,询问患者需求,整理床单位 · 撤去屏风 · 整理用物,洗手,记录	8	· 未整理床单位扣1分 · 未协助患者恢复舒适体位或未询问患者需求各扣1分 · 未正确处理用物扣1分 · 未撤去屏风扣2分 · 未洗手、记录扣2分		
综合评价 (20分)	操作方法 (4分)	· 程序正确,操作规范、熟练	4	· 方法错误不得分,操作不规范扣2～3分		
	操作效果 (4分)	· 操作时间＜10 min	4	· 操作超时扣1～4分		
	操作态度 (2分)	· 态度严谨、认真,沟通良好	2	· 态度不严谨扣1～2分 · 沟通不良扣1～2分		
	指导患者 (10分)	· 护患沟通良好,能对孕妇进行正确指导	10	· 语言沟通不良扣2～5分 · 健康指导语言不恰当、有遗漏扣1～5分		
总分			100	得分		

实验6　会阴湿热敷

【实验学时】　2 学时

【目的要求】

1．掌握会阴湿热敷的相关理论,包括会阴湿热敷的适应证、禁忌证、目的、方法和注意事项等。

2．掌握会阴湿热敷的评估、用物准备、操作步骤和注意事项。

3．了解患者的心理及需求,能够关爱、尊重患者。

【主要用物】

会阴模型、会阴擦洗包、一次性会阴垫、会阴湿热敷垫、棉垫、一次性手套、一次性口罩、红外线灯、治疗车、医嘱卡、洗手液。

【注意事项】

1．操作前做好必要解释,并嘱患者排空膀胱。

2．热敷的温度宜在 41～48 ℃之间,以患者感觉能耐受为准,对休克、昏迷及术后感觉不灵敏的患者应注意防止烫伤。热敷面积一般是病损面积的 2 倍。

3．热敷过程中,应注意观察患者的反应、热敷部位的情况,包括皮肤颜色、水肿减退程度等,并询问患者的感受。

4．操作过程中严肃认真,有角色意识。

5．注意保护患者隐私,体现人文关怀。

【操作流程】

会阴湿热敷操作流程

项目内容		操作步骤
评估解释	评估	· 年龄、病情、意识状态、活动能力等 · 会阴部及伤口周围组织有无红肿、炎性分泌物及伤口的愈合情况 · 心理状态及配合程度 · 环境整洁安静,舒适安全,光线适合
	解释	· 核对患者信息 · 解释会阴湿热敷方法及注意事项,减轻患者紧张、焦虑,取得配合
准备	护士准备	· 衣帽整洁,洗手(七步洗手法),戴口罩和手套
	物品准备	· 用物准备齐全,均在有效期内,摆放合理
	环境准备	· 整洁安静,舒适安全,光线适合。置屏风,关闭门窗
	患者准备	· 理解会阴湿热敷的目的和意义,主动配合
操作过程	核对解释	· 携用物至床旁,核对患者信息
	体位	· 嘱患者排空膀胱,协助患者仰卧,脱去左侧裤腿、盖于右腿,显露会阴部,屈膝向外分开,注意患者身体遮挡和保暖
	擦洗	· 撤去污染的会阴垫,铺一次性中单或橡胶单、一次性会阴垫或治疗巾于臀下 · 将弯盘、无菌治疗碗置于两腿间 · 夹消毒棉球于无菌治疗碗内,会阴擦洗

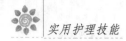

续表

项目内容		操作步骤
操作过程	湿热敷	· 涂凡士林,盖无菌纱布敷热湿纱布,盖棉垫保温,3~5 min 更换 1 次,亦可将热源放在棉垫外或用红外线灯照射,以延长更换敷料时间,每次热敷 15~30 min · 撤去用物 · 协助患者穿好裤子(如为产后患者,协助更换干净卫生巾)
	整理记录	· 询问患者需求,整理床单位 · 撤去屏风 · 整理用物,洗手,记录

【操作评分表】

会阴湿热敷操作评分表

班级_____ 组别_____ 姓名_____ 学号_____

项目内容		操作要求	分值	扣分标准	扣分原因	扣分
评估解释 (6分)	评估要点 (4分)	· 患者、环境	4	· 未评估不得分,评估不全缺少一项扣 1 分		
	核对解释 (2分)	· 核对患者信息并解释	2	· 未核对解释不得分,核对解释不规范扣 1~2 分		
准备 (9分)	护士准备 (4分)	· 衣帽整洁,修剪指甲,洗手,穿隔离衣,戴手套、口罩	4	· 未洗手或洗手不规范扣 1~2 分 · 未戴口罩或戴口罩不规范扣 1~2 分		
	用物准备 (5分)	· 用物准备齐全,放置合理	5	· 每缺少一项扣 1 分 · 物品放置不合理扣 1 分		
操作过程 (65分)	核对解释 (2分)	· 核对解释,取得患者配合	2	· 未核对扣 1 分 · 未解释扣 1 分		
	协助卧位 (6分)	· 排空膀胱,脱去一侧裤腿,显露会阴部,屈膝仰卧位并向外分开 · 置屏风 · 身体遮挡和保暖	6	· 体位不正确扣 3 分 · 未置屏风扣 1 分 · 身体未遮挡或未保暖扣 2 分		
	擦洗 (12分)	· 更换会阴垫,铺干净中单或橡胶单、会阴垫或治疗巾 · 将弯盘、无菌治疗碗置于两腿间 · 消毒棉球外阴擦洗	12	· 每项不符合要求扣除 3 分,总扣分不超过 12 分		
	湿热敷 (37分)	· 涂凡士林 · 盖无菌纱布 · 敷热湿纱布 · 盖棉垫保温 · 3~5 min 更换 1 次,时间为 15~30 min · 撤去用物 · 协助患者穿好裤子(如为产后患者,协助更换干净卫生巾)	37	· 未涂凡士林扣 5 分 · 未盖无菌纱布扣 5 分 · 未敷热湿纱布扣 16 分 · 未按时间更换或时间不正确各扣 4 分 · 未撤去用物扣 2 分 · 未协助患者扣 1 分		

续表

项目内容		操作要求	分值	扣分标准	扣分原因	扣分
操作 过程 (65分)	整理记录 (8分)	· 协助患者恢复舒适体位, 询问患者需求,整理床 单位 · 撤去屏风 · 整理用物,洗手,记录	8	· 未整理床单位扣1分 · 未协助患者恢复舒适体 位或未询问患者需求各 扣1分 · 未撤去屏风扣1分 · 未正确处理用物扣2分 · 未洗手、记录扣2分		
综合 评价 (20分)	操作方法 (4分)	· 程序正确,操作规范、 熟练	4	· 方法错误不得分,操作不 规范扣2~4分		
	操作效果 (4分)	· 操作时间<10 min	4	· 操作超时扣1~4分		
	操作态度 (2分)	· 态度严谨、认真,沟通 良好	2	· 态度不严谨扣1分 · 沟通不良扣1分		
	指导患者 (10分)	· 护患沟通良好,能对患者 进行正确指导	10	· 语言沟通不良扣2~5分 · 健康指导语言不恰当,有 遗漏扣1~5分		
总分			100	得分		

实验7 阴道冲洗

【实验学时】 2学时

【目的要求】

1. 掌握阴道冲洗的相关理论,包括阴道冲洗的适应证、禁忌证、目的、方法和注意事项等。

2. 掌握会阴冲洗的评估、用物准备、操作步骤和注意事项。

3. 了解患者的心理及需求,能够关爱、尊重患者。

【主要用物】

会阴模型、阴道窥器、橡胶单、一次性会阴垫、会阴擦洗包、灌洗筒、灌洗头、血管钳、输液架、便盆、1∶1 000苯扎溴铵冲洗液、一次性手套、一次性口罩、医嘱卡、洗手液。

【注意事项】

1. 操作前向患者做好必要的解释,并嘱患者排空膀胱。

2. 灌洗液温度宜与体温接近,一般为41~43 ℃。

3. 输液架不宜过高,一般使灌洗筒与患者臀部的距离不超过70 cm,以免水流过快。

4. 灌洗头插入及移动时,动作要轻柔,以免引起患者不适或损伤组织。

5. 操作过程中严肃认真,有角色意识。

6. 保护患者隐私,体现人文关怀。

7. 注意患者保暖。

【操作流程】

阴道冲洗操作流程

项目内容		操作步骤
评估解释	评估	· 会阴部、阴道情况 · 环境整洁安静,舒适安全,光线适合
	解释	· 核对患者信息 · 解释阴道冲洗的方法及注意事项,减轻患者紧张、焦虑,取得配合
准备	护士准备	· 衣帽整洁,洗手(七步洗手法),戴口罩、手套
	物品准备	· 用物准备齐全,均在有效期内,摆放合理
	环境准备	· 整洁安静,舒适安全,光线适合,关闭门窗
	患者准备	· 理解阴道冲洗的目的和意义,主动配合
操作过程	核对解释	· 携用物至床旁,核对患者信息
	协助卧位	· 协助患者仰卧,脱去左侧裤腿、盖于右腿,显露会阴部,取膀胱截石位,注意患者身体遮挡和保暖
	铺单	· 铺橡胶单、一次性会阴垫于臀下
	放置冲洗液	· 放好便盆 · 将冲洗液挂于输液架上,其高度距离床面 60~70 cm,排除空气
	试水温	· 试水温 41~43 ℃后备用
	冲洗阴道	· 外阴擦洗或冲洗,清除污物,注意冲洗头不可触及外阴及其他部位 · 一手持冲洗头,另一手控制调节夹 · 用手分开阴唇,冲洗头插入阴道穹隆部,打开调节夹,边冲洗边上下左右转动冲洗头 · 冲洗液剩余 100 mL 时,关闭调节夹,冲洗头或窥阴器向下按压,使阴道残留液体完全流出,撤去冲洗头或窥阴器 · 再次冲洗外阴部,干纱布擦干外阴 · 撤去用物 · 协助患者穿好裤子(如为产后患者,协助更换干净卫生巾)
	整理记录	· 协助患者恢复舒适体位,询问患者需求,整理床单位 · 整理用物,洗手,记录

【操作评分表】

阴道冲洗操作评分表

班级_____ 组别_____ 姓名_____ 学号_____

项目内容		操作要求	分值	扣分标准	扣分原因	扣分
评估解释 (6分)	评估要点 (4分)	· 患者、环境	4	· 未评估不得分,评估不全缺少一项扣 1 分		
	核对解释 (2分)	· 核对患者信息并解释	2	· 未核对解释不得分,核对解释不规范扣 1~2 分		

续表

项目内容		操作要求	分值	扣分标准	扣分原因	扣分
准备 (9分)	护士准备 (4分)	· 衣帽整洁,修剪指甲,洗手(七步洗手法),穿隔离衣,戴手套、口罩	4	· 未洗手或洗手不规范扣1~2分 · 未戴口罩或戴口罩不规范扣1~2分		
	用物准备 (5分)	· 用物准备齐全,放置合理	5	· 每缺少一项扣1分 · 物品放置不合理扣1分		
操作过程 (65分)	核对解释 (2分)	· 核对解释,取得患者配合	2	· 未核对者扣1分 · 未解释扣1分		
	协助卧位 (6分)	· 脱去一侧裤腿,显露会阴部,屈膝仰卧位并向外分开 · 置屏风 · 身体遮挡和保暖	6	· 体位不正确扣3分 · 未置屏风扣1分 · 身体未遮挡或未保暖扣2分		
	铺单 (6分)	· 铺橡胶中单、一次性会阴垫于臀下	6	· 不符合要求各扣3分		
	放置冲洗液 (9分)	· 放好便盆 · 将冲洗液挂于输液架上 · 排除空气	9	· 每一项不符合要求各扣3分		
	试水温 (6分)	· 试水温41~43 ℃后备用	6	· 不符合要求扣6分		
	冲洗阴道 (28分)	· 外阴擦洗或冲洗 · 一手持冲洗头,另一手控制调节夹 · 冲洗阴道 · 冲洗液剩余100 mL时,关闭调节夹 · 阴道残留液体完全流出后撤去冲洗头或窥阴器 · 再次冲洗外阴部 · 干纱布擦干外阴 · 撤去用物 · 协助患者穿好裤子(如为产后患者,协助更换干净卫生巾)	28	· 未外阴擦洗或冲洗扣5分 · 持冲洗头或调节夹不正确各扣2分 · 冲洗方法不正确扣8分 · 关闭调节夹时机不正确或遗漏扣3分 · 未撤去冲洗头或窥阴器扣3分 · 未再冲洗外阴扣4分 · 未撤去用物扣2分 · 未协助患者扣1分		
	整理记录 (8分)	· 协助患者恢复舒适体位,询问患者需求,整理床单位 · 整理用物,洗手,记录	8	· 未整理床单位扣1分 · 未协助患者恢复舒适体位或未询问患者需求各扣1分 · 未正确处理用物扣3分 · 未洗手、记录扣2分		

续表

项目内容		操作要求	分值	扣分标准	扣分原因	扣分
综合评价(20分)	操作方法(4分)	· 程序正确,操作规范、熟练 · 动作轻巧、准确、无污染	4	· 程序错误不得分,操作不规范扣1~4分		
	操作效果(4分)	· 操作时间 <10 min	4	· 操作超时扣1~4分		
	操作态度(2分)	· 态度严谨、认真,沟通良好	2	· 态度不严谨扣1分 · 沟通不良扣1分		
	指导患者(10分)	· 护患沟通良好,能对患者进行正确指导	10	· 语言沟通不良扣2~5分 · 健康指导语言不恰当、有遗漏扣1~5分		
总分			100	得分		

第五章　助产实训技能

实验1　骨盆外测量

【实验学时】　2 学时

【目的要求】

1. 掌握骨盆外测量相关理论知识,包括骨盆的结构、平面、径线和骨性标志,以及骨盆外测量的意义、时间、内容和注意事项。

2. 掌握骨盆外测量的评估、用物准备、操作步骤。

3. 了解孕妇的心理及需求,能够关爱、尊重孕妇。

【主要用物】

检查床、骨盆测量器、产前检查记录表、一次性手套、一次性会阴垫。

【注意事项】

1. 测量点应定位准确,测量应轻柔、规范,减少对孕妇的刺激。

2. 操作过程中严肃认真,有角色意识。

3. 注意遮挡孕妇身体,保护孕妇隐私。

4. 注意孕妇保暖。

【操作流程】

骨盆外测量操作流程

项目内容		操作步骤
评估 解释	评估	· 年龄、一般情况、意识状态、活动能力等 · 末次月经、预产期、本次妊娠情况 · 月经史、孕产史、既往史、家族史等 · 心理状态及配合程度 · 环境整洁安静,舒适安全,光线适合
	解释	· 核对孕妇信息 · 解释骨盆外测量检查的目的、方法及注意事项
准备	助产士准备	· 衣帽整洁,洗手(七步洗手法),戴口罩
	物品准备	· 用物准备齐全,均在有效期内,摆放合理
	环境准备	· 整洁安静,温度、光线适宜,放置屏风,关好门窗
	孕妇准备	· 理解骨盆外测量的目的和意义,主动配合
操作 过程	核对解释	· 携用物至床旁,核对孕妇信息
	协助卧位	· 协助孕妇适当显露腹部或会阴 · 协助孕妇取平卧位

项目内容		操作步骤
操作过程	髂棘间径	· 协助孕妇平卧位于检查床上 · 触清两侧髂前上棘,测量两侧髂前上棘外侧缘间的距离,可间接了解骨盆入口横径长度 · 查看测量值,正常值为23~26 cm
	髂嵴间径	· 协助孕妇平卧位于检查床上 · 触清两侧髂嵴,测量两侧髂嵴外缘间的最宽距离,可间接了解骨盆入口横径长度 · 查看测量值,正常值为25~28 cm
	骶耻外径	· 协助孕妇取左侧卧位,右腿伸直,左腿屈曲 · 测量耻骨联合上缘中点至第五腰椎棘突下(第五腰椎棘突下,相当于米氏菱形窝上角;或相当于两侧髂嵴连线中点下1~1.5 cm)的距离,可间接推测骨盆入口前后径长度,是骨盆外测量中最重要的径线 · 查看测量值,正常值为18~20 cm
	坐骨结节间径	· 协助孕妇取仰卧位,两下肢屈髋屈膝外展,双手抱膝,垫一次性会阴垫 · 触清两侧坐骨结节,测量两坐骨结节内缘间的距离,可反映出口平面横径的长度 · 当出口横径小于8 cm时,应测后矢状径,嘱孕妇取膝胸或左侧卧位,检查者右手示指戴指套并涂润滑油后,伸入肛门,指腹朝骶骨方向与拇指共同协作找到骶尾关节后予以标记,若骶尾关节已固定,则以尾骨尖为标记,测量从标记处至出口横径中点间的距离,即为后矢状径,若后矢状径与出口横径之和大于15 cm,则出口可通过正常足月胎儿 · 查看测量值,正常值为8.5~9.5 cm
	耻骨弓角度	· 协助孕妇呈仰卧位,两下肢屈髋屈膝外展,双手抱膝,垫一次性会阴垫 · 用左右两拇指尖斜着对拢,放置于耻骨联合下缘,左右两拇指平放于耻骨降支上面,测量两拇指间的角度,可反映骨盆出口横径大小 · 查看测量角度,正常值为90° · 撤去用物
	整理记录	· 协助孕妇取舒适体位,询问孕妇感受和需求,整理床单位 · 整理用物,洗手,记录

【操作评分表】

骨盆外测量操作评分表

班级_____ 组别_____ 姓名_____ 学号_____

项目内容		操作步骤	分值	扣分标准	扣分原因	扣分
评估解释(6分)	评估要点(4分)	· 孕妇、环境	4	· 未评估不得分,评估不全缺少一项扣1分		
	核对解释(2分)	· 核对孕妇信息并解释	2	· 未核对解释不得分,核对解释不规范扣1~2分		

续表

项目内容		操作步骤	分值	扣分标准	扣分原因	扣分
准备 (9分)	护士准备 (4分)	· 衣帽整洁,修剪指甲,洗手(七步洗手法),戴口罩	4	· 未洗手或洗手不规范扣1~2分 · 未戴口罩或戴口罩不规范扣1~2分		
	用物准备 (5分)	· 用物准备齐全,放置合理	5	· 用物每缺少一项扣1分 · 物品放置不合理扣1分		
操作过程 (65分)	核对解释 (2分)	· 核对解释,取得孕妇配合	2	· 未核对扣1分 · 未解释扣1分		
	协助卧位 (6分)	· 适当显露腹部和会阴 · 取平卧位	6	· 未显露腹部、会阴或显露不正确扣2分 · 体位不正确扣4分		
	髂棘间径 (9分)	· 平卧位 · 触清髂前上棘 · 测量 · 可间接了解骨盆入口横径长度 · 读数 · 对照正常值	9	· 体位不正确扣1分 · 骨性标志触摸不正确或遗漏扣2分 · 测量不正确扣3分 · 未说出临床意义或不正确扣1分 · 读数不正确或未读数扣1分 · 对照正常值不准确扣1分		
	髂嵴间径 (9分)	· 平卧位 · 触清髂嵴 · 测量 · 可间接了解骨盆入口横径长度 · 读数 · 对照正常值	9	· 体位不正确扣1分 · 骨性标志触摸不正确或遗漏扣2分 · 测量不正确扣3分 · 未说出临床意义或不正确扣1分 · 读数不正确或未读数扣1分 · 对照正常值不准确扣1分		
	骶耻外径 (13分)	· 左侧卧位,右腿伸直,左腿屈曲 · 触清耻骨联合上缘中点和第五腰椎棘突下 · 测量 · 可间接了解骨盆入口前后径长度 · 读数 · 对照正常值	13	· 体位不正确扣2分 · 骨性标志触摸不正确或遗漏扣3分 · 测量不正确扣4分 · 未说出临床意义或不正确扣1分 · 读数不正确或未读数扣2分 · 对照正常值不准确扣1分		

项目内容		操作步骤	分值	扣分标准	扣分原因	扣分
操作过程(65分)	坐骨结节间径(9分)	· 仰卧位,两下肢屈髋屈膝外展,双手抱膝 · 触清坐骨结节 · 测量 · 可反映骨盆出口横径长度 · 读数 · 对照正常值	9	· 体位不正确或未垫会阴垫扣1分 · 骨性标志触摸不正确扣2分 · 测量不正确扣3分 · 未说出临床意义或不正确扣1分 · 读数不正确或未读数扣1分 · 对照正常值不准确扣1分		
	耻骨弓角度(9分)	· 仰卧位,两下肢屈髋屈膝外展,双手抱膝 · 触清耻骨联合下缘和耻骨降支 · 测量 · 可反映骨盆出口横径大小 · 读数 · 对照正常值	9	· 体位不正确或未垫会阴垫扣1分 · 骨性标志触摸不正确或遗漏扣2分 · 测量不正确扣3分 · 未说出临床意义或不正确扣1分 · 读数不正确或未读数扣1分 · 对照正常值不准确扣1分		
	整理记录(8分)	· 整理床单位,恢复孕妇舒适体位 · 询问孕妇的感受和需求 · 处理用物 · 洗手,记录	8	· 未整理床单位扣1分 · 未协助孕妇恢复舒适体位或未询问孕妇各扣1分 · 未正确处理用物扣3分 · 未洗手、记录扣2分		
综合评价(20分)	操作方法(4分)	· 程序正确,操作规范、熟练	4	· 方法错误不得分,操作不规范扣2~4分		
	操作效果(4分)	· 操作时间<15 min	4	· 操作超时扣1~4分		
	操作态度(2分)	· 态度严谨、认真,沟通良好	2	· 态度不严谨扣1分 · 沟通不良扣1分		
	指导孕妇(10分)	· 护患沟通良好,能对孕妇进行正确指导	10	· 语言沟通不良扣2~5分 · 健康指导语言不恰当、有遗漏扣1~5分		
总分			100	得分		

实验2　产科腹部检查

【实验学时】　2学时

【目的要求】

1. 掌握产科腹部检查相关理论知识,包括妊娠期母体变化、胎产式、胎先露、胎方位、胎心正常值、胎心位置,以及产科腹部检查的意义、时间、内容和注意事项。

2. 掌握产科腹部检查的评估、用物准备、操作步骤。

3. 了解孕妇的心理及需求,能够关爱、尊重孕妇。

【**主要用物**】

检查床、软尺、产前检查记录表。

【**注意事项**】

1. 操作轻柔、规范,减少刺激。

2. 注意遮挡孕妇身体,保护孕妇隐私。

3. 注意孕妇保暖。

【**操作流程**】

产科腹部检查操作流程

项目内容		操作步骤
评估 解释	评估	· 年龄、一般情况、意识状态、活动能力等 · 末次月经、预产期、本次妊娠情况 · 月经史、孕产史、既往史、家族史等 · 心理状态及配合程度 · 环境整洁安静,舒适安全,光线适合
	解释	· 核对孕妇 · 解释产科腹部检查的目的、方法及注意事项
准备	助产士准备	· 衣帽整洁,洗手(七步洗手法),戴口罩
	物品准备	· 用物准备齐全,均在有效期内,摆放合理
	环境准备	· 温度、光线适宜,放置屏风,关好门窗,利于保护患者隐私
	孕妇准备	· 理解产科腹部检查的目的和意义,主动配合
操作 过程	核对解释	· 携用物至床旁,核对孕妇信息
	协助卧位	· 协助孕妇适当显露腹部 · 协助孕妇取仰卧稍屈髋屈膝位,腹壁放松
	视诊	· 腹型、妊娠纹,有无瘢痕、水肿等
	触诊	· 检查腹壁紧张度,有无腹直肌分离
		· 测量宫高和腹围
		· 通过四步触诊法确定胎位及胎先露等 ① 检查者面向孕妇头端 两手置于子宫底部,测得子宫底高度,估计胎儿大小与妊娠周数是否相符。然后以两手指腹相对交替轻推,判断在子宫底部的胎儿部分;若为胎头则硬而圆且有浮球感,若为胎臀则软而宽且形状略不规则
		· ② 检查者面向孕妇头端 两手分别置于腹部左右侧,一手固定,另一手轻轻深按检查,两手交替,触到平坦饱满部分为胎背,并确定胎背向前、向侧方或向后;触到可变形的高低不平部分为胎儿肢体,有时感到胎儿肢体在活动
		· ③ 检查者面向孕妇头端 右手拇指与其余四指分开,置于耻骨联合上方握住胎先露部,进一步查清是胎头或胎臀,左右推动以确定是否衔接;若胎先露部仍可以左右移动,表示尚未衔接入盆,若已衔接,则胎先露部不能被推动

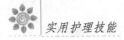
续表

项目内容		操作步骤
操作过程	触诊	④ 检查者面向孕妇足端 左右手置于先露部两侧,沿骨盆入口向下深按,进一步核对先露部及其入盆程度
	听诊	· 将听诊器放于胎儿背部所在的腹壁听胎心,头先露听胎心在脐下两侧,臀先露听胎心在脐上两侧,肩先露听胎心在脐偏下方,正常胎心音为 110 ~ 160 次/min
	整理记录	· 协助孕妇取舒适体位,询问孕妇需求,整理床单位 · 整理用物,洗手,记录

【操作评分表】

产科腹部检查操作评分表

班级_____ 组别_____ 姓名_____ 学号_____

项目内容		操作步骤	分值	扣分标准	扣分原因	扣分
评估解释 (6分)	评估要点 (4分)	· 孕妇、环境	4	· 未评估不得分,评估不全缺少一项扣1分		
	核对解释 (2分)	· 核对孕妇信息并解释	2	· 未核对解释不得分,核对解释不规范扣1~2分		
准备 (9分)	助产士准备 (4分)	· 衣帽整洁,修剪指甲,洗手(七步洗手法),戴口罩	4	· 未洗手或洗手不规范扣1~2分 · 未戴口罩或戴口罩不规范扣1~2分		
	用物准备 (5分)	· 用物准备齐全,放置合理	5	· 用物每缺少一项扣1分 · 物品放置不合理扣1分		
操作过程 (65分)	核对解释 (2分)	· 核对解释,取得孕妇配合	2	· 未核对扣1分 · 未解释扣1分		
	协助卧位 (6分)	· 协助孕妇适当显露腹部 · 协助孕妇取仰卧稍屈髋屈膝位,腹壁放松	6	· 未显露腹部或显露不正确扣2分 · 体位不正确扣4分		
	视诊 (3分)	· 腹型、妊娠纹,有无瘢痕、水肿等	3	· 遗漏一项扣1分		
	触诊 (42分)	· 腹壁紧张度	2	· 未触腹壁紧张度扣2分		
		· 测宫高 · 测腹围	6	· 方法不正确不得分,遗漏每项扣3分		
		· 通过四步触诊法确定胎位及胎先露等 ① 检查者面向孕妇头端触摸宫底	10	· 初诊目的不正确扣2分 · 体位不正确扣2分 · 方法不正确或遗漏扣6分		
		② 检查者面向孕妇头端触摸腹部两侧	8	· 体位不正确扣2分 · 方法不正确或遗漏扣6分		

续表

项目内容		操作步骤	分值	扣分标准	扣分原因	扣分
操作过程（65分）	触诊（42分）	③ 检查者面向孕妇头端握住先露部左右推动	8	· 体位不正确扣2分 · 方法不正确或遗漏扣6分		
		④ 检查者面向孕妇足端深按先露部	8	· 体位不正确扣2分 · 方法不正确或遗漏扣6分		
	听诊（4分）	· 胎儿背部 · 脐上或脐下	4	· 方法不正确不得分,遗漏每项扣2分		
	整理记录（8分）	· 整理床单位,恢复孕妇舒适体位 · 询问孕妇感受和需求 · 处理用物 · 洗手,记录	8	· 未整理床单位扣1分 · 未协助孕妇恢复舒适体位或未询问孕妇感受各扣1分 · 未正确处理用物扣3分 · 未洗手、记录扣2分		
综合评价（20分）	操作方法（4分）	· 程序正确,操作规范、熟练	4	· 方法错误不得分,操作不规范扣2~3分		
	操作效果（4分）	· 操作时间＜15 min	4	· 操作超时扣1~4分		
	操作态度（2分）	· 态度严谨、认真,沟通良好	2	· 态度不严谨扣1分 · 沟通不良扣1分		
	指导孕妇（10分）	· 护患沟通良好,能对孕妇进行正确指导	10	· 语言沟通不良扣2~5分 · 健康指导语言不恰当,有遗漏扣1~5分		
总分			100	得分		

实验3 正常分娩接生

【实验学时】 4学时

【目的要求】

1. 掌握正常分娩相关理论,包括分娩分期、临床经过、处理和注意事项。

2. 掌握正常分娩接生的评估、用物准备、操作步骤。

3. 了解产妇的心理及需求,能够关爱、尊重产妇。

【主要用物】

产床和接生模型、一次性产包(包布、中单、手术衣、消毒巾、洞巾、纱布、棉签、弯盘、镊子、带线气门芯、脐带卷)、胎心听诊器、无菌手套、一次性口罩、治疗巾、吸痰管、外阴清洁消毒用物、血压计、0.5%碘伏消毒液或消毒棉球、纱布、20%高锰酸钾溶液、缝合针、缝合线、新生儿体重秤、婴儿包(外包被、内衣裤、尿布、手腕带、胸牌)等。

【注意事项】

1. 严格无菌操作。

2. 操作过程中有角色意识,体现人文关怀。

【操作流程】

正常分娩接生操作流程

项目内容		操作步骤
评估解释	评估	· 年龄、病情、意识状态、活动能力等 · 一般情况、本次妊娠和临产情况、预产期 · 月经史、孕产史、既往史、家族史 · 心理状态及配合程度 · 环境整洁安静,舒适安全,光线适合
	解释	· 核对产妇信息 · 解释接生方法及注意事项
准备	助产士准备	· 按无菌操作洗手(七步洗手法)、消毒,穿无菌衣、戴手术帽、手套、口罩
	物品准备	· 用物准备齐全,均在有效期内,摆放合理
	环境准备	· 整洁安静,舒适安全,光线适合
	产妇准备	· 了解接生护理的方法,主动配合
操作过程	核对解释	· 携用物至床旁,核对产妇信息
	协助卧位	· 初产妇宫口开全、经产妇宫口开大 4 cm,协助产妇由待产室转至分娩室,取平卧位,两腿屈曲分开,露出外阴部
	消毒铺巾	· 臀下放便盆或橡胶单 · 按由上而下、由内向外原则,以肥皂水棉球清洁,顺序为大小阴唇—阴阜—大腿内上 1/3—会阴—肛周,最后肛门 · 清水冲洗干净(为防止液体进入阴道,阴道口处用干纱布堵住),先中间后两边,再中间 · 用消毒液或消毒棉球按同样顺序冲洗或擦洗 2~3 遍,取出阴道内纱布 · 撤污物盘,臀下垫治疗巾 · 戴手套,穿手术衣,铺单(大单——一侧腿套或单子—另一侧腿套或单子—耻骨联合上小单)
	指导屏气用力	· 护士测血压、听胎心 · 指导产妇正确屏气用力,观察产程进展,护士做好生活和心理护理(喝水、进食、擦汗、鼓励等) · 刷手,穿手术衣,铺单,上台接生
	保护会阴	· 当胎头拨露阴唇后联合紧张时开始保护会阴,当有宫缩时,右肘部顶至床面,四指分开掌内垫无菌纱布或小巾向上内方适当用力托会阴,宫缩间歇时右手松开不用力但不能移开
	协助娩出	· 宫缩时,右手保护会阴,左手轻按胎头枕骨保持俯屈,指导产妇随宫缩正确屏气用力,宫缩间歇期放松 · 当胎头"着冠"后,嘱产妇宫缩时张口哈气,宫缩间歇期稍用力,协助仰伸,胎头缓慢娩出,立即清理呼吸道,协助复位、外旋转、前肩和后肩娩出,胎儿娩出
	清理呼吸道	· 新生儿娩出后,立即清理呼吸道并评分,评分异常者,配合抢救 · 在呼吸道清理干净后触觉刺激啼哭,建立自主呼吸

右上角：续表

项目内容		操作步骤
操作过程	处理脐带	· 触摸脐动脉搏动消失后距脐窝 10~15 cm 处夹 2 把血管钳,剪断脐带,将母体端血管钳放弯盘中,将弯盘放于会阴下接血 · 再次清理呼吸道,必要时用吸痰管 · 用 75% 乙醇消毒脐根及其周围,将带气门芯的血管钳夹于脐上 0.5~1 cm 处,在其上 0.5~1 cm 处剪掉多余的脐带,将气门芯套扎距脐根 0.5~1 cm;用纱布擦干脐带断端血液 · 用碘伏消毒脐带断端 3 遍,再用 20% 高锰酸钾烧灼脐血管,包上脐带布
	擦净新生儿	· 擦净新生儿皮肤,托起新生儿,显露生殖器,示予产妇或家属
	助娩胎盘	· 按摩子宫,观察出现胎盘剥离征象,一手指勾住脐带,边抖动边向外轻牵拉,当胎盘子体面露出时,双手捧住胎盘,向一个方向边旋转边轻拉,协助胎盘娩出
	检查胎盘	· 检查胎盘母体面,测直径、厚度,提起胎盘,清理血液,查胎盘子体面,检查胎膜是否完整,胎盘边缘是否有断裂的血管,若有异常及时报告,测量脐带长度是否正常,征询产妇或家属胎盘处理的意见
	按摩子宫	· 按摩子宫并观察阴道流血情况,必要时遵医嘱给予注射宫缩剂 · 对出血多的产妇协助防治产后出血
	检查软产道	· 擦拭软产道血液,充分显露软产道 · 检查软产道有无损伤,必要时缝合 · 撤去用物
	产后观察	· 将产妇转至平车上,注意保暖,协助取平卧位 · 观察宫缩、阴道流血情况、血压及一般情况等 2 h,无异常,将产妇和新生儿转至病房
	新生儿护理	· 将新生儿放于体重秤,护士记录新生儿体重,对新生儿进行体格检查,将写有产妇床号、姓名、住院号及新生儿出生时间、性别、体重的胸牌和手腕带分别系在新生儿包被和手腕上,并将产妇拇指手印和新生儿足印按在病历上,无异常的包裹好新生儿 · 产后半小时,护士将新生儿与产妇接触,吸吮乳头 · 向产妇解释早开奶的意义,并注意保护新生儿,防止坠地及堵塞鼻孔
	整理记录	· 询问产妇需求,整理床单位 · 整理用物,洗手,记录

【操作评分表】

正常分娩接生操作评分表

班级_____ 组别_____ 姓名_____ 学号_____

项目内容		操作步骤	分值	扣分标准	扣分原因	扣分
评估解释 (6分)	评估要点 (4分)	· 产妇、环境	4	· 未评估不得分,评估不全缺少一项扣 1 分		
	核对解释 (2分)	· 核对产妇信息并解释	2	· 未核对解释不得分,核对解释不规范扣 1~2 分		

项目内容		操作步骤	分值	扣分标准	扣分原因	扣分
准备 (9分)	助产士 准备 (4分)	· 衣帽整洁,修剪指甲,洗手(七步洗手法),穿隔离衣、戴手套、口罩	4	· 未洗手或洗手不规范扣1~2分 · 未戴口罩或戴口罩不规范扣1~2分		
	用物准备 (5分)	· 用物准备齐全,放置合理	5	· 用物每缺少一项扣1分 · 物品放置不合理扣1分		
操作 过程 (65分)	核对解释 (2分)	· 核对解释,取得产妇配合	2	· 未核对扣1分 · 未解释扣1分		
	协助卧位 (6分)	· 符合条件产妇由待产室转至分娩室 · 取平卧位,两腿屈曲分开	6	· 未正确叙述转运产妇扣3分 · 体位不正确扣3分		
	消毒铺巾 (8分)	· 放便盆或橡胶单 · 由上而下、由内向外 · 肥皂水棉球清洁 · 清水冲洗干净(阴道口处用干棉球纱布球堵住) · 消毒液或消毒棉球冲洗、消毒2~3遍 · 取出阴道内纱布 · 撤污物盘,臀下垫治疗巾 · 戴手套,穿手术衣,铺单	8	· 未放便盆或橡胶单扣1分 · 消毒棉球或液体不正确扣1分 · 消毒方法或顺序不准确或遗漏每项扣1分 · 未取出阴道纱布扣1分 · 未撤污物盘或垫治疗巾各扣1分 · 未正确戴手套、穿手术衣扣1分		
	指导屏气用力 (3分)	· 指导产妇正确屏气用力,观察产程进展 · 刷手,穿手术衣,铺单,上台接生 · 护士测血压、听胎心、生活和心理护理	3	· 不正确或遗漏一项扣1分,总扣分不超过3分		
	保护会阴 (3分)	· 保护会阴时机 · 当有宫缩时,右肘部顶至床面,四指分开掌内垫无菌纱布或小巾向上内方适当用力托会阴,宫缩间歇时右手松开不用力但不能移开	3	· 保护会阴时机不正确扣1分 · 方法不正确扣2分		
	助娩胎儿 (10分)	· 一手保护会阴,另一手保持胎头俯屈 · 指导产妇随宫缩正确屏气用力,宫缩间歇期放松,胎头"着冠"后,解除腹压,宫缩间歇期稍用力 · 协助胎头仰伸,缓慢娩出 · 清理呼吸道 · 复位、外旋转、前、后肩等娩出,胎儿娩出	10	· 不正确不得分,遗漏一项扣1分		

续表

项目内容		操作步骤	分值	扣分标准	扣分原因	扣分
操作过程(65分)	清理呼吸道(2分)	· 清理呼吸道 · 评分、触觉刺激	2	· 不正确不得分,遗漏每项扣1分		
	处理脐带(3分)	· 在脐动脉搏动消失后距脐窝10~15 cm处断脐 · 再次清理呼吸道,必要时用吸痰管 · 结扎脐带 · 消毒、烧灼脐带 · 包脐带布	3	· 不正确扣1分 · 遗漏扣2分		
	擦净新生儿(1分)	· 擦净新生儿,托起新生儿,显露生殖器,示予产妇或家属	1	· 不正确或遗漏扣1分		
	助娩胎盘(3分)	· 观察胎盘剥离情况,按摩子宫 · 协助胎盘娩出	3	· 未观察或按摩子宫各扣1分 · 协助胎盘娩出不正确扣2分		
	检查胎盘(4分)	· 检查胎盘、胎膜有无异常 · 是否完整(先母体面后子体面) · 胎盘边缘是否有断裂的血管 · 脐带长度、有无异常	4	· 不正确不得分,遗漏每项扣1分		
	按摩子宫(4分)	· 按摩子宫并观察阴道流血情况,必要时遵医嘱给予宫缩剂;出血多协助防治产后出血	4	· 未按摩子宫或观察阴道流血各扣2分		
	检查软产道(3分)	· 擦拭、显露软产道 · 检查软产道损伤情况,必要时缝合	3	· 未擦拭、显露软产道扣1分 · 未检查缝合扣2分		
	产后观察(3分)	· 将产妇转至平车上,协助取平卧位 · 观察一般情况、宫缩、阴道流血情况、血压等2 h · 注意保暖 · 产妇和新生儿无异常者转至病房	3	· 未观察或内容、时间不正确扣2分 · 未保暖和转运、体位不正确扣1分		
	新生儿护理(2分)	· 测体重新生儿体重、新生儿体格检查等,系胸牌、腕带、按手印和足印,包裹新生儿 · 产后半小时早吸吮,预防新生儿受伤,解释 · 撤去用物	2	· 未测体重、体格检查、系胸牌、腕带、按手印和足印,包裹新生儿扣1分 · 未吸吮、未解释或解释不正确或未撤去用物扣1分		

续表

项目内容		操作步骤	分值	扣分标准	扣分原因	扣分
操作过程 (65)	整理记录 (8分)	· 询问产妇需求 · 整理床单位 · 整理用物 · 洗手,记录	8	· 未协助产妇恢复舒适体位或未询问产妇需求各扣1~2分 · 未整理床单位扣1分 · 未正确处理用物扣3分 · 未洗手、记录扣2分		
综合评价 (20分)	操作方法 (4分)	· 程序正确,操作规范、熟练	4	· 方法错误不得分,操作不规范扣2~3分		
	操作效果 (4分)	· 操作时间<20 min	4	· 操作超时扣1~4分		
	操作态度 (2分)	· 态度严谨、认真,沟通良好	2	· 态度不严谨扣1~2分 · 沟通不良扣1~2分		
	指导产妇 (10分)	· 护患沟通良好,能对产妇进行正确指导	10	· 语言沟通不良扣2~5分 · 健康指导语言不恰当、有遗漏扣1~5分		
总分			100	得分		

实验4　会阴切开缝合术

【实验学时】　2学时

【目的要求】

1. 掌握会阴切开缝合术的相关理论,包括会阴结构、神经支配,以及会阴切开的目的、适应证、禁忌证和方法。

2. 掌握会阴切开术的评估、用物准备、操作步骤和注意事项。

3. 了解产妇的心理及需求,能够关爱、尊重产妇。

【主要用物】

会阴模型、弯盘、侧切剪刀、线剪、止血钳、长镊子、组织钳、巾钳、持针器、持物筒及持物钳、20 mL注射器、长穿刺针头、圆针、一次性治疗巾、无菌手套、带尾纱布卷、丝线、肠线或2/0可吸收缝线、1%利多卡因、0.5%碘伏溶液等。

【注意事项】

1. 严格无菌操作。

2. 掌握好切开时机,切开角度和长度,注意止血。

3. 操作过程中有角色意识,体现人文关怀。

【操作流程】

会阴切开缝合术操作流程

项目内容		操作步骤
评估解释	评估	· 年龄、病情、意识状态、活动能力等 · 一般情况、本次妊娠和临产情况、预产期 · 月经史、孕产史、既往史、家族史 · 心理状态及配合程度 · 环境整洁安静,舒适安全,光线适合
	解释	· 核对产妇信息 · 解释会阴侧切的方法及注意事项
准备	助产士准备	· 按无菌操作洗手(七步洗手法)、消毒,穿无菌衣,戴手术帽、手套、口罩
	物品准备	· 用物准备齐全,均在有效期内,摆放合理
	环境准备	· 整洁安静,舒适安全,光线适合
	产妇准备	· 了解会阴侧切术的方法和目的,主动配合
操作过程	核对解释	· 携用物至床旁,核对产妇信息
	协助卧位	· 协助产妇取膀胱截石位
	消毒铺巾	· 常规消毒外阴、铺巾 · 阴道检查(了解宫口是否开全、是否破膜,先露高低及胎方位) · 导尿,排空膀胱
	麻醉	常用阴部神经阻滞麻醉及局部浸润麻醉 · 抽取1%利多卡因10 mL备用 · 常规消毒穿刺注射点(坐骨结节与肛门连线中点) · 左手示指深入阴道触及坐骨棘位置,右手持注射器,在穿刺点注射一皮内小丘,将针头逐渐向坐骨棘方向刺入,在坐骨棘内侧1 cm处,回抽无血,注入1/2量麻醉药物,退针至皮下后向同侧阴唇、会阴扇形注射,拔针,穿刺点无菌纱布轻柔按摩,如正中切开,在会阴体行局部浸润麻醉
	切开时间	· 预计胎儿娩出前5~10 min开始切开
	左-后侧切开	· 左手中、示指伸入阴道,置于胎先露和阴道侧后壁之间撑起左侧阴道壁,右手持剪刀在会阴后联合正中偏左,与正中线呈45°(会阴高度膨隆时可为60°~70°),剪刀刃与皮肤垂直,于宫缩时一次性全层剪开,一般4~5 cm,注意阴道黏膜与皮肤切口长度应一致 · 纱布压迫止血,必要时结扎小动脉止血
	会阴正中切开	· 沿会阴后联合的中央向肛门方向垂直剪开,切口不超过2~3 cm,注意不要伤及肛门外括约肌
	会阴缝合	· 胎盘娩出后检查软产道损伤情况 · 阴道内填塞带尾纱布卷,防止宫腔内血液外流 · 左手示、中指撑开阴道壁,自切口顶端上方0.5~1 cm处,用0号或00号肠线间断或连续缝合阴道黏膜至处女膜环 · 用同样肠线间断缝合肌层和皮下组织 · 用1号丝线缝合会阴皮肤(或2/0可吸收性线皮内缝合),注意皮肤对合整齐、松紧适宜,不留死腔 · 缝合完毕取出带尾纱布卷

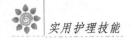

项目内容		操作步骤
操作过程	肛门检查	· 检查有无肠线穿过直肠黏膜及有无阴道后壁血肿,如有缝线穿透,应立即拆除,重新消毒缝合
	产后观察	· 观察宫缩、阴道流血、血压及一般情况等2 h,无异常,将产妇和新生儿转至病房
	整理记录	· 协助产妇去舒适体位,询问产妇需求,整理床单位 · 整理用物,洗手,记录

【操作评分表】

会阴切开缝合术操作评分表

班级_____ 组别_____ 姓名_____ 学号_____

项目内容		操作步骤	分值	扣分标准	扣分原因	扣分
评估解释 (6分)	评估要点 (4分)	· 产妇、环境	4	· 未评估不得分,评估不全缺少一项扣1分		
	核对解释 (2分)	· 核对产妇信息并解释	2	· 未核对解释不得分,核对解释不规范扣1~2分		
准备 (9分)	助产士准备 (4分)	· 衣帽整洁,修剪指甲,洗手(七步洗手法),穿隔离衣,戴手套、口罩	4	· 未洗手或洗手不规范扣1~2分 · 未戴口罩或戴口罩不规范扣1~2分		
	用物准备 (5分)	· 用物准备齐全,放置合理	5	· 用物每缺少一项扣1分 · 物品放置不合理扣1分		
操作过程 (65分)	核对解释 (2分)	· 核对解释,取得产妇配合	2	· 未核对扣1分 · 未解释扣1分		
	协助卧位 (5分)	· 膀胱截石位	5	· 未正确叙述转运产妇扣2分 · 体位不正确扣3分		
	消毒铺巾 (5分)	· 常规消毒、铺巾 · 阴道检查、导尿	5	· 未消毒铺巾扣2分 · 未阴道检查、导尿扣3分		
	麻醉 (5分)	· 抽取1%利多卡因10 mL备用 · 消毒穿刺注射点 · 阴部神经阻滞麻醉及局部浸润麻醉,注射点按摩 · 如正中切开,局部浸润麻醉	5	· 未正确抽取药物扣1分 · 未消毒或方法不正确扣1分 · 麻醉方法不正确或遗漏每项扣2分		
	切开时间 (2分)	· 胎儿娩出前5~10 min切开	2	· 不正确或遗漏扣2分		

续表

项目内容		操作步骤	分值	扣分标准	扣分原因	扣分
操作过程（65分）	左-后侧切开（18分）	· 撑起左侧阴道壁 · 在会阴后联合正中偏左，与正中线呈45°（会阴高度膨隆60°~70°） · 剪刀刃与皮肤垂直，子宫缩时一次性全层剪开4~5 cm · 阴道黏膜与皮肤切口长度应一致 · 压迫止血，必要时结扎小动脉止血	18	· 未撑开阴道壁扣2分 · 角度不正确扣5分 · 剪刀刃与皮肤未垂直扣4分 · 未一次性全层切开或切口长度不正确各扣3分 · 未止血扣1分		
	会阴正中切开（3分）	· 沿会阴后联合的中央向肛门方向垂直剪开，切口不超过2~3 cm	3	· 方法不正确扣2~3分		
	会阴缝合（10分）	· 胎盘娩出后检查软产道损伤情况 · 阴道内填塞带尾纱布卷 · 缝合阴道黏膜 · 缝合肌层和皮下组织 · 缝合会阴皮肤 · 缝合完毕取出阴道内带尾纱布卷	10	· 未检查扣1分 · 未填塞纱布卷或取出各扣1分 · 未正确缝合三层扣7分		
	肛门检查（2分）	· 检查肠线有无穿过直肠黏膜及有无阴道后壁血肿，如有缝线穿透，应立即拆除，重新消毒缝合	2	· 不正确或遗漏扣1~2分		
	产后观察（5分）	· 一般情况 · 宫缩、阴道流血情况、血压 · 撤去用物	5	· 不正确或遗漏每项扣1~2分，总扣分不超过5分		
	整理记录（8分）	· 将产妇转至平车上，注意保暖 · 协助取舒适位，询问并满足产妇需求，整理床单位 · 整理用物 · 洗手，记录	8	· 未协助产妇恢复舒适体位或未询问产妇需求各扣1~2分 · 未整理床单位扣1分 · 未正确处理用物扣3分 · 未洗手、记录扣2分		
综合评价（20分）	操作方法（4分）	· 程序正确，操作规范、熟练	4	· 方法错误不得分，操作不规范扣2~3分		
	操作效果（4分）	· 操作时间<10 min	4	· 操作超时扣1~4分		
	操作态度（2分）	· 态度严谨、认真，沟通良好	2	· 态度不严谨扣1~2分 · 沟通不良扣1~2分		
	指导产妇（10分）	· 护患沟通良好，能对产妇进行正确指导	10	· 语言沟通不良扣2~5分 · 健康指导语言不恰当、有遗漏扣1~5分		
总分			100	得分		

实验5 胎头负压吸引术

【实验学时】 2学时

【目的要求】

1. 掌握胎头负压吸引术的相关理论,包括会阴和阴道结构、胎头结构,以及胎头负压吸引术的目的、适应证、禁忌证和方法。

2. 掌握胎头负压吸引术的评估、用物准备、操作步骤和注意事项。

3. 熟悉胎头负压吸引器的结构、分类。

4. 了解产妇的心理及需求,能够关爱、尊重产妇。

【主要用物】

产床、会阴切开缝合术用物、胎头吸引器、50 mL注射器或负压吸引器、血管钳、吸引管、无菌手套、无菌导尿包、供氧设备、新生儿窒息抢救物品、抢救台等。

【注意事项】

1. 严格无菌操作。

2. 掌握好放置胎头吸引器时机,放置位置正确,应避开囟门。

3. 牵引时用力均匀,切忌左右摇晃,切勿用力过大。

4. 吸引器负压要适当,压力过大容易使胎儿头皮受损,压力不足容易滑脱,发生滑脱可重新放置,但不应超过2次,否则,改行产钳术。

5. 牵引时间一般为10~15 min,不宜超过20 min。

6. 操作过程中有角色意识,体现人文关怀。

【操作流程】

胎头负压吸引术操作流程

项目内容		操作步骤
评估解释	评估	· 年龄、病情、意识状态、活动能力等 · 一般情况、本次妊娠和临产情况 · 月经史、孕产史、既往史、家族史 · 心理状态及配合程度 · 环境整洁安静,舒适安全,光线适合
	解释	· 核对产妇信息 · 解释胎头负压吸引术的方法及注意事项
准备	助产士准备	· 按无菌操作洗手(七步洗手法)、消毒,穿无菌衣,戴手术帽、手套、口罩
	物品准备	· 用物准备齐全,均在有效期内,摆放合理
	环境准备	· 整洁安静,舒适安全,光线适合
	产妇准备	· 了解胎头负压吸引术的方法,主动配合
操作过程	核对解释	· 携用物至床旁,核对产妇信息
	协助卧位	· 调节产床角度,协助产妇取膀胱截石位
	检查吸引器	· 有无损坏、漏气,并将橡皮管接在吸引器空心管柄上
	消毒铺巾	· 常规消毒外阴、铺巾 · 导尿

续表

项目内容		操作步骤
操作过程	阴道检查	· 了解是否符合手术条件:头盆相称、活胎、顶先露、胎头双顶径已达坐骨棘水平以下、宫颈口开全且胎膜已破、有一定强度的子宫收缩
	会阴切开	· 初产妇或会阴紧张者一般做会阴左 – 后侧切开
	放置吸引器	· 吸引器开口端涂好润滑油 · 左手示、中指下压阴道后壁,右手持吸引器头端,沿阴道后壁缓慢滑入,避开囟门,然后用手指环形拨开阴道口四周,使整个吸引器滑入阴道,其边缘紧贴胎头 · 检查吸引器四周,确定吸引器与胎头之间无阴道壁或宫颈软组织被夹于其中 · 调整吸引器横柄与胎头矢状缝相一致,作为旋转胎头方向的标记
	抽吸负压	· 检查吸引器放置的部位准确无误后,助手开动电动吸引器,使负压达 200～300 mmHg 或用 50 mL 注射器连接吸引器的橡皮管,抽出空气 150～180 mL 用止血钳夹住吸引管,取下注射器,等候 2～3 min,使吸引器与胎头吸牢
	牵引吸引器	· 确定无漏气后先试牵引无异常后,然后正式牵引 · 宫缩时,顺产轴方向,按分娩机制牵引,使胎头逐渐娩出,如为枕后位或枕横位,边旋转边牵引,同时注意指导患者屏气用力,并保护好会阴
	会阴缝合	· 胎盘娩出后检查软产道损伤情况 · 常规缝合
	肛门检查	· 缝合完毕,检查有无肠线穿过直肠黏膜及有无阴道后壁血肿,如有缝线穿透,应立即拆除,重新消毒缝合 · 撤去用物
	产后观察	· 观察宫缩、阴道流血情况、血压及一般情况等 2 h,无异常,将产妇和新生儿转至病房
	整理记录	· 协助产妇去舒适体位,询问产妇需求,整理床单位 · 整理用物,洗手,记录

【操作评分表】

胎头负压吸引术操作评分表

班级_____　　组别_____　　姓名_____　　学号_____

项目内容		操作步骤	分值	扣分标准	扣分原因	扣分
评估解释（6分）	评估要点（4分）	· 产妇、环境	4	· 未评估不得分,评估不全缺少一项扣 1 分		
	核对解释（2分）	· 核对产妇信息并解释	2	· 未核对解释不得分,核对解释不规范扣 1～2 分		
准备（9分）	助产士准备（4分）	· 衣帽整洁,修剪指甲,洗手(七步洗手法),穿隔离衣,戴手套、口罩	4	· 未洗手或洗手不规范扣 1～2 分 · 未戴口罩或戴口罩不规范扣 1～2 分		
	用物准备（5分）	· 用物准备齐全,放置合理	5	· 用物每缺少一项扣 1 分 · 物品放置不合理扣 1 分		

项目内容		操作步骤	分值	扣分标准	扣分原因	扣分
操作过程（65分）	核对解释（2分）	· 核对解释,取得产妇配合	2	· 未核对扣1分 · 未解释扣1分		
	协助卧位（6分）	· 转运产妇(口叙) · 膀胱截石位	6	· 未正确叙述转运产妇扣3分 · 体位不正确扣3分		
	消毒铺巾（3分）	· 常规消毒 · 铺巾 · 导尿	3	· 不正确扣3分,遗漏一项各扣1分		
	阴道检查（3分）	· 了解是否符合手术条件	3	· 不正确或遗漏扣3分		
	会阴切开（2分）	· 初产妇或会阴紧张者一般做会阴左-后侧切开	2	· 不正确或遗漏扣2分		
	放置吸引器（8分）	· 吸引器开口端涂润滑油 · 放置吸引器 · 检查吸引器四周 · 调整吸引器横柄方向	8	· 不正确不得分,遗漏一项各扣2分		
	抽吸负压（7分）	· 检查吸引器放置部位 · 抽吸负压,压力适当 · 发生滑脱重新放置,但不应超过2次,否则,改行产钳术	7	· 未检查部位扣1分 · 未正确抽吸扣5分 · 未重新放置扣1分		
	牵引（14分）	· 试牵引 · 顺产轴方向,按分娩机制牵胎头娩出,注意保护会阴 · 牵引时间一般为10~15 min,不宜超过20 min	14	· 未试牵引或不正确扣2分 · 未正确牵引或遗漏扣8分 · 牵引时间不正确或遗漏各扣2分		
	会阴缝合（5分）	· 检查软产道损伤情况 · 阴道内填塞带尾纱布卷 · 缝合 · 缝合完毕取出阴道内带尾纱布卷	5	· 未检查扣1分 · 未填塞纱布卷或取出扣1分 · 未正确缝合或遗漏扣2分		
	肛门检查（2分）	· 检查肠线有无穿过直肠黏膜及有无阴道后壁血肿,如有缝线穿透,应立即拆除,重新消毒缝合	2	· 不正确或遗漏扣1~2分		
	产后观察（5分）	· 一般情况 · 宫缩、阴道流血情况、血压 · 撤去用物	5	· 不正确不得分,或遗漏每项扣1~2分		
	整理记录（8分）	· 将产妇转至平车上,注意保暖 · 协助取舒适位,询问并满足产妇需求,整理床单位 · 整理用物 · 洗手,记录	8	· 未协助产妇恢复舒适体位或未询问患者各扣1~2分 · 未整理床单位扣1分 · 未正确处理用物扣3分 · 未洗手、记录扣2分		

续表

项目内容		操作步骤	分值	扣分标准	扣分原因	扣分
综合评价（20分）	操作方法（4分）	· 程序正确,操作规范、熟练	4	· 方法错误不得分,操作不规范扣2～3分		
	操作效果（4分）	· 操作时间＜15 min	4	· 超时扣1～4分		
	操作态度（2分）	· 态度严谨、认真,沟通良好	2	· 态度不严谨扣1～2分 · 沟通不良扣1～2分		
	指导产妇（10分）	· 护患沟通良好,能对产妇进行正确指导	10	· 语言沟通不良扣2～5分 · 健康指导语言不恰当、有遗漏扣1～5分		
总分			100	得分		

实验6　产钳术

【实验学时】　2学时

【目的要求】

1. 掌握产钳术的相关理论,包括会阴和阴道结构、胎头结构,以及产钳术的目的、适应证、禁忌证和方法。

2. 熟悉胎头负压吸引器的结构、分类。

3. 掌握产钳术的评估、用物准备、操作步骤和注意事项。

4. 了解产妇的心理及需求,能够关爱、尊重产妇。

【主要用物】

产床、会阴切开缝合术用物、胎头负压吸引器、50 mL注射器或负压吸引器、血管钳、吸引管、无菌手套、无菌导尿包、供氧设备、新生儿窒息抢救物品、抢救台等。

【注意事项】

1. 严格无菌操作。

2. 掌握好放置产钳时机,放置位置正确。

3. 牵引时用力均匀,速度不宜过快,切忌左右摇晃。

4. 当胎头仰伸、额部外露时,立即停止用力,以免造成严重会阴裂伤。

5. 及时缝合裂伤处,注意止血。

6. 操作过程中有角色意识,体现人文关怀。

【操作流程】

产钳术操作流程

项目内容		操作步骤
评估解释	评估	· 年龄、病情、意识状态、活动能力等 · 一般情况、本次妊娠和临产情况、预产期 · 月经史、孕产史、既往史、家族史 · 心理状态及配合程度 · 环境整洁安静,舒适安全,光线适合
	解释	· 核对产妇信息 · 解释接生方法及注意事项

续表

项目内容		操作步骤
准备	助产士准备	· 按无菌操作洗手(七步洗手法)、消毒,穿无菌衣,戴手术帽、手套、口罩
	物品准备	· 用物准备齐全,用物均在有效期内,摆放合理
	环境准备	· 整洁安静,舒适安全,光线适合
	产妇准备	· 了解产钳术的方法,主动配合
操作过程	核对解释	· 携用物至床旁,核对产妇信息
	协助卧位	· 调节产床角度,协助产妇取膀胱截石位
	检查吸引器	· 有无损坏,产钳左、右叶能否正常扣合
	消毒铺巾	· 常规消毒外阴、铺巾 · 导尿
	阴道检查	· 了解是否符合手术条件:头盆相称、活胎、顶先露、胎头双顶径已达坐骨棘水平以下、宫颈口开全且胎膜已破、有一定强度的子宫收缩
	会阴切开	· 初产妇或会阴紧张者一般做会阴左 – 后侧切开
	放置产钳	· 右手四指伸入胎头与阴道左侧壁之间,左手持左叶产钳柄,沿右手掌面与胎头之间慢慢插入,置于胎头左侧,助手持钳柄固定 · 术者右手持右叶产钳柄,在左手引导下将钳叶放置至胎头右侧,达左叶产钳对应位置
	合拢产钳	· 产钳右叶在上,左叶在下,两钳叶柄平行交叉,扣合锁扣,钳柄对合
	检查钳叶位置	· 产钳扣合后,检查钳叶与胎头之间有无软组织及脐带夹入,胎头矢状缝是否在两钳叶正中
	牵引产钳	· 先试牵引无异常后,再正式牵引 · 宫缩时双手握住钳柄开始牵拉,按分娩机制沿产轴方向缓慢牵拉,宫缩间隙略微放松钳锁。当胎头着冠后将钳柄上提,使胎头仰伸娩出,助手注意保护会阴
	取下产钳	· 胎头仰伸后,松开产钳,先取下产钳右叶,再取出产钳左叶,顺着胎头缓慢滑出,按分娩机转娩出胎体
	会阴缝合	· 胎盘娩出后检查软产道损伤情况 · 常规缝合
	肛门检查	· 缝合完毕,检查有无肠线穿过直肠黏膜及有无阴道后壁血肿,如有缝线穿透,应立即拆除,重新消毒缝合 · 撤去用物
	产后观察	· 观察宫缩、阴道流血、血压及一般情况等 2 h;无异常,将产妇和新生儿转至病房
	整理记录	· 协助产妇去舒适体位,询问产妇需求,整理床单位 · 整理用物,洗手,记录

【操作评分表】

产钳术操作评分表

班级_____ 组别_____ 姓名_____ 学号_____

项目内容		操作步骤	分值	扣分标准	扣分原因	扣分
评估解释（6分）	评估要点（4分）	·产妇、环境	4	·未评估不得分，评估不全缺少一项扣1分		
	核对解释（2分）	·核对产妇信息并解释	2	·未核对解释不得分，核对解释不规范扣1~2分		
准备（9分）	助产士准备（4分）	·衣帽整洁，修剪指甲，洗手（七步洗手法），穿隔离衣，戴手套、口罩	4	·未洗手或洗手不规范扣1~2分 ·未戴口罩或戴口罩不规范扣1~2分		
	用物准备（5分）	·用物准备齐全，放置合理	5	·用物每缺少一项扣1分 ·物品放置不合理扣1分		
操作过程（65分）	核对解释（2分）	·核对解释，取得产妇配合	2	·未核对扣1分 ·未解释扣1分		
	协助卧位（6分）	·转运产妇（口述） ·膀胱截石位	6	·未正确叙述转运产妇扣3分 ·体位不正确扣3分		
	消毒铺巾（3分）	·常规消毒 ·铺巾 ·导尿	3	·不正确或遗漏每项扣3分		
	阴道检查（3分）	·了解是否符合手术条件	3	·不正确或遗漏扣3分		
	会阴切开（2分）	·初产妇或会阴紧张者一般做会阴左-后侧切开	2	·不正确或遗漏扣2分		
	放置产钳（6分）	·左手持左叶产钳柄放于胎头左侧 ·右手持右叶产钳柄放于胎头右侧对应左叶产钳位置	6	·不正确不得分，遗漏扣3分		
	合拢产钳（4分）	·产钳右叶在上，左叶在下 ·扣合锁扣，钳柄对合	4	·不正确不得分，遗漏一项扣2分		
	检查钳叶位置（4分）	·检查钳叶与胎头之间有无软组织及脐带夹入 ·胎头矢状缝是否在两钳叶正中	4	·不正确不得分，遗漏一项扣2分		
	牵引产钳（12分）	·先试牵引 ·宫缩时按分娩机制沿产轴方向缓慢牵引，宫缩间隙略微放松钳锁，胎头仰伸娩出，注意保护会阴	12	·未试牵引或不正确扣2分 ·未正确牵引或遗漏扣10分		

项目内容		操作步骤	分值	扣分标准	扣分原因	扣分
操作过程（65分）	取下产钳（3分）	· 胎头仰伸后,松开产钳 · 先取右叶再取左叶,应顺胎头缓慢滑出	3	· 未松产钳扣1分 · 未先取右叶扣2分		
	会阴缝合（5分）	· 检查软产道损伤情况 · 阴道内填塞带尾纱布卷 · 缝合 · 缝合完毕取出阴道内带尾纱布卷	5	· 未检查扣1分 · 未填塞纱布卷或取出扣1分 · 未正确缝合或遗漏扣2分		
	肛门检查（2分）	· 检查肠线有无穿过直肠黏膜及有无阴道后壁血肿,如有缝线穿透,应立即拆除,重新消毒缝合	2	· 不正确或遗漏扣1~2分		
	产后观察（5分）	· 一般情况 · 宫缩、阴道流血情况、血压 · 撤去用物	5	· 不正确不得分,遗漏每项扣1~2分		
	整理记录（8分）	· 将产妇转至平车上,注意保暖 · 协助取舒适位,询问并满足产妇需求,整理床单位 · 整理用物 · 洗手,记录	8	· 未协助产妇恢复舒适体位或未询问孕妇各扣1~2分 · 未整理床单位扣1分 · 未正确处理用物扣3分 · 未洗手、记录扣2分		
综合评价（20分）	操作方法（4分）	· 程序正确,操作规范、熟练	4	· 方法错误不得分,操作不规范扣2~3分		
	操作效果（4分）	· 操作时间<15 min	4	· 操作超时扣1~4分		
	操作态度（2分）	· 态度严谨、认真,沟通良好	2	· 态度不严谨扣1~2分 · 沟通不良扣1~2分		
	指导产妇（10分）	· 护患沟通良好,能对产妇进行正确指导	10	· 语言沟通不良扣2~5分 · 健康指导语言不恰当、有遗漏扣1~5分		
总分			100	得分		

实验7　新生儿窒息复苏配合

【实验学时】　2学时

【目的要求】

1. 掌握新生儿窒息相关理论,包括新生儿 Apgar 评分、新生儿窒息分类及其复苏原则。

2. 熟悉新生儿窒息复苏的方法和注意事项。

3. 掌握新生儿窒息复苏护理的评估、用物准备、操作步骤和注意事项。

4. 了解家属的心理及需求,能够关爱、尊重家属。

【主要用物】

红外线辐射抢救台、新生儿模型、肩垫、弯盘、治疗盘、注射器(1 mL、10 mL)、洗耳球或吸痰管、治疗车、氧源及氧气流量表、复苏气囊(含气囊和面罩)、听诊器、喉镜、气管导管、急救药品(如1∶1 000肾上腺素、阿托品、5%碳酸氢钠、扩容剂、生理盐水)、毛巾、婴儿包被、洗手液、无菌手套、一次性口罩、危重护理记录单、垃圾桶。

【注意事项】

1. 动作轻柔、规范,避免损伤新生儿。

2. 注意观察,及时配合抢救。

3. 复苏手法要快速、准确、有效而适度。

4. 呼吸、心率、肤色是评价复苏效果的三大重要指标。

5. 遵循评价—决策—实施—再评价—再决策—再实施的循环程序,直至复苏完成。

6. 操作过程中有角色意识,体现人文关怀。

【操作流程】

新生儿窒息复苏配合操作流程

项目内容		操作步骤
评估解释	评估	· 产妇分娩情况 · 家属心理状态及配合程度 · 新生儿皮肤颜色、心率、肌张力、呼吸、喉反射
	解释	· 核对新生儿(家属)信息 · 向产妇及家属解释新生儿窒息复苏的方法、目的、可能出现的结果及注意事项
准备	助产士准备	· 衣帽整洁,洗手(七步洗手法),戴口罩和手套
	物品准备	· 用物准备齐全,均在有效期内,摆放合理
	环境准备	· 整洁安静,舒适安全,光线适合
	家属准备	· 了解和理解新生儿窒息复苏的方法和后果,主动配合
操作过程	核对解释	· 携用物至抢救台,核对新生儿(家属)信息
	体位	· 在新生儿肩下垫肩垫,抬高肩部2~2.5 cm,协助取轻度伸仰位(鼻吸位)
	初步复苏	· 保暖:将新生儿放置于预热的抢救台,用预热的毛巾擦干身上的羊水,用过的毛巾应取走 · 体位:在新生儿肩下垫肩垫,抬高肩部2~2.5 cm,取轻度伸仰位(鼻吸位) · 清理呼吸道:吸痰管或洗耳球(先口后鼻) · 触觉刺激:轻拍或轻弹新生儿足底或摩擦新生儿背部,诱发自主呼吸 · 重新摆正体位 · 初步复苏后30 s,评估心率、呼吸、肤色,耗时6 s,必要时监测血氧饱和度
	呼吸支持	· 保暖 · 如触觉刺激后无规律呼吸或60次/min＜心率＜100次/min时,给予气囊面罩正压人工呼吸 · 选择气囊和面罩,检查气囊(压力、减压阀、性能等) · 接上氧源,调节氧流量为5~10 L/min · 放置面罩,挤压气囊频率为40~60次/min,按压和放松气囊时间比为1∶2,通气压力以胸部略见起伏为宜,通气15~30 s · 正压通气30 s后,评估心率、呼吸、肤色,耗时6 s,必要时监测血氧饱和度

项目内容		操作步骤
操作过程	呼吸、循环支持	· 保暖、体位 · 吸氧 · 如自主呼吸不充分或 60 次/min ＜ 心率 ＜ 100 次/min,继续给予气囊面罩或气管导管实施正压人工呼吸 · 如心率 ＜ 60 次/min,继续正压人工呼吸并开始胸外按压 　按压部位在胸骨下 1/3,按压深度为胸骨前后径 1/3,胸外按压和人工呼吸配合,按压 3 次,人工呼吸 1 次,按压频率 120 次/min · 正压通气加胸外按压 30 s 后,评估心率、呼吸、肤色,耗时 6 s
	药物治疗	· 如 60 次/min ＜ 心率 ＜ 100 次/min,继续正压通气 · 如心率 ＜ 60 次/min,继续正压人工呼吸加胸外按压,并给予药物治疗 · 遵医嘱给予肾上腺素、扩容剂等药物 · 撤去用物
	整理记录	· 摆正新生儿体位并包裹好,注意保暖 · 向家属介绍情况 · 整理床单位 · 整理用物,洗手,记录

【操作评分表】

新生儿窒息复苏护理操作评分表

班级_____　　组别_____　　姓名_____　　学号_____

项目内容		操作步骤	分值	扣分标准	扣分原因	扣分
评估解释(6 分)	评估要点(4 分)	· 新生儿、环境	4	· 未评估不得分,评估不全缺少一项扣 1 分		
	核对解释(2 分)	· 核对新生儿(家属)信息并解释	2	· 未核对解释不得分,核对解释不规范扣 1~2 分		
准备(9 分)	助产士准备(4 分)	· 衣帽整洁,修剪指甲,洗手(七步洗手法),穿隔离衣,戴手套、口罩	4	· 未洗手或洗手不规范扣 1~2 分 · 未戴口罩或戴口罩不规范扣 1~2 分		
	用物准备(5 分)	· 用物准备齐全,放置合理	5	· 用物每缺少一项扣 1 分 · 物品放置不合理扣 1 分		
操作过程(65 分)	核对解释(4 分)	· 核对解释,取得家属配合	4	· 未核对扣 1~2 分 · 未解释扣 1~2 分		
	协助卧位(6 分)	· 轻度伸仰位(鼻吸位)	6	· 体位不正确或遗漏扣 6 分		
	初步复苏(10 分)	· 保暖、鼻吸位 · 清理呼吸道 · 触觉刺激 · 重新摆正体位 · 评估	10	· 未保暖或体位不正确扣 3 分 · 未清理呼吸道扣 3 分 · 未触觉刺激扣 2 分 · 未重新摆正体位扣 1 分 · 未评估或不正确扣 1 分		

续表

项目内容		操作步骤	分值	扣分标准	扣分原因	扣分
操作过程（65分）	呼吸支持（15分）	· 保暖、体位 · 吸氧 · 放置面罩 · 挤压气囊频率约为40～60次/min，按压和放松气囊时间比为1∶2 · 评估	15	· 未保暖或体位不正确扣3分 · 未吸氧扣3分 · 面罩放置不正确或未放置扣5分 · 按压方法、频率、时间比错误分别扣3分 · 未评估扣或不正确1分		
	呼吸、循环支持（15分）	· 保暖、体位 · 正压人工呼吸 · 胸外按压 　按压部位在胸骨下1/3，按压深度为胸骨前后径1/3，胸外按压与人工呼吸配合，按压3次，人工呼吸1次，按压频率为120次/min · 评估	15	· 保暖、体位不正确扣1分 · 未正压人工呼吸扣4分 · 胸外按压方法、部位、次数不正确各扣3分 · 未评估或不正确扣1分		
	药物治疗（7分）	· 正压人工呼吸 · 胸外按压 · 药物治疗 · 撤去用物	7	· 方法错误扣4分，操作不规范扣2～3分		
	整理记录（8分）	· 置新生儿于舒适体位，保暖 · 向家属介绍情况 · 整理床单位 · 整理用物，洗手，记录	8	· 未协助新生儿恢复舒适体位、包裹新生儿或未向家属介绍情况各扣1～2分 · 未整理床单位扣1～2分 · 未正确处理用物扣2分 · 未洗手、记录扣2分		
综合评价（20分）	操作方法（4分）	· 程序正确，操作规范、熟练 · 动作轻巧、准确、无污染	4	· 程序错误不得分，操作不规范扣1～3分		
	操作效果（4分）	· 操作时间＜5 min	4	· 操作超时扣1～4分		
	操作态度（2分）	· 态度严谨、认真，沟通良好	2	· 沟通不良扣1～2分 · 态度不严谨扣1～2分		
	指导家属（10分）	· 护患沟通良好，能对家属进行正确指导	10	· 语言沟通不良扣2～5分 · 健康指导语言不恰当，有遗漏各扣1～5分		
总分			100	得分		

实验 8　妇科检查护理

本部分内容参见本书第四章实验 4"妇科检查护理"。

实验 9　会阴擦洗

本部分内容参见本书第四章实验 5"会阴擦洗"。

实验 10　会阴湿热敷

本部分内容参见本书第四章实验 6"会阴湿热敷"。

实验 11　阴道冲洗

本部分内容参见本书第四章实验 7"阴道冲洗"。

第六章　儿科护理学实训技能

实验1　小儿体格测量

【实验学时】　2 学时

【目的要求】

1. 掌握小儿正常体重、身高、头围、胸围的发育规律。

2. 掌握小儿体重、身高、头围、胸围的测量方法,通过测量结果来评估小儿的营养和发育状况。

3. 能与小儿及家长进行良好的沟通。

【主要用物备】

儿童体重计和身高、坐高测量计 、皮尺、记录表格等。

【注意事项】

1. 体格测量时应注意安全性和准确性。

2. 所测数值与前次差异较大时,应重新测量核对。

3. 检查室光线充足、安静,保持适宜温度、湿度。

【操作流程】

小儿体格测量操作流程

项目内容		操作步骤
评估解释	评估	· 年龄、性别、营养及生长发育情况
	解释	· 向小儿家属解释小儿体格测量的目的、方法及注意事项,以取得合作
准备	护士准备	· 换鞋,穿工作衣,戴帽子、口罩,洗手 · 复习所学相关知识,调整情绪,以微笑、和蔼的态度与小朋友进行有效沟通
	物品准备	· 儿童体重计、身高测量计、皮尺、记录表格等
	环境准备	· 室内安静、整洁,光线充足,温、湿度适宜
	小儿准备	· 知晓于晨起空腹排尿后或进食后 1 h 测量体重,测量前更换好清洁尿布,脱去小儿衣物及包被
操作过程	体重测量	▲ 婴儿测量法 · 认真核对婴儿姓名、性别、腕带、月龄,必要时核对其父母姓名 · 把清洁布铺在婴儿磅秤的秤盘上,调节指针到零点 · 脱去婴儿衣物及尿布,将婴儿轻放于秤盘上,观察重量,准确读数至 10 g · 记录测量结果 ▲ 幼儿以上小儿测量 · 核对小儿姓名、性别、年龄,必要时核对其父母姓名 · 测前需校正体重秤零点

续表

项目内容		操作步骤
操作过程	体重测量	· 被测小儿应先排大小便,然后脱去鞋、袜、帽子和外衣,仅穿背心和短裤,去除尿布 · 1~3岁可坐位测量,坐稳后观察重量,准确读数至50 g · 3岁以上可站式测量,两手自然下垂,站稳后观察重量,准确读数至100 g · 记录测量结果
	身高(长)测量	▲卧位测量法(适合于2岁以下儿童) · 认真核对小儿姓名、性别、腕带、月龄,必要时核对其父母姓名 · 把清洁布铺在测量板上 · 脱去小儿鞋帽,仅穿单衣裤,将其仰卧于测量板上 · 将小儿头扶正,头顶轻贴测量板顶端 · 一手按住小儿双膝使之双下肢伸直,一手推动滑板贴于足底,读出身长厘米数,精确到0.1 cm · 记录测量结果 ▲立位测量法 · 认真核对小儿姓名、性别、年龄,必要时核对其父母姓名 · 脱去小儿鞋帽,仅穿单衣裤,呈立正姿势,双眼平视前方,两臂自然下垂,足跟靠拢,足尖分开约60°,注意脚跟、臀部及两肩胛角间几个点同时靠住立柱,头部保持正直位置 · 将推板拉至头顶,读出身高厘米数,精确到0.1 cm · 记录测量结果
	胸围测量	· 认真核对小儿姓名、性别、年龄,必要时核对其父母姓名 · 小儿两手自然下垂,将软尺零点固定于一侧乳头下缘(乳腺已发育的女孩,固定于胸骨中线第4肋间),将软尺紧贴皮肤,经两肩胛下角回到零点 · 取平静呼气、吸气时平均值的厘米数,精确到0.1 cm · 记录测量结果
	头围测量	· 认真核对小儿姓名、性别、年龄,必要时核对其父母姓名 · 测量时,要求儿童脱去帽子,梳辫子的女孩先将辫子解开放松 · 将软尺零点固定于一侧眉弓上缘,软尺紧贴头皮绕枕后节结最高点及另一侧眉弓上缘回到零点,读头围厘米数,精确到0.1 cm · 记录测量结果
	整理记录	· 整理用物,及时清洗,消毒备用 · 洗手,记录

【操作评分表】

小儿体格测量操作评分表

班级_____　　组别_____　　姓名_____　　学号_____

项目内容		操作要求	分值	扣分标准	扣分原因	扣分
评估解释(6分)	评估要点(4分)	· 小儿年龄、性别、营养及生长发育情况 · 室内安静、整洁,光线充足,温、湿度适宜	4	· 未评估不得分,评估不全缺少一项扣1分		

续表

项目内容		操作要求	分值	扣分标准	扣分原因	扣分
评估解释 (6分)	核对解释 (2分)	・核对小儿信息 ・向小儿家属解释,以取得合作	2	・未核对患者扣2分,核对不规范扣1分 ・未解释扣1分		
准备 (9分)	护士准备 (3分)	・换鞋,穿工作衣,戴帽子、口罩 ・修剪指甲,洗手 ・摘手表饰物	3	・衣着不符合要求或未摘手表扣1分 ・未修剪指甲扣1分 ・未洗手或洗手不规范扣1~2分		
	用物准备 (3分)	・用物准备齐全,放置合理	3	・物品缺少扣1~2分 ・物品放置不合理扣1分		
	小儿准备 (3分)	・知晓于晨起空腹排尿后或进食后1h测量体重 ・测量前更换好清洁尿布 ・脱去小儿衣物及包被	3	・小儿准备不周,每项扣1分,总扣分不超过3分		
操作步骤 (65分)	婴儿体重测量 (10分)	・认真核对婴儿姓名、性别、腕带、年(月)龄,必要时核对其父母姓名 ・把清洁布铺在婴儿磅秤的秤盘上 ・调节指针到零点 ・脱去婴儿衣物及尿布,将婴儿轻放于秤盘上,观察重量,准确读数至10g ・记录测量结果	10	・操作缺一项扣2分 ・操作错误每项扣2分 ・总扣分不超过10分		
	幼儿以上小儿体重测量 (10分)	・认真核对小儿姓名、性别、年龄,必要时核对其父母姓名 ・1~3岁可坐位测量,坐稳后观察重量,准确读数至50g ・3岁以上可站式测量,两手自然下垂,站稳后观察重量,准确读数至100g ・记录测量结果	10	・未核对扣2分 ・操作错误每项扣2分,总扣分不超过8分		
	卧位身长测量 (10分)	・认真核对婴儿姓名、性别、腕带、月龄,必要时核对其父母姓名 ・把清洁布铺在测量板上 ・脱去小儿鞋帽,将其仰卧于测量板上 ・将小儿头扶正,头顶轻贴测量板顶端 ・一手按住小儿双膝使双下肢伸直,一手推动滑板贴于足底,读出身长厘米数 ・记录测量结果	10	・未核对扣2分 ・操作手法错误扣2~3分 ・未脱鞋帽扣1分 ・头顶未贴量板顶端扣2分 ・双膝未伸直扣2分		

项目内容		操作要求	分值	扣分标准	扣分原因	扣分
操作步骤（65分）	立位身高测量（10分）	· 认真核对小儿姓名、性别、年龄,必要时核对其父母姓名 · 脱去小儿鞋帽,呈立正姿势,双眼平视前方,两臂自然下垂,足跟靠拢,足尖分开约60° · 将推板拉至头顶,读出身高厘米数 · 记录测量结果	10	· 未核对扣1分 · 操作手法错误扣2~3分 · 未脱鞋帽扣2分 · 脚跟、臀部及两肩胛角间未同时靠住立柱扣2分 · 头部未保持正直扣1分		
	胸围测量（10分）	· 认真核对小儿姓名、性别、年龄必要时核对其父母姓名 · 小儿两手自然下垂,将软尺零点固定于一侧乳头下缘 · 将软尺紧贴皮肤,经两肩胛下角回到零点 · 取平静呼气、吸气时平均值的厘米数 · 记录测量结果	10	· 操作缺一项扣2分 · 操作手法错误每项扣2分 · 总扣分不超过10分		
	头围测量（10分）	· 认真核对小儿姓名、性别、年龄,必要时核对其父母姓名 · 将软尺零点固定于一侧眉弓上缘 · 软尺紧贴头皮绕枕后节结最高点及另一侧眉弓上缘回到零点 · 读头围厘米数,精确到0.01 cm · 记录测量结果	10	· 操作缺一项扣2分 · 操作错误每项扣2分 · 总扣分不超过10分		
	整理记录（5分）	· 清理用物 · 洗手,记录	5	· 用物未整理扣2分 · 未洗手、记录扣2~3分		
综合评价（20分）	操作方法（4分）	· 操作规范、熟练,动作轻巧、准确	4	· 操作不规范扣2~4分		
	操作结果（4分）	· 测量结果准确	4	· 测量结果不准确扣4分		
	操作态度（2分）	· 态度严谨、认真	2	· 态度不严谨扣1分 · 语言沟通不良扣1分		
	指导沟通（10分）	· 能与小儿及家长沟通良好,并能进行正确指导	10	· 沟通不良扣2~4分 · 指导语言不恰当、有遗漏扣1~4分		
总分			100	得分		

实验 2　婴儿盆浴法

【实验学时】　2 学时

【目的要求】

1. 掌握婴儿正确盆浴的方法。

2. 通过盆浴观察婴儿皮肤及全身情况,做好脐部、皮肤等护理。

3. 能与婴儿及家长进行良好的沟通。

【主要用物】

磅秤、尿布及衣服、小毛巾 2 块、一次性浴垫、洗澡盆、大毛巾、浴巾、婴儿皂、沐浴液、水温计、温热水。护理盘:指甲刀、棉签、纱布、弯盘、安尔碘、双氧水、棉棒、紫草油、梳子、液体石蜡、70% 乙醇、5% 鞣酸软膏、爽身粉、肥皂;浴盆:温热水(2/3 满)。水温在冬季为 38~39 ℃,夏季为 37~38 ℃,备水时温度稍高 2~3 ℃,另外,可在一水壶内放 50~60 ℃ 热水备用。

【注意事项】

1. 沐浴于喂奶前后 1 h 进行。

2. 沐浴时关闭门窗,注意室温和水温。

3. 减少暴露,注意保暖,动作轻快。

【操作流程】

婴儿盆浴操作流程

项　　目		操作步骤
评估解释	评估	· 年龄、性别、皮肤情况、营养及生长发育情况
	解释	· 向婴儿家属解释婴儿盆浴的目的、方法及注意事项,以取得合作
准备	护士准备	· 衣帽整洁,指甲不超过肉际;摘掉胸卡及饰物、手表等,口袋内无硬物避免划伤;洗手
	用物准备	· 磅秤、尿布及衣服、一次性浴垫、洗澡盆、大毛巾、浴巾、沐浴液、小毛巾 2 块、水温计、温热水;护理盘:指甲刀、棉签、纱布、弯盘、安尔碘、双氧水、棉棒、紫草油;水温在冬季为 38~39 ℃,夏季为 37~38 ℃,备水时温度稍高 2~3 ℃,另外,可在一水壶内放 50~60 ℃ 热水备用
	环境准备	· 关闭门窗,室温调节在 27 ℃ 左右
	小儿准备	· 婴儿或模拟婴儿,向家长说明操作的目的,取得合作
操作过程	备齐用物	· 携用物至床旁并按顺序摆好,浴盆置于床旁凳上(有条件时放操作台上)
	脱衣	· 核对腕带、床头卡信息,折盖被于床尾,脱去婴儿衣服,检查全身皮肤情况 · 根据需要测体重 · 保留尿布,用大毛巾包裹婴儿全身
	洗面部	· 用单层面巾由内眦向外眦擦拭眼睛,擦另一眼时应更换面巾部位,然后擦耳,最后擦面部,用湿棉签清洁鼻孔(固定好婴儿头部,擦时禁用肥皂)
	洗头	· 抱起婴儿,以左手托住婴儿枕部,腋下夹住婴儿躯干,左手拇指和中指分别向前折婴儿耳廓以堵住外耳道口,防止水流入耳内 · 右手将沐浴液涂于手上,洗头、颈、耳后,然后用清水冲洗后吸干 · 对较大婴儿,可用前臂托住婴儿上身,将下身托于护士腿上

续表

项 目		操作步骤
操作过程	清洗身体	· 在浴盆底部铺垫一块浴巾,以防止婴儿在盆内滑跌 · 移开大毛巾及尿布,以左手握住婴儿左臂靠近肩处使其颈(部)枕于护士手腕处,再以右前臂托住婴儿双腿,用右手握住婴儿左腿靠近腹股沟处使其臀部位于护士手掌上,轻放婴儿于水中 · 松开右手,用毛巾淋湿婴儿全身,然后将沐浴液挤于毛巾上并握匀,依次清洗颈下、上肢(先对侧后同侧)、胸、腹、下肢、背部(后颈)会阴、臀部(水—沐浴液—水),清水冲净 · 洗背部时,左右手交接婴儿,使婴儿头部在护士手臂上,注意皮肤皱褶处的清洗(必要时用液体石蜡棉签擦净女婴大阴唇及男婴包皮处污垢)
	出盆检查	· 洗毕,迅速将婴儿依照放入水中的方法抱出,用大毛巾包裹全身并将水分吸干 · 垫尿裤,按顺序从上到下检查全身各处,在颈部、腋下和腹股沟等处扑婴儿爽身粉,臀部涂鞣酸软膏
	整理记录	· 更换衣服、尿布,必要时修剪指甲,整理婴儿床,清理用物,洗手,记录

【操作评分表】

婴儿盆浴法操作评分表

班级_____ 组别_____ 姓名_____ 学号_____

项目内容		操作步骤	分值	扣分标准	扣分原因	扣分
评估解释(6分)	评估要点(4分)	· 年龄、性别、皮肤情况、营养及生长发育情况 · 室内安静、整洁;关闭门窗,室温调节在27 ℃左右	4	· 未评估不得分 · 评估不全缺少一项扣1分		
	核对解释(2分)	· 核对婴儿信息 · 向婴儿家属解释,以取得合作	2	· 未核对或核对不规范扣1分 · 未解释扣1分		
准备(9分)	护士准备(4分)	· 换鞋,穿工作衣,戴帽子、口罩 · 洗手,修剪指甲 · 摘去饰物及手表	4	· 衣着不符合要求扣1分 · 未修剪指甲扣1分 · 未摘手表饰物扣1分 · 未洗手或洗手不规范扣1~2分		
	用物准备(5分)	· 用物准备齐全,放置合理 · 测试水温并调至适宜温度	5	· 物品每缺少一项扣1分 · 物品放置不合理扣1~2分 · 未测试水温扣2分		
操作步骤(65分)	脱衣(6分)	· 折盖被于床尾,脱去衣服保留尿布 · 用大毛巾包裹婴儿全身	6	· 未脱衣服扣2分 · 未留尿布扣2分 · 未包裹婴儿扣2分		
	洗面部(10分)	· 用单层面巾由内眦向外眦擦拭眼睛 · 擦另一眼时应更换面巾部位 · 擦耳 · 擦面部 · 用湿棉签清洁鼻孔	10	· 少洗一处扣3分 · 顺序错误扣4分 · 未更换面巾部位扣2分 · 未清洁鼻孔扣1分		

续表

项目内容		操作步骤	分值	扣分标准	扣分原因	扣分
操作步骤（65分）	洗头（15分）	· 抱起婴儿，折婴儿耳廓以堵住外耳道口 · 右手将浴液涂于手上，洗头，然后用清水冲洗后吸干 · 对较大婴儿，可用前臂托住婴儿上身，将下身托于护士腿上	15	· 未堵住外耳道扣3分 · 抱婴儿方法错误扣5分 · 清洗手法错误扣5分		
	清洗身体（15分）	· 在浴盆底部铺垫块浴巾 · 移开大毛巾及尿布，轻放婴儿于水中 · 淋湿婴儿，将沐浴液挤于毛巾上并握匀，依次清洗颈下、上肢（先对侧后同侧）、胸、腹、下肢、背部（后颈）会阴、臀部（水—沐浴液—水），清水冲净 · 洗背部时，左右手交接婴儿，使婴儿头靠在护士手臂上，注意皮肤皱褶处的清洗	15	· 未铺浴巾扣1分 · 少洗一处扣2分 · 清洗顺序错误扣2分 · 放婴儿手法错误扣4分 · 左右手交接方法错误扣2分 · 未洗皱褶处扣1分 · 清洗手法错误扣2分 · 未冲净扣1分		
	出盆检查（10分）	· 洗毕，迅速将婴儿依照放入水中的方法抱出，用大毛巾包裹全身并将水分吸干 · 按顺序从上到下检查全身各处 · 垫尿裤，在颈部、腋下和腹股沟等处扑婴儿爽身粉，臀部涂鞣酸软膏	10	· 方法错误扣3分 · 未检查扣5分 · 未垫尿裤或擦粉、擦膏各扣2分		
	操作后（6分）	· 更换衣服尿布 · 必要时修剪指甲 · 整理婴儿床	6	· 少执行1项扣2分		
	整理记录（3分）	· 清理用物 · 洗手，记录	3	· 用物未整理扣2分 · 未洗手、记录扣1分		
综合评价（20分）	操作方法（4分）	· 方法准确，动作规范、熟练	4	· 操作不规范、不熟练扣2~4分		
	操作结果（4分）	· 清洁效果良好	4	· 效果不佳扣4分		
	操作态度（2分）	· 态度严谨、认真	2	· 态度不严谨扣1~2分		
	指导沟通（10分）	· 与婴儿及家长沟通良好	10	· 沟通不良扣2~4分 · 指导不恰当、有遗漏扣1~4分		
总分			100	得分		

实验3　暖箱的使用

【**实验学时**】　2学时

【**目的要求**】

1. 熟练掌握暖箱的使用方法。
2. 掌握使用过程中的注意事项,并能对家长进行健康教育。
3. 能与小儿及家长进行良好的沟通。

【**主要用物**】

消毒后的暖箱(铺好箱内婴儿床)、执行单、磅秤、包布、体温计、尿裤、蒸馏水、记录单、笔、速干手消毒剂。

【**注意事项**】

1. 暖箱避免放置在阳光下直射、附近有对流风或取暖设备,以免影响对箱内温度的控制。
2. 保持暖箱干净,定期消毒。
3. 保持箱内温度稳定,严禁骤然升高箱内温度,以免小儿体温升高,造成不良后果。

【**操作流程**】

暖箱使用操作流程

<table>
<tr><td colspan="2" align="center">项目内容</td><td align="center">操作步骤</td></tr>
<tr><td rowspan="2">评估
解释</td><td>评估</td><td>· 患儿的孕周、出生体重、日龄、Apgar评分结果与生命体征等
· 患儿有无低体温、硬肿、缺氧等情况
· 骨隆突处皮肤有无红肿、破溃</td></tr>
<tr><td>解释</td><td>· 向患儿家长解释使用暖箱的目的、方法及注意事项,以取得合作</td></tr>
<tr><td rowspan="4">准备</td><td>护士准备</td><td>· 穿工作衣,戴帽子、口罩,洗手,摘手表饰物</td></tr>
<tr><td>物品准备</td><td>· 消毒后的暖箱(避免放置在阳光下直射、有对流风或取暖设备附近;保持暖箱干净,定期消毒),铺好箱内婴儿床;执行单、磅秤、包布、体温计、尿裤、蒸馏水、记录单、笔、速干手消毒剂</td></tr>
<tr><td>环境准备</td><td>· 调节室温(高于23 ℃),以减少辐射热的损失</td></tr>
<tr><td>患儿准备</td><td>· 患儿或模拟婴儿,向家长说明操作的目的,取得合作</td></tr>
<tr><td rowspan="2">操作
过程</td><td>入箱前准备</td><td>· 核对患儿床号、姓名或腕带信息及医嘱,必要时核对其家长姓名
· 用盛水量杯取适量蒸馏水加入暖箱水槽中至水位指示线
· 接通电源,打开电源开关,根据患儿体重及日龄设置箱温(保持箱内温度稳定,严禁骤然升高箱内温度)
· 调节湿度控制旋钮,维持箱内湿度在55%~65%</td></tr>
<tr><td>入箱后护理</td><td>· 将患儿去除包被,仰卧放置于暖箱内,头偏向一侧
· 记录患儿入箱的时间、体温
· 每4 h观察、记录患儿体温、精神状态及暖箱温度
· 每2 h更换一次体位
· 水箱内的蒸馏水每日更换
· 长期使用暖箱的患儿,每周更换一次暖箱并进行彻底消毒</td></tr>
</table>

续表

项目内容		操作步骤
操作过程	出箱条件	· 患儿体重达到 2 000 g 或以上,体温正常 · 在室温 24~26 ℃的情况下,患儿穿衣在不加热的箱内,能维持正常体温 · 患儿在暖箱内生活了 1 个月以上,体重虽不到 2 000 g,但一般情况良好
	整理记录	· 整理用物,及时清洗,消毒备用 · 洗手,记录

【操作评分表】

暖箱使用操作评分表

班级_____ 组别_____ 姓名_____ 学号_____

项目内容		操作要求	分值	扣分标准	扣分原因	扣分
评估解释 (7分)	评估要点 (4分)	· 患儿的孕周、出生体重、日龄、Apgar 评分结果与生命体征等 · 患儿有无低体温、硬肿、缺氧等情况 · 调节室温(高于23 ℃)	4	· 未评估扣4分,评估缺少一项扣1分		
	核对解释 (3分)	· 核对患儿信息 · 向患儿家属解释,以取得合作	3	· 未核对或核对不规范扣1分 · 未解释扣1分		
准备 (8分)	护士准备 (4分)	· 换鞋,穿工作衣,戴帽子、口罩,洗手,摘手表,修剪指甲	4	· 衣着不符合要求扣1分 · 未修剪指甲扣1分 · 未摘手表扣1分 · 未洗手或洗手不规范扣1分		
	用物准备 (4分)	· 用物准备齐全 · 箱内婴儿床整齐干净	4	· 物品缺少扣2分 · 箱内婴儿床未铺或不干净扣2分		
操作步骤 (65分)	入箱前准备 (20分)	· 核对患儿床号、姓名或腕带信息及医嘱,必要时核对其家长姓名 · 用盛水量杯取适量蒸馏水加入暖箱水槽中至水位指示线 · 接通电源,打开电源开关,将预热温度调至28~32 ℃ · 调节湿度控制旋钮,维持箱内湿度在55%~65%	20	· 少执行一项扣5分 · 执行错误每一项扣5分 · 总扣分不超过20分		

项目内容		操作要求	分值	扣分标准	扣分原因	扣分
操作步骤 (65分)	入箱后护理 (25分)	· 将患儿去除包被,仰卧放置于暖箱内,头偏向一侧 · 记录患儿入箱的时间、体温 · 每4 h观察、记录患儿体温、精神状态及暖箱温度 · 每2 h更换一次体位 · 水箱内的蒸馏水每日更换 · 长期使用暖箱的患儿,每周更换一次暖箱并进行彻底消毒	25	· 少执行一项扣5分 · 执行错误每项扣5分 · 总扣分不超过25分		
	掌握出箱条件 (15分)	· 患儿体重达到2 000 g或以上,体温正常 · 在室温24~26 ℃的情况下,患儿穿衣在不加热的箱内,能维持正常体温 · 患儿在暖箱内生活了1个月以上,体重虽不到2 000 g,但一般情况良好	15	· 出箱条件掌握错误每项扣5分,总扣分不超过15分		
	整理记录 (5分)	· 清理用物 · 洗手,记录	5	· 用物未整理扣2分 · 未记录扣3分		
综合评价 (20分)	操作方法 (4分)	· 操作规范、熟练,动作轻柔	4	· 程序错误不得分,操作不规范扣2分 · 动作不轻柔扣2分		
	操作结果 (4分)	· 复温有效	4	· 效果不明显扣4分		
	操作态度 (2分)	· 态度严谨、认真	2	· 态度不严谨扣1~2分		
	指导沟通 (10分)	与小儿及家长沟通良好,能对家长进行正确指导	10	· 沟通不良扣2~5分 · 指导不恰当、有遗漏扣1~5分		
总分			100	得分		

实验4 蓝光箱的使用

【实验学时】 2学时

【目的要求】

1. 熟练掌握光疗箱的使用方法。

2. 掌握蓝光箱使用过程中的注意事项,并能对家长进行健康教育。

3. 能与小儿及家长进行良好的沟通。

【主要用物】

光疗箱、眼罩、无菌纱布、经皮测黄疸仪、尿裤、体温计、笔、记录本及男婴遮盖阴囊用的黑布、速干手消毒剂、执行单、工作人员用墨镜。

【注意事项】

1. 保持灯管及反射板清洁并及时更换灯管。

2. 单面光疗箱每 2 h 更换体位一次。如体温超过 37.8℃或低于 35℃,暂停光疗,经处理体温正常后,继续光疗。

【操作流程】

蓝光箱使用操作流程

项目内容		操作步骤
评估解释	评估	· 患儿的胎龄、分娩方式、Apgar 评分结果等 · 患儿的生命体征、精神状况、吸吮能力、皮肤黄染范围和程度 · 检查患儿皮肤是否清洁,指甲是否过长,骨隆突处皮肤有无红肿、破损
	解释	· 向患儿家长解释蓝光箱使用的目的、方法及注意事项,以取得合作
准备	护士准备	· 换鞋,穿工作衣,戴帽子、口罩,洗手,戴墨镜
	用物准备	· 光疗箱、眼罩、无菌纱布、经皮测黄疸仪、尿裤、体温计、笔、记录本及男婴遮盖阴囊用的黑布、速干手消毒剂、执行单、工作人员用墨镜
	环境准备	· 最好在有空调的房间内进行,室内温度维持在 24~26 ℃,相对湿度为 55%~65%
	患儿准备	· 清洁患儿皮肤,禁忌在皮肤上涂粉和油类,剪短指甲,防止抓破皮肤 · 经皮测胆红素指数并记录;双眼佩戴遮光眼罩 · 全身裸露,用尿布或纸尿裤遮盖会阴部
操作过程	蓝光箱准备	· 清洁蓝光箱,特别注意清除灯管及反射板的灰尘,箱内湿化器内加水至 2/3 满 · 接通电源,检查灯管亮度,并使箱温升至患儿适中温度(30~32 ℃),相对湿度达 55%~65% · 调节上下灯管,使灯管与患儿皮肤的距离为 33~35 cm
	入箱操作	· 核对患儿床号、姓名或腕带信息及医嘱,必要时核对其家长姓名 · 将患儿抱入已预热好的蓝光箱中,记录入箱时间 · 使患儿皮肤均匀受光,尽量广泛照射身体 · 照射时,每小时测量体温一次,或根据病情随时测量,使体温保持在 36~37 ℃;如体温超过 37.8 ℃或低于 35 ℃,暂停光疗,并及时通知医生给予必要的处理。经处理体温正常后,继续光疗 · 单面光疗箱每 2 h 更换体位一次 · 当血清胆红素 <171 μmol/L 时可停止光疗
	出箱操作	· 光疗结束后抱出患儿,除去眼罩,更换尿裤,包好包被,切断电源,抱回病床 · 记录出箱时间、灯管使用时间及生命体征等
	整理记录	· 倒尽水箱内水,清洁,消毒 · 整理用物,洗手,记录

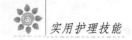

【操作评分表】

蓝光箱使用操作评分表

班级_____ 组别_____ 姓名_____ 学号_____

项目内容		操作步骤	分值	扣分标准	扣分原因	扣分
评估解释（7分）	评估要点（4分）	· 患儿的胎龄、分娩方式、Apgar评分结果等 · 患儿的生命体征、精神状况、吸吮能力、皮肤黄染范围和程度 · 室内温度维持在24～26℃，相对湿度为55%～65%	4	· 未评估扣4分 · 评估缺少一项扣1分		
	核对解释（3分）	· 核对小儿信息 · 向小儿家属解释，以取得合作	3	· 未核对扣2分，核对不规范扣1分 · 未解释扣1分		
准备（8分）	护士准备（4分）	· 换鞋，穿工作衣，戴帽子、口罩 · 洗手，戴墨镜，摘手表，修剪指甲	4	· 衣着不符合要求扣1分 · 未修剪指甲扣1分 · 未摘手表扣1分 · 未洗手或洗手不规范扣1～2分 · 未戴墨镜扣1分		
	用物准备（4分）	· 用物准备齐全 · 箱内婴儿床整齐干净	4	· 物品缺少扣2分 · 箱内婴儿床准备不对扣2分		
操作步骤（65分）	蓝光箱准备（10分）	· 清洁蓝光箱，特别注意清除灯管及反射板的灰尘 · 箱内湿化器内加水至2/3满 · 接通电源，检查灯管亮度 · 使箱温升至患儿适中温度（30～32℃），相对湿度达55%～65% · 调节上下灯管，使灯管与患儿皮肤的距离为33～35 cm	10	· 少执行一项扣1～2分，总扣分不超过7分 · 执行错误每项扣3分		
	患儿准备（10分）	· 清洁患儿皮肤，禁忌在皮肤上涂粉和油类 · 剪短指甲 · 双眼佩戴遮光眼罩 · 全身裸露 · 用尿布或纸尿裤遮盖会阴部	10	· 少执行一项扣1～3分，总扣分不超过7分 · 在皮肤上涂油、擦粉等扣3分		

续表

项目内容		操作步骤	分值	扣分标准	扣分原因	扣分
操作步骤（65分）	入箱操作（30分）	· 核对患儿床号、姓名或腕带信息及医嘱,必要时核对其家长姓名 · 将患儿抱入已预热好的蓝光箱中,记录入箱时间 · 使患儿皮肤均匀受光,尽量广泛照射身体 · 照射时,每小时测量体温一次,或根据病情随时测量,使体温保持在36～37℃,如体温超过37.8℃或低于35℃,暂停光疗,经处理体温正常后,继续光疗 · 单面光疗箱每2h更换体位一次 · 当血清胆红素<171μmol/L时可停止光疗	30	· 少执行一项扣5分 · 执行错误每项扣5分 · 总扣分不超过30分		
	出箱操作（10分）	· 先将患儿衣物预热好,再给患儿穿好 · 切断电源,除去护眼罩,换好尿布,抱回病床 · 并做好各项记录,如出箱时间、生命体征等	10	· 少执行一项扣3分 · 执行错误扣5分 · 总扣分不超过10分		
	整理用物（5分）	· 清理用物 · 倒尽水箱内水,做好整机清洁,消毒	5	· 用物未整理扣2分 · 未清洁消毒扣3分		
综合评价（20分）	操作方法（4分）	· 方法准确,操作规范、熟练,动作轻柔	4	· 方法错误不得分,操作不规范扣2分 · 动作不熟练,不轻柔扣2分		
	操作结果（4分）	· 黄疸消退	4	· 效果不明显扣4分		
	操作态度（2分）	· 态度严谨、认真	2	· 态度不严谨认真扣1～2分		
	指导沟通（10分）	· 与家长沟通良好,能对家长进行正确指导	10	· 沟通不良扣2～5分 · 指导不恰当、有遗漏扣1～5分		
总分			100	得分